高等职业学校"十四五"规划口腔医学、口腔医学技术专业
实用技能型特色教材

供口腔医学、口腔医学技术专业使用

口腔组织病理学

KOUQIANG ZUZHI BINGLIXUE

主　编　李翠英　张佳莉

副主编　李斌斌　汤晓飞　何　红　王　琳　王　辉

编　委（以姓氏笔画为序）

王　琳　甘肃卫生职业学院
王　辉　唐山职业技术学院
王　锐　大庆医学高等专科学校
汤晓飞　首都医科大学附属北京口腔医院
李斌斌　北京大学口腔医学院
李翠英　北京大学口腔医学院
杨　杰　新乡医学院三全学院
何　红　荆楚理工学院
张佳莉　武汉大学口腔医学院
高小波　赤峰市医院
唐瑞平　荆楚理工学院
雷博程　赤峰学院附属医院
潘　洁　长春医学高等专科学校

U0166022

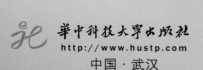

华中科技大学出版社
http://www.hustp.com
中国·武汉

内 容 简 介

本书是高等职业学校"十四五"规划口腔医学、口腔医学技术专业实用技能型特色教材。

本书共八篇,主要内容包括口腔颌面部及牙的发育、牙体组织及牙体组织疾病、牙周组织及牙周组织疾病病理、口腔黏膜组织及口腔黏膜病病理、唾液腺及唾液腺疾病病理、口腔颌面部囊肿、牙源性肿瘤和颌骨非肿瘤性疾病、颞下颌关节与颞下颌关节病。

本书可供口腔医学、口腔医学技术专业使用。

图书在版编目(CIP)数据

口腔组织病理学/李翠英,张佳莉主编.—武汉:华中科技大学出版社,2022.8
ISBN 978-7-5680-8565-6

Ⅰ.①口… Ⅱ.①李… ②张… Ⅲ.①口腔科学-病理组织学-高等职业教育-教材 Ⅳ.①R780.2

中国版本图书馆 CIP 数据核字(2022)第 129931 号

口腔组织病理学 李翠英 张佳莉 主编
Kouqiang Zuzhi Binglixue

策划编辑:蔡秀芳
责任编辑:曾奇峰 余 琼 毛晶晶
封面设计:原色设计
责任校对:王亚钦
责任监印:周治超
出版发行:华中科技大学出版社(中国·武汉)　　电话:(027)81321913
　　　　　武汉市东湖新技术开发区华工科技园　　邮编:430223
录　　排:华中科技大学惠友文印中心
印　　刷:武汉科源印刷设计有限公司
开　　本:889mm×1194mm　1/16
印　　张:13.5
字　　数:382千字
版　　次:2022年8月第1版第1次印刷
定　　价:69.80元

高等职业学校"十四五"规划口腔医学、口腔医学技术专业实用技能型特色教材

编委会

丛书学术顾问 文历阳 胡 野

委员（按姓氏拼音排序）

陈凤贞	上海健康医学院	蒲永莉	重庆三峡医药高等专科学校
杜凤芝	沧州医学高等专科学校	宋伯涛	菏泽家政职业学院
杜礼安	唐山职业技术学院	孙 萍	重庆三峡医药高等专科学校
何 勇	深圳职业技术学院	孙治安	安阳职业技术学院
黄元清	湖南医药学院	汤晓飞	首都医科大学附属北京口腔医院
金玉忠	沧州医学高等专科学校	唐瑞平	荆楚理工学院
黎 祺	肇庆医学高等专科学校	晏志勇	江西卫生职业学院
李翠英	北京大学口腔医学院	易建国	湖南医药学院
刘连英	菏泽家政职业学院	袁 宁	青海卫生职业技术学院
吕广辉	赤峰学院口腔医学院	张佳莉	武汉大学口腔医学院
马康黎	湘潭医卫职业技术学院	张少华	肇庆医学高等专科学校
马 涛	邢台医学高等专科学校	周建军	重庆三峡医药高等专科学校
马严俊	青海卫生职业技术学院	周曼莉	上海市徐汇区牙病防治所
蒲小猛	甘肃卫生职业学院		

编写秘书 陆修文 蔡秀芳

网络增值服务使用说明

欢迎使用华中科技大学出版社医学资源网yixue.hustp.com

1.教师使用流程

（1）登录网址：http://yixue.hustp.com（注册时请选择教师用户）

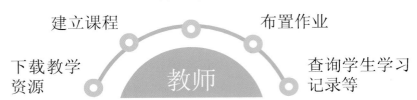

（2）审核通过后，您可以在网站使用以下功能：

管理学生

建立课程　　　　　　　布置作业

下载教学
资源　　　　　　教师　　　　　查询学生学习
　　　　　　　　　　　　　　　　记录等

2.学员使用流程

建议学员在PC端完成注册、登录、完善个人信息的操作。

（1）PC端学员操作步骤

①登录网址：http://yixue.hustp.com（注册时请选择普通用户）

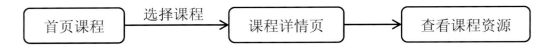

②查看课程资源

如有学习码，请在个人中心-学习码验证中先验证，再进行操作。

| 首页课程 | 选择课程→ | 课程详情页 | → | 查看课程资源 |

（2）手机端扫码操作步骤

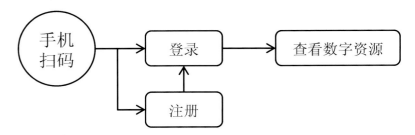

总　序

　　长期以来,口腔医学、口腔医学技术专业职业教育基本是本科教育的压缩版,以学科系统化课程模式为主,强调知识的完整性和系统性,各门课程虽各有关联但又都自成体系。职业教育在学制短的情况下,很难达到培养目标的要求,学生往往需要毕业后再教育才能胜任岗位。

　　在国家大力发展职业教育的新形势下,高职教育的指导思想不断成熟,培养目标逐渐明确。

　　为了在"十四五"期间进一步贯彻落实《国务院关于加快发展现代职业教育的决定》和《教育部关于深化职业教育教学改革全面提高人才培养质量的若干意见》等系列配套文件精神,服务"健康中国"对高素质口腔人才培养的需求,进一步强化高职口腔医学、口腔医学技术专业学生的职业技能培养,我们有必要进行教材建设,使专业教学符合当前高职教育发展的需要,以实现"以服务为宗旨,以就业为导向,以能力为本位"的课程改革目标。

　　经我社调研后,在教育部高职高专相关医学类专业教学指导委员会专家和部分高职高专示范院校领导的指导下,我们组织了全国近40所高职高专医药院校的近200位老师编写了这套高等职业学校"十四五"规划口腔医学、口腔医学技术专业实用技能型特色教材。

　　本套教材积极贯彻教育部《教育信息化"十三五"规划》要求,推进"互联网＋"行动,全面实施教育信息化2.0行动计划,打造具有时代特色的"立体化教材"。此外,本套教材充分反映了各院校的教学改革成果和研究成果,教材编写体系和内容均有所创新,在编写过程中重点突出以下特点:

　　(1) 紧跟医学教育改革的发展趋势和"十四五"教材建设工作,具有鲜明的高等卫生职业教育特色。

　　(2) 以基础知识点作为主体内容,适度增加新进展、新方向,并与劳动部门颁发的职业资格证书或技能鉴定标准和国家口腔执业医师资格考试有效衔接,使知识点、创新点、执业点三点结合。

　　(3) 突出体现"校企合作""医教协同"的人才培养体系,以及教育教学改革的最新成果。

　　(4) 增设实验实训内容及相关栏目,适当增加实践教学学时数,提高学生综合运用所学知识的能力和动手能力。

（5）以纸质教材为载体和服务入口，综合利用数字化技术，打造纸质教材与数字服务相融合的新型立体化教材。

本套教材得到了专家和领导的大力支持与高度关注，我们衷心希望这套教材能在相关课程的教学中发挥积极作用，并得到读者的青睐。我们也相信这套教材在使用过程中，通过教学实践的检验和实际问题的解决，能不断得到改进、完善和提高。

**高等职业学校"十四五"规划口腔医学、口腔医学技术专业
实用技能型特色教材编写委员会**

　　口腔组织病理学由口腔胚胎发生学、口腔组织学和口腔病理学三个主要部分构成,侧重从形态学角度研究口腔颌面部牙体、黏膜、颌骨、腺体、软组织等的发育过程、正常组织结构、疾病状态下形态结构的改变,以及其与相关疾病临床表现和患者预后的关系。它既是口腔医学领域中一门重要的基础性学科,同时也是一门实践性很强的临床学科,在口腔疾病的诊断、鉴别诊断中发挥着不可替代的重要作用,也为临床治疗和预后判断提供着重要的组织学变化依据。

　　根据高等职业学校"十四五"规划口腔医学、口腔医学技术专业实用技能型特色教材的编写精神,本教材结合口腔执业助理医师资格考试大纲要求,针对高职高专口腔医学生特点,力求内容精要、图文并茂、实用性强,尽量做到重点突出、结合临床,让初学者能够循序渐进地掌握口腔组织病理学的主要知识点和难点。本教材主要突出以下特点:①根据特定组织器官发育特点和疾病发生过程,对传统组织病理学章节划分做了较大调整。本教材力求使口腔组织学和口腔病理学密切关联、衔接,以"组织发生—正常组织结构—病变组织学改变"渐进发展为学习思路,围绕同一组织器官逐步阐述其正常和异常形态。②考虑到高职高专学生的学习范围和学时限制,本教材对重点和难点内容进行了强调,便于学生理解,增加可读性。

　　由于编写时间仓促,编者能力有限,本教材内容难免存在疏漏之处,在此诚挚希望广大读者对本教材提出宝贵的意见和建议。同时,本教材的出版有赖于全体编者的辛勤付出和共同努力,在此向全体编者、主编助理致以衷心的感谢!

李翠英　　张佳莉

目 录

MULU

第一篇　口腔颌面部及牙的发育

第二篇　牙体组织及牙体组织疾病病理

第三篇　牙周组织及牙周组织疾病病理

第四篇　口腔黏膜组织及口腔黏膜病病理

第五篇　唾液腺及唾液腺疾病病理

第六篇　口腔颌面部囊肿

第七篇　牙源性肿瘤和颌骨非肿瘤性疾病

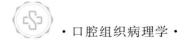

第八篇　颞下颌关节与颞下颌关节病

·第一篇·
口腔颌面部及牙的发育

第一章 口腔颌面部发育

学习目标

1. 掌握 鳃弓、咽囊及其衍化物,面部发育过程,腭部发育过程,舌的发育始基、时间及发育畸形。
2. 熟悉 面部发育异常的表现,腭部发育异常的表现,颌骨发育模式及过程。
3. 了解 面部发育异常的种类,唾液腺发育过程及时间。

提 要

　　人体的各个器官系统均来自三胚层的分化。人胚的发育经历3个阶段:增殖期、胚胎期、胎儿期。其时间节点分别为受孕至受孕后2周、受孕后第3～8周、受孕后第9周至出生。进入胚胎期后,各器官原基迅速生长,先后完成组织分化及形态发生,更是颌面部各组织器官发育的重要时期。本章主要介绍颌面部各种器官的胚胎发生过程,并简明介绍临床常见的发育畸形。

第一节 颌面部的早期发育

一、神经嵴的分化

　　三胚层胎盘是人体发生的原基,人体的各种细胞、组织、器官均来源于此。颌面部的发育与外胚层中神经嵴的分化密切相关。在发育中的脊索和邻近的间充质诱导下,胚盘中轴线两侧的外胚层细胞增生,形成头端宽尾端窄的椭圆形细胞板,称神经板(neural plate)。构成神经板的这部分外胚层组织,称为神经外胚层。神经板在发育过程中,其柱状细胞变为上窄下宽的楔形,使神经板的外侧缘隆起,称神经褶(neural fold)。胚胎第3周末,神经板的中轴处凹陷成沟,称神经沟。神经沟开始从头到尾在背侧中线汇合,至胚胎第4周初,形成一条完整的神经管(neural tube)。神经褶的顶端与周围外胚层的交界处称神经嵴(neural crest)(图1-1-1)。在此过程中,位于神经嵴处的神经外胚层多能干细胞未进入神经管壁,而是离开神经褶和外胚层进入中胚层,位于神经管与表面外胚层之间,形成沿胚胎头尾走向的细胞带,之后分为两条细胞索,列于神经管背外侧,转变为间充质细胞,即发生所谓的上皮-间充质转化(epithelial-mesenchymal transformation)。上皮-间充质转化是胚胎发生的关键步骤。

　　神经嵴是周围神经系统的原基,可分化成主要的神经组织。胚胎第4周,神经嵴细胞发生广泛的迁移,衍化成机体不同的细胞如嗜铬细胞、黑色素细胞等。还可迁移至头部,参与头面

Note

部骨、软骨、肌肉和结缔组织的形成发育（表 1-1-1）。因此，神经嵴细胞的迁移和分化异常、外胚间充质细胞数量和质量的缺陷可导致颅颌面发育异常。如 DiGeorge 综合征（胚胎期第三、第四咽囊发育障碍，使胸腺和甲状旁腺缺如或发育不全）、Treacher Collins 综合征等。

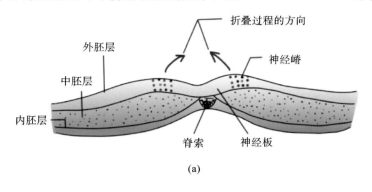

(a)

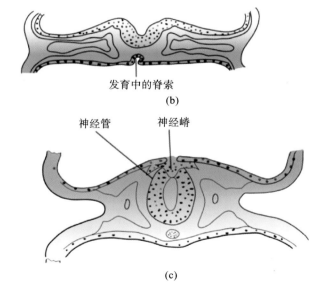

(b)

(c)

图 1-1-1 神经嵴发育示意图

表 1-1-1 神经嵴细胞的衍化物

组织	衍化物
神经系统组织	神经节、神经细胞周围的卫星细胞、脑膜
内分泌组织	旁降钙素细胞、感受器细胞
结缔组织	颅面骨，鳃弓软骨，部分牙体组织，牙周组织，血管、横纹肌、腺体、脂肪等的周围组织
皮肤组织	黑色素细胞、真皮及平滑肌

二、鳃弓的演化

颌面颈部的发育与鳃弓及咽囊关系密切。在胚胎第 4 周时，原始咽部的间充质细胞迅速增生，形成由头至尾端先后出现的背腹走向且左右对称的 6 对柱状隆起，与 6 对主动脉弓动脉相对应，称鳃弓（branchial arch）（图 1-1-2（a））。鳃弓的前 4 对在人胚发育中较为重要。第 5 对在出现后很快消失或不出现，第 6 对则很小。第 1 对鳃弓参与面部形成，第 2～6 对参与颈部的形成，可衍化成肌肉和骨骼。

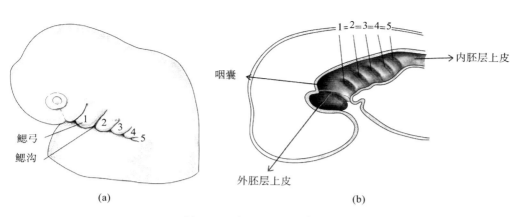

图 1-1-2　鳃弓(a)和咽囊(b)

第 1 对鳃弓与面部发育关系密切,由上颌突和下颌突组成,主要形成上、下颌骨。其中,下颌突内有一根软骨称 Meckel 软骨,软骨周围的间充质将发育成下颌骨。第 2 对鳃弓与舌骨的发育有关,称舌弓,其鳃弓软骨又称 Reichert 软骨,其背侧部分将发育成中耳的镫骨和颞骨茎突,腹侧发生骨化形成舌骨小角和舌骨体上部。茎突与舌骨之间的部分分化成茎突舌骨韧带。第 3 对鳃弓称咽舌弓,其软骨形成舌骨大角和舌骨体下部。第 4 对鳃弓软骨形成甲状软骨,第 6 对鳃弓软骨形成环状软骨等(图 1-1-3)。第 1 对和第 2 对鳃弓生长较快并在中线联合;第 3、4、5 对鳃弓由于中线处有发育中的心脏而未到达中线。

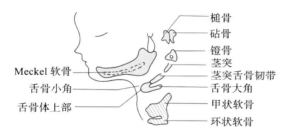

图 1-1-3　鳃弓及其衍化物

三、咽囊的演变

鳃弓之间的浅沟,在体表侧者称鳃沟(branchial groove);与之相对应的鳃弓的内侧是原始咽部,其表面被覆的内胚层上皮向侧方增生呈囊样,形成与鳃沟相对应的浅沟,称咽囊(pharyngeal pouch)(图 1-1-2(b))。鳃弓和鳃沟的外表面被覆外胚层上皮,咽侧除第一鳃弓被覆外胚层上皮外,其余被覆内胚层上皮,咽囊会分化出一系列的组织和器官。

第一鳃沟在发育的过程中不断加深,形成外耳道、耳丘、耳廓,与之对应的第一咽囊形成中耳鼓室和咽鼓管。由于第二鳃弓生长发育较快,其朝向胚胎尾端覆盖了第 2、3、4 对鳃沟和第 3、4、5 对鳃弓并与颈部组织融合。此时,被覆盖的鳃沟与外界隔离,形成一个暂时的由外胚层覆盖的腔,称颈窦(cervical sinus)。在发育过程中,颈窦会慢慢消失。当某种原因造成颈窦未消失时,临床上就会形成颈部囊肿。

第二节 面部的发育及其异常

一、面部发育过程

面部的早期发育从胚胎第 3 周开始,与鳃弓的分化和鼻的发育关系密切。发育的早期阶段可以分为两步,一是面部各突起的生长分化,二是各突起的联合和融合。面部外胚间充质细胞的增生和基质聚集形成面部突起,表面被覆外胚层,相邻突起之间的沟样凹陷随着面部突起的进一步发育而变浅、消失,称为面突联合;当突起和突起之间在生长过程中发生表面的外胚层相互接触、破裂、退化、消失,称为面突融合(图 1-1-4)。在融合处,有时残留退化的上皮可形成囊肿。

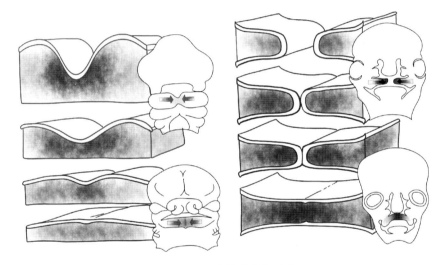

图 1-1-4 面突的联合与融合

面部突起由额鼻突和第一鳃弓发育衍化而来,在胚胎第 3 周,由于额鼻突及第一鳃弓的发育,此时形成了最初的口腔,即口凹(stomatodeum),也称原始口腔。其上界为额突,下界为心脏膨大,两侧为第一鳃弓。约在胚胎第 24 天,第一鳃弓的两端后上缘长出两个圆形隆起,即上颌突(maxillary process),此时的口凹界限是上为额鼻突,下有下颌突,两侧为上颌突(图 1-1-5 (a))。口凹的深部与前肠相接,两者之间由一薄膜即口咽膜(oropharyngeal membrane)相隔(图 1-1-6)。约在胚胎第 3 周末,在口咽膜前方口凹顶端正中出现一个囊样内陷,称拉特克囊(Rathke pouch),此囊不断加深,囊中的外胚层细胞增生并向间脑腹侧面移动,分化成垂体前叶细胞。拉特克囊与口凹上皮间由上皮性柄相连,囊的起点由于口凹的发育,最后位于鼻中隔后缘。在胚胎第 4 周,口咽膜破裂,口腔与前肠相通。

约在胚胎第 28 天时,额鼻突的末端两侧的外胚层上皮出现椭圆形局部增厚区,称嗅板(olfactory placode)或鼻板(nasal placode)。鼻板中央凹陷,称鼻凹(nasal pit)或嗅窝。此时,额鼻突被鼻凹分成 3 个突起:2 个鼻凹之间的中鼻突(medial nasal process);鼻凹两侧的 2 个侧鼻突(lateral nasal process)(图 1-1-5(c))。鼻凹将来发育成鼻孔。胚胎第 5 周,中鼻突生长迅速,其末端出现两个球状突起,称球状突(globular process)(1-1-5(e))。此时,面部发育所

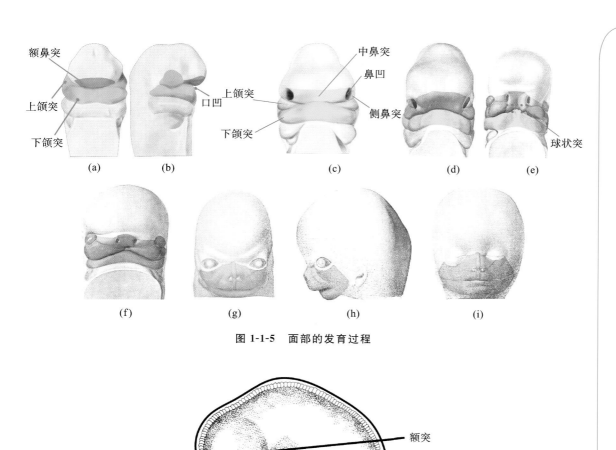

图 1-1-5 面部的发育过程

额鼻突 上颌突 下颌突 口凹 (a) (b)

中鼻突 鼻凹 上颌突 侧鼻突 下颌突 球状突 (c) (d) (e)

(f) (g) (h) (i)

额突

口凹

拉特克囊

口咽膜

心脏突起

图 1-1-6 拉特克囊和口咽膜

需的 5 个突起发育完成。此后将要进行面部突起的联合和融合。

面部的演化是从两侧向正中方向发展的,在胚胎第 6 周,面部的突起一方面继续生长,另一方面与相邻或对侧的突起联合或融合(图 1-1-5(f))。额鼻突形成额部软组织及额骨;中鼻突形成鼻梁、鼻尖、鼻中隔、附有上切牙的上颌骨(前颌骨)及邻近的软组织;侧鼻突形成鼻侧面、鼻翼、部分面颊、上颌骨额突和泪骨;上颌突形成上颌大部分软组织、上颌骨、上颌尖牙和磨牙。参与联合和融合的突起如下:两侧球状突向下生长并在中线处联合,形成人中和带有切牙的上颌骨和原腭;两侧上颌突向中线方向生长,与球状突融合形成上唇,其中球状突形成上唇的近中 1/3 部分,上颌突形成远中 2/3 部分;同侧上颌突和下颌突由后向前联合,形成同侧面颊部,其联合的终点即口裂的终点(口角);两侧下颌突在中线处融合形成下唇、下颌软组织、下颌骨和下颌牙(表 1-1-2)。

胚胎第 7~8 周,面部各突起发育已完成,颜面各部分初具面形。但此时面部两侧的鼻和眼还距离较远(图 1-1-5(g)、图 1-1-5(h))。随着胎儿期的发展,颜面还会进一步生长,主要的

Note

生长方向为面部正中向前生长,垂直高度增加;鼻梁抬高,鼻孔向下并相互接近,鼻部变得狭窄;两眼由两侧移向前方。此时整个面部近似成人的面形(图1-1-5(i))。

表 1-1-2　面部各突起的联合或融合及其衍化物

突起	发育形式	衍化物
两侧球状突	联合	人中和带有切牙的上颌骨和原腭
两侧上颌突和球状突	融合	上唇及其周围颌骨、软组织和牙
同侧上颌突与下颌突	联合	同侧面颊部
两侧下颌突	融合	下唇、下颌软组织、下颌骨和下颌牙

二、面部的发育异常

　　胚胎第6~7周的面突联合期是面部发育畸形发生的关键时期。由于各种致畸因素的影响,面部突起的生长和发育过程停止或减缓,导致面部突起不在正常部位联合(图1-1-7)而形成面部畸形。临床常见的畸形有唇裂,偶尔可见面裂等(图1-1-8)。

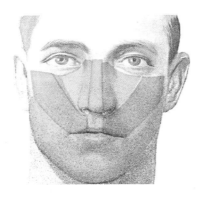

图 1-1-7　面部各突起的联合部位

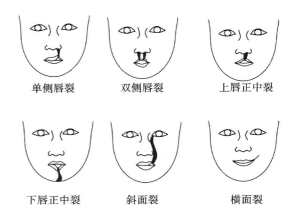

单侧唇裂　　双侧唇裂　　上唇正中裂

下唇正中裂　　斜面裂　　横面裂

图 1-1-8　面部发育异常

　　1. 唇裂(cleft lip)　口腔颌面部最常见的先天性畸形,多见于上唇,单、双侧均可发生,唇裂可为综合征的一种表现。其主要原因是胚胎发育过程中,某种因素导致上颌突或下颌突发育异常,或者球状突和上颌突未联合或部分联合。例如:一侧上颌突与球状突未联合或部分联合,则产生单侧唇裂,如果发生在两侧则形成双侧唇裂;两侧球状突中央部分未联合或部分联合,则形成上唇正中裂;两侧下颌突在中线处未联合或部分联合,则形成下唇正中裂,后两种唇裂较罕见。

　　2. 面裂(facial cleft)　较唇裂少见。上颌突与下颌突未能联合或部分联合将形成面横裂(horizontal facial cleft)。上颌突与侧鼻突未联合将形成面斜裂。还有一种极少见的情况,即因侧鼻突与中鼻突之间发育不全,在鼻部形成纵行的侧鼻裂。根据各突起未联合的程度不同,其临床表现也不尽相同,如面横裂裂隙可自口角开口至耳屏前。

第三节 腭的发育及其异常

一、腭的发育过程

腭起源于原发腭（primary palate）（又称前腭突）和继发腭（secondary palate）（又称侧腭突（lateral palatine process））。胚胎早期原始鼻腔和口腔是彼此相通的，腭的发育使口腔与鼻腔分开。

在胚胎第 6 周，球状突在与对侧球状突及上颌突联合的过程中，不断向口腔侧增生，形成前腭突。胚胎第 7 周，左、右两侧上颌突的口腔侧中部向原始口腔内各长出一个突起，称侧腭突（图 1-1-9）。此时，由于舌的发育很快，形态窄而高，口鼻腔最初被发育中的舌完全充满和占据。在侧腭突形成之后，侧腭突向下或沿垂直方向生长，位于舌的两侧，口鼻腔开始分离。胚胎第 8 周，头颅逐渐发育并向上抬高，下颌骨长度和宽度逐渐增加；侧腭突内的细胞增殖等因素使舌的形态逐渐变为扁平，位置下降；侧腭突和舌的协调发育使侧额突发生水平方向的转动并向中线生长。

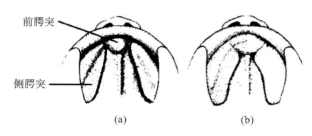

前腭突

侧腭突

(a)　　　　　(b)

图 1-1-9　前腭突及侧腭突

侧腭突在转动过程中逐渐到达水平位置并快速生长，向中线靠拢并融合。最初的侧腭突在中线处的接触位置紧靠前腭突后方或在前腭突的位置。腭的形成是两侧侧腭突融合和联合的结果（图 1-1-10）。侧腭突与前腭突向后融合，两侧侧腭突在中线处融合；融合接触后，从前部的接触点处开始，侧腭突与前腭突向前联合，两侧侧腭突互相向后联合。此过程持续数周，至胚胎第 3 个月完成。在联合过程中，也伴随着侧腭突与鼻中隔的融合。在腭的形成过程中，前腭突和侧腭联合的中心，留下切牙管（incisive canal）或鼻腭管（nasopalatine canal）（图 1-1-11）。

二、腭的发育异常

1. 腭裂（cleft palate）　口腔较常见的畸形，其发病与患者妊娠期感染、放射线、药物、激素和营养等密切相关。单、双侧均可发生，为一侧侧腭突和对侧侧腭突与鼻中隔未融合或部分融合的结果。腭裂常与唇裂相伴发。根据不同的发育异常情况，腭裂的程度也不同，临床症状轻者可仅为腭垂（悬雍垂）裂；严重者从切牙孔至腭垂（悬雍垂）全部裂开。

2. 牙槽突裂（alveolar cleft）或颌裂（cleft jaw）　上颌或下颌都可以发生。发生在上颌者为前腭突与上颌突未联合或部分联合所致，故亦称为前腭裂，临床上常与唇裂或完全性唇腭裂相伴发；发生在下颌正中部位者为两侧下颌突未联合或不完全联合所致，称为下颌正中裂。

Note

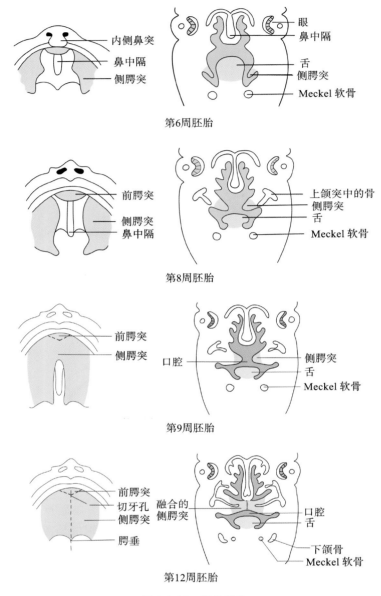

第6周胚胎

第8周胚胎

第9周胚胎

第12周胚胎

图 1-1-10　腭的发生

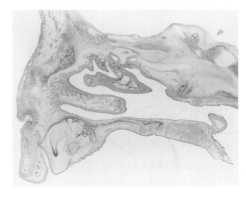

图 1-1-11　前腭突和侧腭突联合的中心留下切牙管(箭头指示处)

(赤峰学院附属医院　雷博程)

第四节 舌的发育及其异常

一、舌的发育过程

舌发育自第一至第四鳃弓形成的隆起。胚胎第 4 周,第一鳃弓的口凹底壁的间充质增生,形成三个膨隆的突起:两侧对称分布的侧舌隆突(lateral lingual prominence/swelling)以及位于下方的奇结节(tuberculum impar)(图 1-1-12)。胚胎第 6 周,侧舌隆突生长迅速,很快越过奇结节,并在中线联合,形成舌的前 2/3 即舌体,表面被覆外胚层上皮。

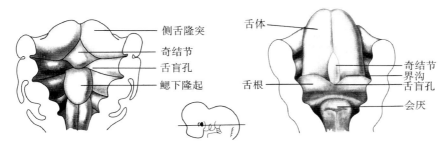

图 1-1-12 舌发育的示意图

另外,在第二至第四鳃弓的口咽底壁的间充质增生形成联合突(copula)和鳃下隆起。鳃下隆起掩盖联合突向前生长并越过第二鳃弓与舌的前 2/3 联合,形成舌的后 1/3 即舌根,表面被覆内胚层上皮(图 1-1-13)。舌体舌根联合线处形成人字形的浅沟,称界沟(sulcus terminalis),是第一鳃弓和第二鳃弓之间的裂痕,也是口咽膜所在的位置。奇结节的尾侧缘为界沟的顶端,此处上皮内陷形成了甲状腺。

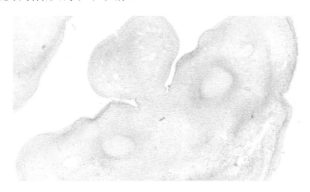

图 1-1-13 胚胎第 5 周正在发育的舌

甲状腺发育自奇结节和联合突之间中线处的内胚层上皮。胚胎第 4 周,此处上皮增生,形成甲状舌管(thyroglossal duct)。胚胎第 7 周,甲状舌管增生至颈部甲状软骨下,迅速发育成甲状腺。在此期间甲状舌管仍与口底区域上皮直接相连。之后,甲状舌管逐渐退化,与舌表面失去联系,但在其发生处的舌背表面留下一浅凹,即舌盲孔(foramen cecum of tongue),位于界沟的中央。

舌部肌组织的发育与舌的发育相伴随,始于胚胎第 7 周的枕部肌节细胞群的分化和迁移(图 1-1-14)。鳃弓分化形成横向、纵向及垂直方向走行的舌肌,而其他肌如舌腭肌、茎突舌肌、颏舌肌和舌骨舌肌则来自枕部肌节,并受舌下神经支配。也有人认为所有舌肌均来自枕部肌节。随着舌肌的增生,舌增大、前伸,并与下颌分开。在胚胎第 11 周左右,舌背的菌状乳头开始分化,稍后丝状乳头发生(图 1-1-15)。味蕾约在胎儿第 14 周时开始发育。

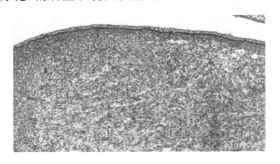

图 1-1-14 舌部肌组织的发育

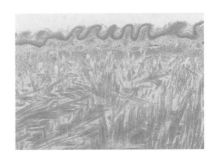

图 1-1-15 舌背乳头的发育

二、舌的发育异常

在舌的发育过程中,如果侧舌隆突未联合或联合不全,可形成分叉舌。

甲状腺的早期发生过程中,如果从甲状腺始基形成甲状舌管至甲状软骨的下行过程受阻,则形成异位甲状腺。大部分异位的甲状腺见于中轴线的舌盲孔附近的黏膜下、舌肌内、舌骨附近和胸部。少数可偏离中线甚至偏离较远。若在下降过程中,只有部分甲状腺始基滞留,则形成位于喉、气管、心包等处的异位甲状腺组织(图 1-1-16)。如甲状舌管未退化,其残留上皮部分可形成甲状舌管囊肿。

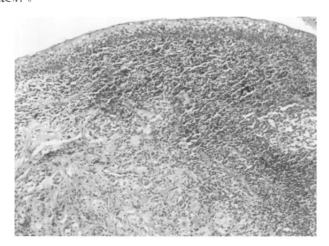

图 1-1-16 舌根的异位甲状腺组织

第五节 唾液腺的发育

一、唾液腺的发育过程

唾液腺的发育始于口腔上皮细胞的增殖。最初,特定区域的口腔上皮细胞增殖,形成伸入邻近间充质组织的上皮芽。同时,上皮芽周围间充质细胞聚集。随后在上皮中出现裂隙,紧接着出现 2 个或更多的新芽。上皮细胞基底和顶端的肌动蛋白丝收缩造成裂隙的形成,细胞外基质的沉积稳定了这一结构。因此,间充质为腺体发育提供了启动因素和适宜的环境。上皮芽不断增殖、延长,进而形成实性上皮条索。上皮条索快速增殖、延长,同时形成末端膨大的分支。腺腔样结构出现的先后顺序为主导管,分支导管的远端、近端、中间部分,最后在末端膨大处出现腺腔。唾液腺通过以上反复的分支形态发生(branching morphogenesis),产生连续的芽和腺体的各级分支,间充质围绕某部分分支形成腺小叶。分支形态发生是上皮和间充质相互作用的结果,其中起重要作用的信号分子有 Shh、FGF、TGF-β 等,见图 1-1-17。最终,上皮末端膨大区部分细胞分化为闰管细胞,成为腺泡细胞、导管细胞和肌上皮细胞的干细胞。

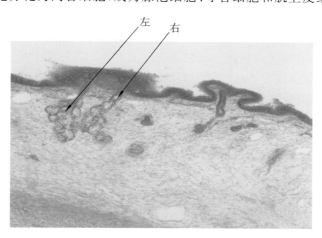

图 1-1-17　唾液腺发育的不同阶段
右:唾液腺始基来源的上皮条索出现空腔;左:处于分支形态发生状态的唾液腺

从出生至 2 岁,腺体一直在发育。腺体实质部分逐渐增多、增大,间质部分逐渐缩小。此后,随着年龄增长,腺管、结缔组织和血管成分逐渐减少。

二、各唾液腺的发育始基和发育时间

各唾液腺虽然基本发育过程相似,但每个腺体的发育始基和发育时间是不同的。

腮腺在胚胎第 6 周开始发育,起源于上、下颌突分叉处的外胚层上皮。上皮芽首先向外生长,再转向背侧,到达发育中的下颌升支,再向内侧进入下颌后窝。在咀嚼肌表面和下颌后窝发育成腺体。其上皮芽最初形成处即为腮腺导管的开口。此开口的位置随个体发育而稍有变化,最初在上颌第一乳磨牙相对的颊黏膜处;3～4 岁时位于上颌第二乳磨牙相对的颊黏膜;12 岁时位于上颌第一恒磨牙相对的颊黏膜处;成人时位于上颌第二恒磨牙相对的颊黏膜处。

颌下腺在胚胎第 6 周末开始发育,可能起源于颌舌沟舌下肉阜处内胚层上皮。上皮芽沿口底向后生长,在下颌角内侧、下颌舌骨肌的后缘转向腹侧,然后分化成腺体。也有人认为颌下腺及舌下腺来自内胚层上皮。

舌下腺在胚胎第 7～8 周开始发育,起源于颌舌沟近外侧的内胚层上皮,由 10～20 个分开的上皮芽发育而成。这些上皮芽向舌下区生长,各自形成小腺体,并分别保留各自的导管,开口于颌下腺导管开口的外侧,但有时与颌下腺主导管相通而不单独开口。

各小唾液腺发育较晚,约在胚胎第 3 个月。上皮芽长入黏膜下层即分支并发育成腺体。腺管较短,直接开口于口腔黏膜。

腮腺和颌下腺的发育与淋巴组织有密切关系。腮腺发育的部位与颈部淋巴结的发育部位在同一区域内,以后才逐渐分开,所以在腮腺内和腮腺表面都会有淋巴组织并形成淋巴结。同样,颈部淋巴结内偶尔会混有少量异位的唾液腺组织。颌下腺导管周围也有弥散存在的淋巴组织,但不形成淋巴结。

Note

第六节　颌骨和颞下颌关节的发育

颌骨的发育过程不同于四肢骨。颌骨由神经嵴(第一鳃弓)发育而来,属于膜内成骨;而四肢骨由中胚层发育而来,属于软骨内成骨。膜内成骨的基本过程如下:首先间充质细胞在未来成骨部位聚集,部分间充质细胞诱导分化为骨原细胞,部分骨原细胞诱导分化为成骨细胞。成骨细胞分泌产生骨胶原纤维和骨基质,后两者构成类骨质。成骨细胞被包埋进类骨质后变成骨细胞。进而,类骨质的骨质内逐渐出现钙盐沉积而矿化,逐级成熟后形成矿化完全的骨质,其周围的膜即成为骨膜。首先形成骨组织的部位为骨化中心。成骨细胞产生的疏松小梁骨互相连接构成海绵状的初级松质骨,小梁骨在其游离端附加性地扩展增厚形成松质骨。骨小梁处更多成骨细胞的募集和增殖会造成骨小梁的增粗和增多,活跃的破骨细胞性骨吸收有利于骨改建和骨重塑。

具体来说,下颌骨由下颌突发育而来,上颌骨由上颌突发育而来。两者发育过程的相同点如下:一是首先形成与神经有关的神经元件,均由第一鳃弓发育而来;二是形成与牙发育相关的牙槽骨;三是通过次级软骨(secondary cartilage)辅助发育过程。

一、下颌骨的发育

下颌骨由以下几部分发育而成:髁部发育成关节,以保证下颌的运动;体部是整个下颌骨发育和功能的中心;角突受翼外肌和咀嚼肌的刺激而形成;喙突在颞肌发育和附着中形成;牙槽突受牙发育刺激而形成。最终发育为成熟的下颌骨(图1-1-18)。

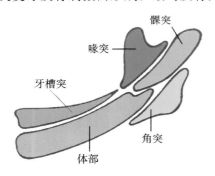

图1-1-18　下颌骨发育示意图

胚胎第6周,下牙槽神经和切牙神经的外侧出现致密的胚胎性结缔组织,也是最初形成的下颌骨骨化中心,即下颌骨始基。胚胎第7周,切牙神经和颏神经夹角下方(即将来的颏孔区)下颌始基首先骨化。将来的颏孔区间充质细胞密集,分化出成骨细胞、形成骨基质并骨化,在下牙槽神经下方向后扩展,在切牙神经下方向前扩展;同时,也在这些神经的两侧向上扩展,形成下颌骨的内、外侧骨板。神经及下颌软骨逐渐被形成的下颌骨包绕在下颌骨体中。胚胎第8周至第12周,髁突在下颌骨体骨化中心的后方,是一个软骨。胚胎第13周时,与下颌骨体骨化中心融合形成下颌骨。髁突软骨随胚胎的生长发生软骨内骨化并形成髁突。

在胚胎第7~8周出现的第一鳃弓软骨或下颌软骨(Meckel软骨)是第一鳃弓中的条形透明软骨棒,外覆纤维被膜,从发育中的耳囊延伸至中线(图1-1-19)。但是颌骨成骨方式并不是软骨成骨,因为下颌软骨仅起到支架的作用,并不直接参与颌骨的发育。下颌软骨的近中端膨大形成锤软骨,远中端向内伸向胚胎中线,在胚胎中线处两侧相接于下颌骨的最终联合部位。两侧的下颌软骨并不在中线处直接相连,其间有一个菲薄的间充质带(图1-1-20)。

锤软骨与砧软骨形成锤砧关节或原发性下颌关节,此时的婴儿开口主要靠此关节,其功能维持至宫内第16周。第14、15周时锤骨和砧骨发生骨化,它们的关节功能随之转变为听骨功能。下颌软骨前部发生软骨内骨化并与下颌骨体中部融合,耳前区部分形成锤前韧带和蝶下颌韧带,其余部分消失。

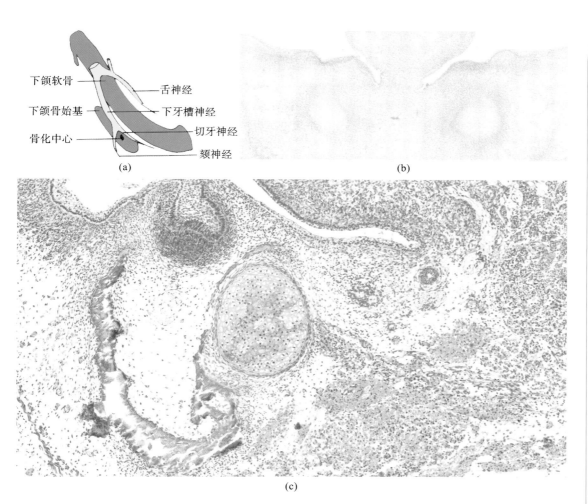

图 1-1-19 下颌软骨的示意图及胚胎第 5 周和第 4 个月时的下颌软骨

（a）下颌软骨的示意图；（b）胚胎第 5 周时的下颌软骨；（c）胚胎第 4 个月时的下颌软骨

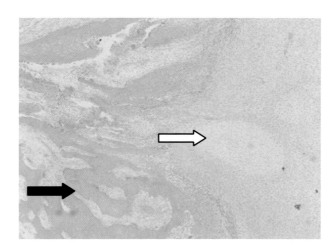

图 1-1-20 下颌软骨（白箭头）与发育中下颌骨（黑箭头）的关系

下颌骨形成后,受髁突软骨、喙突软骨、联合软骨和肌肉附着的影响,向多个方向继续生长,具体表现如下:①下颌骨下缘不断形成新骨,使下颌骨体沿垂直方向生长。②下颌骨中缝端纤维软骨在胚胎第 14 周至出生后 1 岁不断增殖、骨化,使下颌骨向前生长并增宽。婴儿 1

岁时,中缝端纤维软骨停止增殖,发生软骨内骨化,变成永久性骨联合。此后,下颌骨前后方向的生长主要依靠下颌升支后缘的骨形成和前缘的骨吸收。③下颌骨板外面新骨形成,同时在骨板内面有骨吸收,使下颌骨体积增大并保持一定的厚度。④胎儿第 3 个月时,髁突表面的纤维细胞增殖,继发性软骨增厚并逐渐骨化,使下颌升支逐渐变长。下颌升支以下颌孔后上方的胚胎性结缔组织为骨化中心,形成下颌升支、髁突和喙突。胎儿第 14 周至第 16 周,喙突顶部和前缘也出现继发性软骨。胎儿第 16 周后喙突软骨发生骨化。

二、上颌骨及腭骨的发育

上颌突、侧鼻突和中鼻突参与了上颌骨的形成。上颌骨也参与腭骨的形成。胚胎第 8 周,鼻囊外侧的上颌突间充质细胞凝聚形成骨化中心,此骨化中心位于前牙神经和眶下神经夹角处。前上颌也可以无单独的骨化中心。如果形成单独的骨化中心,会很快与上颌骨骨化中心融合。上颌骨从这些骨化中心向以下几个方向生长:向上形成上颌骨额突并支持眶部;向后形成颧突;向内形成腭突;向下形成牙槽突;向前形成未来的切牙区。牙根的发育是决定上颌骨高度的因素之一。次级软骨也参与了上颌骨的发育。颧骨软骨出现在颧突发育早期,在很短的时间内也参与了上颌骨的发育(图 1-1-21)。

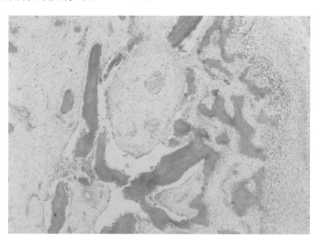

图 1-1-21　上颌骨的发育

婴儿出生时,额突已经发育完善,但上颌窦尚未发育,上颌骨体部相对较小。上颌窦在婴儿 4 个月时开始发育,表现为一条位于正在发育的上颌骨鼻侧的浅沟。11~14 岁时,上颌窦发育基本完成。之后上颌窦向牙槽突方向生长,靠近牙根。

腭骨的前部由上颌骨、前颌骨骨化中心形成,后部分由单独的骨化中心形成。胚胎第 8~9 周,在两侧上颌骨骨化中心的后方,出现侧腭突骨化中心。两侧的骨化中心朝中线方向成骨,最后在中线处形成骨缝。因此腭骨由 6 个骨化中心形成,包括 2 个前上颌骨骨化中心、2 个上颌骨骨化中心和 2 个侧腭突骨化中心。在胚胎第 8 个月的标本上,前上颌骨骨化中心与上颌骨骨化中心之间、上颌骨骨化中心与侧腭突骨化中心之间骨化所形成的骨缝清晰可见(图 1-1-22)。

三、颞下颌关节的发育

颞下颌关节的组织结构与大部分滑膜关节类似,其形态发生于颌骨发育之后。最早期征象是在邻近未来髁突处,出现碱性磷酸酶阳性细胞的聚集,与下颌骨骨膜相延续。随后,出现髁突软骨。髁突软骨是次级软骨,发育过程中暂时存在,出生后留在髁突中。颞下颌关节的发

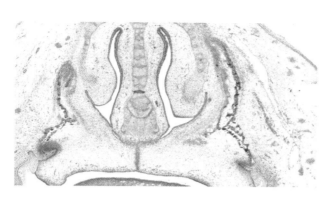

图 1-1-22 腭骨的发育

育分为以下三个时期。

(一)始基期

颞下颌始基开始于胚胎第 7～8 周,始基期内间充质细胞聚集(与 Meckel 软骨等软骨无关),髁突和颞骨初具外形。髁突的胚芽向背侧和颅侧生长。髁突和颞骨胚芽之间的间充质形成第三胚芽(third blastema),之后颞骨的一部分发育成关节盘。随着骨的不断形成,一些小块的颞骨形成了关节窝。

胚胎第 6～7 周,前成肌细胞出现,之后发育成翼外肌。第 7 周后,肌纤维附着于髁突间充质聚集区。

(二)成腔阶段

胚胎第 9～11 周,髁突胚芽细胞分化成软骨细胞。同时,分离髁突和颞骨的间充质细胞增殖,变得越来越密集。最初的关节腔内,先出现的是关节下腔,即在软骨性髁突上方出现小裂隙。胚胎第 11～11.5 周时出现平行于第一个裂隙的关节上腔裂隙。这两个裂隙以后形成滑膜腔,围绕髁突。出现裂隙的原因不清,可能是程序性细胞死亡。

胚胎第 12 周,翼外肌出现,上部分与关节盘中份相接,下部分与髁突相连。

(三)成熟期

胚胎第 12 周,所有颞下颌关节组成部分的始基已经出现,随后出现持续性聚集和生长。关节盘由密集的成纤维细胞构成。开始时中间区较疏松,逐渐变厚。关节囊出现于胚胎第 9～11 周,第 14 周发育完成。

颞下颌关节的基本结构建立后,主要的变化是髁突和关节窝的进一步分化和生长。关节表面不断有新的软骨形成,其深层不断发生软骨内骨化。

软骨的增殖和骨化使髁突及髁突颈部增大,第 22 周时关节窝上前壁骨量增加,至第 16 周时颞下颌关节开始发挥功能。胚胎后期颞下颌关节的形态和体积的变化与咀嚼肌的分化和功能有关。胎儿第 8～9 个月时,髁突软骨内骨化的速度快于表面软骨形成的速度,因此表面的软骨帽变薄。新生儿颞下颌关节的颞骨部分仍较平坦,经过若干年的发育,才具有成人颞下颌关节的结构特征。

(北京大学口腔医学院　李斌斌)

能力检测

Note

第二章 牙 的 发 育

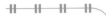

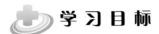 **学习目标**

1. 掌握　牙板的作用及结局;牙胚的组成、来源及其衍化物;各期牙胚的形态特点;牙冠部牙体组织的发育过程(注意时空顺序)。

2. 熟悉　牙根的发育过程;侧支根管形成的原因;上皮剩余的胚胎来源;乳恒牙交替的过程。

3. 了解　牙体硬组织的矿化及成熟机制;牙齿萌出的顺序和时间。

提 要

　　牙和牙周组织是口腔特异性器官,其发育过程是上皮和间充质相互诱导的结果。牙由牙胚发育而来,历经蕾状期、帽状期和钟状期。具有成牙功能的细胞进一步分化成熟,形成牙体组织,萌出至口腔。伴随牙的萌出,牙根、牙周组织及牙槽骨也开始发育,直至牙到达功能部位以及牙及其支持组织发育完成。

　　牙和牙周组织的发育是长期、复杂的生物学过程,具有特定的时空顺序,由上颌突、下颌突和球状突(中鼻突)特定部位的外胚层上皮及其邻近的外胚间充质发育而来。牙由牙胚发育而来,历经生长期(牙胚)、硬组织形成期和萌出期,其间还要经过乳牙-恒牙的交替(第一恒磨牙除外),最终完成这一复杂的发育过程。这一过程可能会受到体内外各种因素的干扰而导致牙和牙周组织的发育异常。

　　牙和牙周组织的发育(后者与牙根的发育形成密切相关),是学习发育异常和组织再生的基础。另外,大部分牙源性囊肿和牙源性肿瘤的发生基础与牙的发育有关,其形态与牙发育的某个阶段具有相似性。因此,掌握牙发育的知识是必要的,这一部分内容是学习后面牙源性囊肿和牙源性肿瘤的基础。

第一节　牙胚的发生与分化

一、牙板的发生与结局

(一)牙板的发生

胚胎第5周,口腔和鼻腔相通,口腔黏膜上皮由两列上皮细胞构成,即外层扁平的上皮细胞和内层矮柱状基底细胞。胚胎第6周,位于未来牙槽骨区的基底细胞,在上、下颌弓的特定

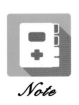

部位依照颌骨外形发生增殖,形成一马蹄形上皮带,称为原发性上皮带或原发性上皮板(primary epithelial band)(图 1-2-1)。增殖上皮的下方间充质细胞也增生。胚胎第 7 周,这一上皮带/板继续向深层生长,并分裂为向颊(唇)方向生长的前庭板(与口腔前庭发生有关)以及位于舌(腭)侧的牙板(dental lamina)(与牙发育有关)(图 1-2-2)。胚胎第 8~10 周,前庭板继续向深层生长,与发育的牙槽骨分开,前庭板表面上皮变性,形成口腔前庭沟。

图 1-2-1 原发性上皮带

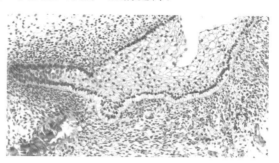

图 1-2-2 牙板和前庭板

(二)牙板的作用

牙板出现的作用有三:一是形成 20 个乳牙成釉器,即牙板进一步增生,在其末端膨大进而形成成釉器;二是形成恒牙成釉器,即 20 个恒牙牙板在对应的乳牙的舌侧增生膨大,形成 12 颗恒磨牙的牙胚;三是形成继承性牙板并形成恒磨牙成釉器,即乳牙牙板向第二乳磨牙远中增生,形成 12 个乳磨牙的牙胚(图 1-2-3)。一般来说,牙发育按照从前向后的顺序,前牙发育会稍早于后牙。胎儿第 5 个月,恒中切牙的牙蕾出现;第 10 个月,前磨牙的牙蕾出现。恒磨牙的发育在乳磨牙的后方。最后形成的牙是第三恒磨牙,大概在出生后 15 年发育。

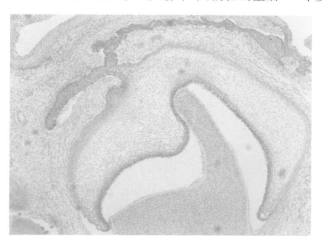

图 1-2-3 乳牙牙板和恒牙牙板的关系

(三)牙板的结局及临床意义

帽状期的牙板与成釉器有广泛的联系,钟状期末的牙板断裂、退化、消失,成釉器与口腔表面上皮失去联系。有时有些残留的牙板上皮,以上皮岛或上皮团的形式存在于颌骨或牙龈中,类似于腺体,又称为 Serres'腺或 Serres'上皮剩余(图 1-2-4)。在一定的内、外刺激因素作用下,残留的牙板上皮可成为牙源性上皮性肿瘤或囊肿的组织起源。新生儿口腔中可见的角质珠是残留的牙板上皮,可自行脱落,称为上皮珠,俗称马牙子,在显微镜下表现为自口腔黏膜延续于恒牙胚冠端的串珠样上皮团,可以发生角化(图 1-2-5)。

Note

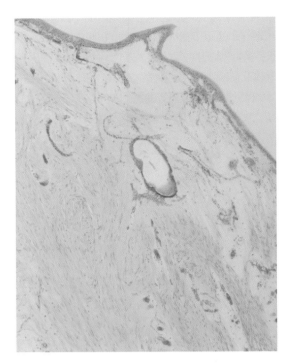

图 1-2-4　残留的牙板上皮

二、牙胚的发育

牙胚的发育是口腔上皮和外胚间充质互相诱导、互相作用的结果。牙板向深层的结缔组织内增生,最末端细胞进一步发育成牙胚。牙胚由三部分组成:①成釉器(enamel organ),起源于口腔外胚层,形成釉质、结合上皮和釉小皮;②牙乳头(dental papilla),起源于外胚间充质,形成牙髓和牙本质;③牙囊(dental sac),起源于外胚间充质,形成牙骨质、牙周膜和固有牙槽骨(图 1-2-6)。

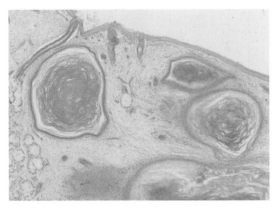

图 1-2-5　上皮珠

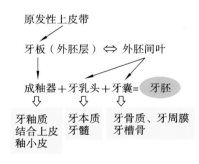

图 1-2-6　牙胚的发生及分化

(一)成釉器的发育

在牙胚发育中,来自牙板的成釉器首先形成。成釉器的发育是一个连续的过程,为了描述方便,可分为三个时期。牙胚也按照成釉器的分期,相应地分为三期。

1. 蕾状期(bud stage)　蕾状期成釉器是最早期的成釉器,在乳牙牙板最末端(即原发性上皮带/板的末端)20 个定点上形成的圆形或卵形的上皮芽,形状如花蕾,也称牙蕾(tooth bud)

（图 1-2-7）。牙蕾细胞呈立方状或矮柱状的基底细胞样，其外周包绕密集增生的外胚间充质细胞。在乳牙舌侧牙胚又形成一上皮团，发育成恒牙的牙蕾，也称为继发性牙蕾（successional tooth bud）。牙蕾的出现标志着牙胚发育的开始，其形状决定了未来萌出切牙/磨牙的牙冠形态。

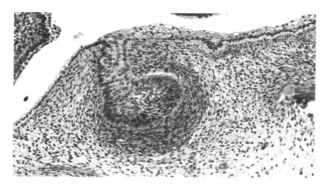

图 1-2-7 蕾状期牙胚

2. 帽状期（cap tage） 又称增殖期。在胚胎第 9～10 周，成釉器上皮芽继续向外胚间充质中生长，体积逐渐增大。周围的外胚间充质细胞密度增加，形成一细胞凝聚区。长入上皮的基底部向内凹陷，形状如帽子，覆盖在球状的外胚间充质细胞凝聚区上，称为帽状期成釉器（图 1-2-8）。此时的成釉器由以下三层构成：立方状的外釉上皮层（outer enamel epithelium layer）、柱状的内釉上皮层（inner enamel epithelium layer）和星网状层（stellate reticulum）。外釉上皮层和内釉上皮层的交界处形成颈环（cervical loop）（图 1-2-9）。颈环位于未来牙颈部，此处上皮细胞增生活跃，将增生为上皮隔和上皮根鞘，与牙根发育有关。

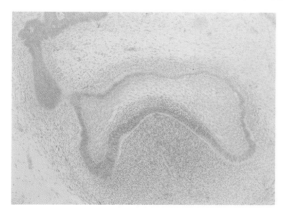

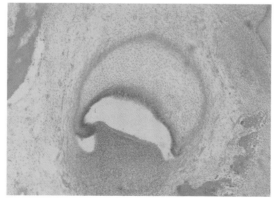

图 1-2-8 帽状期牙胚

图 1-2-9 内釉上皮层和外釉上皮层交界处形成颈环

3. 钟状期（bell stage） 随着成釉器的发育，内釉上皮层凹陷更深，其周缘继续生长，形似吊钟，称为钟状期成釉器（图 1-2-10）。继而成釉细胞（ameloblast）开始分化，釉牙本质界形成。在帽状期的晚期和钟状期，组织分化开始发生，成釉器分化为形态和功能各不相同的四层（图 1-2-11）。

①外釉上皮层：成釉器周边的一单层立方状细胞，借牙板与口腔上皮相连。在钟状期早期外釉上皮层为排列较平齐的细胞。在钟状期晚期，当釉质开始形成时，平整排列的外釉上皮层形成许多褶，细胞变扁平，其间可见含血管的牙囊组织，为成釉器旺盛的代谢活动提供丰富的营养物质。

②内釉上皮层：由单层柱状上皮细胞构成，该细胞高达 $40\ \mu m$，直径为 $4～5\ \mu m$，并整齐排

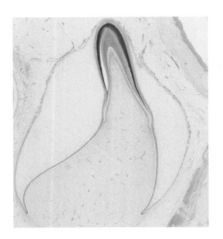

图 1-2-10 钟状期牙胚

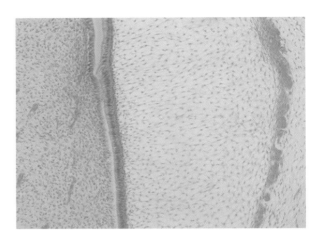

图 1-2-11 钟状期牙胚的四层细胞

列在成釉器凹面的基底膜上,与牙乳头相邻,借半桥粒与基板结合。成釉细胞随部位不同形态各异,从牙颈部到牙尖,成釉细胞开始是矮柱状,到分化成熟时呈高柱状。

③星网状层:位于内、外釉上皮层之间。细胞排列疏松,为星形,有长的突起,细胞之间以桥粒相互连接成网状。当釉质形成时,该层细胞萎缩,外釉上皮层与成釉细胞之间的距离缩短,便于牙囊中的毛细血管输送营养。

④中间层(stratum intermedium):内釉上皮层和星网状层之间的 2~3 层扁平细胞,细胞核呈卵圆形或扁平状,与釉柱形成有关。中间层细胞与内釉上皮层间由桥粒连接,在蛋白质合成、物质转运以及控制矿化等方面具有作用。

(二)牙乳头的发育

成釉器下方的球形细胞凝聚区称为牙乳头,将来形成牙本质和牙髓,并诱导成釉器形成。帽状期,牙胚发育的主要组织者是牙乳头,决定了牙胚形态发生与分化。实验证明,将切牙的成釉器与磨牙的牙乳头重新组合,结果形成磨牙;将切牙的牙乳头与磨牙的成釉器重新组合,结果形成切牙。

蕾状期和帽状期,牙乳头细胞为未分化间充质细胞。钟状期出现细胞的分化,钟状晚期牙体硬组织形成。在内釉上皮的诱导下,牙乳头外层细胞分化为高柱状的成牙本质细胞。这些细胞在切缘或牙尖部为柱状,在牙颈部细胞尚未分化成熟,为立方状。

(三)牙囊的发育

包绕成釉器和牙乳头边缘的外胚间充质细胞,密集成结缔组织层,称为牙囊,将来形成牙支持组织。牙囊形成于成釉器的帽状期,此期牙囊组织细胞成分多,纤维成分少。到了钟状期,牙囊胶原纤维更多,呈环状排列。

当恒牙胚刚出现时,它们与乳牙被同一个牙囊包绕。乳牙开始萌出后,恒牙胚分化出自己的牙囊,并在自己的骨隐窝中(牙槽窝)中发育。骨隐窝为骨性腔,包绕一颗发育中的牙。每个骨隐窝都有一个开口,牙囊的纤维通过此开口与口腔黏膜相连(图 1-2-12)。

牙囊最初包绕发育中的牙,随根的形成和牙的萌出,牙囊形成牙骨质、牙周膜和牙槽骨内壁的细胞。牙发育和萌出时受到牙囊的保护,并使之稳定,为发育中的牙提供营养和神经供应。牙囊的细胞受许多局部自分泌和旁分泌因子活动的影响。牙囊在牙萌出中起重要作用,去除牙囊将导致牙萌出完全停止。

总体来说,每颗牙的发育都会经历蕾状期、帽状期和钟状期。同时,牙胚的发育也是连续的。早期出现牙蕾,之后细胞开始分化,形成牙齿硬组织。细胞分化开始于钟状期。可以把钟

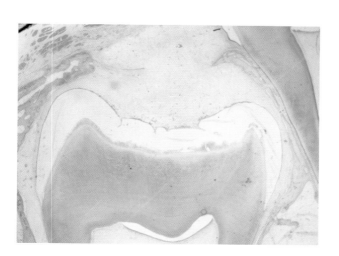

图 1-2-12　牙囊与牙萌出通道

状期分为钟状早期、钟状晚期和基质形成期。基质形成期分为冠端开始形成期、冠端形成早期、冠端形成中期和冠端形成晚期,以便完整、连续地了解牙胚发育的时空特点(图 1-2-13)。牙冠形成和矿化后,牙根开始发育。当牙根形成后,牙支持组织(牙骨质、牙周膜、牙槽骨)开始发育。此时单根牙、双根牙、多根牙开始逐渐成形。同时,完整的牙冠萌出,牙根发育和牙骨质形成持续进行,直至功能性牙萌出和支持组织发育完善。

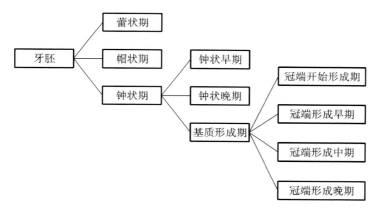

图 1-2-13　牙胚发育顺序表

第二节　牙体组织的形成

牙体硬组织的形成始于生长中心。前牙的生长中心位于切缘或侧舌隆突的基底膜上,磨牙的生长中心位于牙尖的基底膜上。一个牙尖由一个生发中心发育而来,多尖牙有多个生发中心。牙体硬组织的形成过程有严格的规律性和节律性,大概顺序如下:冠端牙本质—牙釉质基质—根端牙本质—牙骨质。

一、牙本质的形成

牙本质由牙乳头的间充质细胞发育而来,其形成过程是持续终生的。可以根据需要形成新生牙本质。冠端牙本质形成于钟状期的晚期,其过程是连续性过程,为了便于描述,将其分为成牙本质细胞分化、牙本质基质沉积和牙本质基质的矿化三个阶段。

（一）成牙本质细胞分化

在内釉上皮的诱导下，牙本质首先在牙乳头中形成，然后沿着牙尖的斜面向牙颈部扩展，直至整个牙冠部牙本质完全形成。来自牙乳头靠近内釉上皮的细胞首先分化为立方状的前成牙本质细胞（图 1-2-14），再分化成有突起的成牙本质细胞，这时细胞已具备合成以及分泌蛋白的功能。形成牙本质基质的成牙本质细胞是有活性的。当成牙本质细胞处于功能期时，细胞核增大，胞质内细胞器明显增多，出现粗面内质网、高尔基复合体和线粒体。成牙本质细胞在细胞末端和细胞突起处通过成牙本质小管向外分泌蛋白。最初形成的前成牙本质细胞在未来的切缘或牙尖处没有特殊的方向性，其在向成牙本质细胞分化的过程中，变化非常迅速，细胞增大，细胞核发生明显的极性改变。成牙本质细胞先形成一层牙本质并向牙髓中央后退，紧接着成釉细胞分泌一层釉质并向外周后退，如此沿着釉牙本质界交叉进行，层层沉积，直至达到牙冠的厚度（图 1-2-15）。在多尖牙中，牙本质独立地在牙尖部呈圆锥状一层一层有节律地沉积，最后互相融合，形成后冠部牙本质。

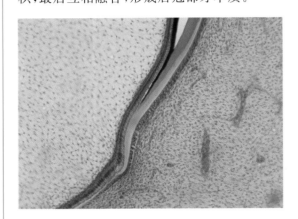

图 1-2-14　前成牙本质细胞

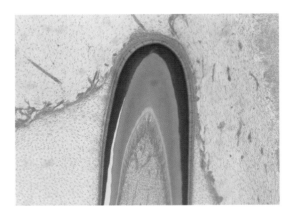

图 1-2-15　牙本质和釉质发生的时空顺序

（二）牙本质基质沉积

成牙本质细胞一旦完成分化，即开始形成牙本质的有机基质，主要包括 I 型胶原和牙本质特异性非胶原蛋白，后者包括牙本质磷蛋白（dentin phosphoprotein，DPP）和牙本质涎蛋白（dentin sialoprotein，DSP）。这两种蛋白质由编码牙本质涎磷蛋白（dentin sialophosphoprotein，DSPP）基因的表达产物裂解而成，其变异会引起牙本质发育不全。成牙本质细胞合成 I 型胶原分泌到牙乳头的基质中。一些纤维自分化中的成牙本质细胞间穿过，在近基底膜区呈扇面状排列，与基底膜垂直。这些纤维称 Korff's 纤维，来自成牙本质细胞下层细胞。这些大的纤维与基质共同形成最早的牙本质即罩牙本质。

由于成牙本质细胞体积增大，细胞外间隙消失，细胞向基底膜一侧伸出许多突起。随着牙本质基质沉积，成牙本质细胞向内退缩，留下胞质突起埋在基质中，突起逐渐变长，其末端和侧方会形成很多分支及侧支。伸长的牙本质细胞突起周围的基质最终发生矿化，形成包绕胞质突起的牙本质小管。所以，牙本质小管本质上是成牙本质细胞突所在的地方。

（三）牙本质基质的矿化

牙本质基质的矿化速度与基质沉积速度一致，因此，一直会存在前期牙本质（图 1-2-16）。前期牙本质在 24 h 之内即会被矿化，此时牙乳头可以称为牙髓。矿化方式主要有两种：一种是以基质小泡的形式，这种矿化方式存在于罩牙本质；另一种是钙由牙本质磷蛋白转运至胶原纤维间隙处，促进晶体的成核并逐渐增厚增大。 I 型胶原直接由细胞体分泌，细胞体始终和未矿化区接触。牙本质特异性非胶原蛋白是一类阴离子蛋白质,可结合钙,诱导羟基磷灰石成核,在牙本质生物矿化、维持矿化组织稳定中发挥着关键的调控作用。其中,DPP调控矿化的作用最为显著。它含有大量酸性基团,如天冬氨酸和磷丝氨酸,可以启动和调节羟基磷灰石晶体的形成和生长。但它不存在于前期牙本质中,而是从成牙本质细胞突处分泌,直接到达矿化前沿,将成核定位于特定区域的胶原纤维,并且稳定已经形成的晶体。

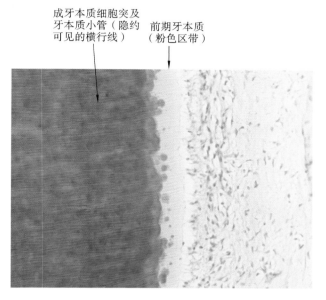

图 1-2-16　前期牙本质、成牙本质细胞突及小管

球形矿化是牙本质矿化的特点。主要过程是先形成矿化中心,围绕此矿化中心,相邻的矿化球融合,最终矿化。如果融合过程受阻,则形成球间牙本质。另外,在牙本质形成过程中,如果基质形成停顿或者矿化异常,会导致牙本质生长线的形成。

二、釉质的形成

钟状期晚期,内釉上皮细胞分化成的成釉细胞开始形成釉质。成釉细胞在釉牙本质交界处沉积几微米的牙本质后即开始釉质的沉积。釉质形成时,内釉上皮不同部位的细胞处于釉质形成的不同阶段,但每个成釉细胞都将经历一个相似的生命周期。

（一）成釉细胞的分化（图 1-2-17）

1. 分泌前期　成釉细胞分泌釉基质前的所有变化过程,包括前成釉细胞分化、基板的形成和吸收。形态上内釉上皮细胞从立方状变为柱状,细胞核从靠近基底膜处转向靠近星网状层的极性侧,称为前成釉细胞（图 1-2-18）。

前成釉细胞在成牙本质细胞分化完成后,通过胞吐作用释放酶降解基板,成牙本质细胞突得以进入前成釉细胞间,之后被釉基质包围,形成釉梭。

分泌前期结束时,前成釉细胞成为成釉细胞。当成牙本质细胞分泌第一层牙本质基质后,成釉细胞即进入分泌期。

2. 分泌期（secretory stage）　成熟的分泌期成釉细胞长 $35\sim50~\mu m$,宽 $5\sim10~\mu m$。最初的釉质形成在已分泌的牙本质表面,位于牙尖或切缘的部位,并以此为中心向外周成层扩展,层与层之间留下生长线。最初形成的无釉柱釉基质分泌后,细胞向后退缩,成釉细胞的分泌端变成锥形,即成釉细胞突,釉柱开始出现（图 1-2-19）。成釉细胞突内有粗面内质网、线粒体和分泌颗粒。随着釉基质的持续分泌,细胞核的位置会有所不同。

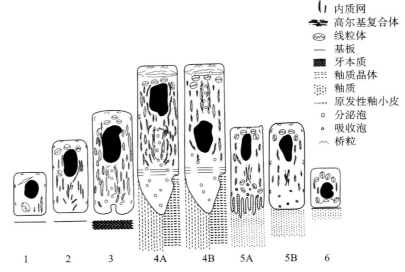

		内质网

内质网
高尔基复合体
线粒体
基板
牙本质
釉质晶体
釉质
原发性釉小皮
分泌泡
吸收泡
桥粒

1 2 3 4A 4B 5A 5B 6

图 1-2-17　成釉细胞的分化

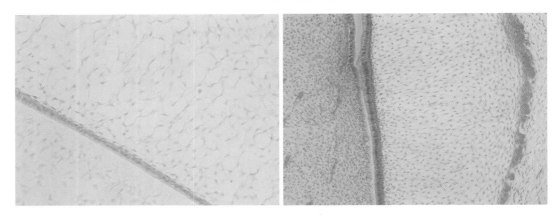

图 1-2-18　前成釉细胞

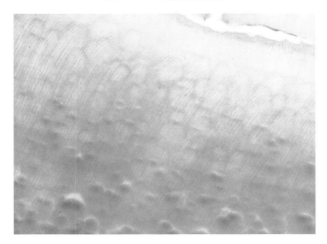

图 1-2-19　釉柱的排列与釉质的形成

　　成釉细胞突的形态与釉柱的结构有关。在不断生长延长的成牙本质细胞突之间，出现釉基质，与成釉细胞突相间排列，这些首先形成的釉基质构成釉柱外围的壁（即釉柱的尾部）。成釉细胞突的釉基质凹陷后，开始形成釉柱的核心部分（即釉柱的体部）。成牙本质细胞突基底

Note

26

部的细胞间为终棒,为环绕细胞的带状结构,由成排的桥粒和紧密连接构成,可以有效隔离发育中的釉基质和成釉器。

当分泌的釉基质达 50 nm 厚时,出现最初的磷灰石晶体。最初的晶体呈薄而小的针状。发育中的釉质晶体与成釉细胞成牙本质细胞突的表面成直角排列。一个釉柱由一个以上的成釉细胞形成;每个成釉细胞与一个以上的釉柱发育有关。但釉柱与成釉细胞在数量上的关系是 1:1。

一旦釉质基质达到成牙的厚度,分泌期即结束。此时成牙本质细胞突消失,成釉细胞在釉质表面形成一层无釉柱釉质。

3. 转化期(transition stage) 由分泌期向成熟期的转变称为釉质的转化。刚形成的釉质中水和蛋白质的含量高,矿化程度低。成熟的釉质矿化程度高。釉质的成熟由成釉细胞完成。成釉细胞变短,失去成牙本质细胞突,蛋白质合成相关的细胞器因自噬减少,较多成釉细胞凋亡,成釉细胞和釉质间出现半桥粒的基板。大部分釉原蛋白被移除。外釉上皮层、星网状层、中间层紧密排列,可见血管。

4. 成熟期(maturation stage) 釉质厚度完成后,釉质矿化从 30% 至 97% 的过程称为成熟。随着无机成分(主要是羟基磷灰石)的增加,晶体宽度、厚度增加,晶体间隙减小。釉质中有机物和水锐减。成熟实际上是一个持续的过程,早在分泌期就开始了。成熟过程中,釉柱的中心或头部矿化较强。釉柱的周围区和釉柱的尾部仍可见有机物。颈部和中央沟区最后矿化,但难以达到牙尖的矿化程度。此区的成釉细胞在矿化完成前失去功能。不完全矿化区如牙尖和窝沟点隙的基底区可能与龋病的好发有关。

5. 成熟后期(post-maturation stage) 釉质成熟后,成釉细胞即呈扁平状,偶见在釉质窝沟深部仍为柱状。在釉质和细胞间有 1 μm 厚的无定形蛋白质层,称为原发性釉小皮(primary enamel cuticle)(图 1-2-20),可能是釉质成熟期挤出的物质,或者是由蜕变的成釉细胞所分泌的物质(一经咀嚼就掉了)。成釉细胞本身借半桥粒和基板附着在牙面。釉质发育完成后,成釉细胞、中间层细胞、星网状层与外釉上皮层细胞结合,覆盖在釉小皮上,此时的成釉器上皮称缩余釉上皮(reduced enamel epithelium)(图 1-2-21),在牙萌出时保护釉质。如果缩余釉上皮变性,其内潴留液体,可能发展为含牙囊肿。当牙齿萌出到口腔中时,缩余釉上皮形成牙龈的结合上皮。一旦牙萌出至口腔,其表层与唾液相互作用,使矿化程度增强,称为萌出后成熟(post-eruptive maturation)。

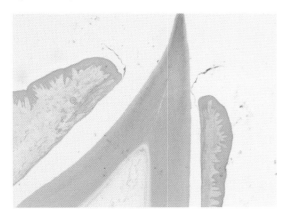

图 1-2-20 原发性釉小皮

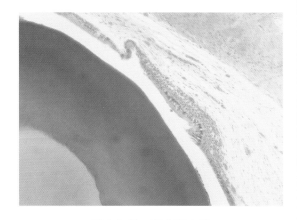

图 1-2-21 缩余釉上皮

(二)釉基质

釉基质是复杂的蛋白质混合体,与釉质的合成、分泌和矿化密切相关。一般分为两类:釉原蛋白和非釉原蛋白。发育中釉基质几乎全部为蛋白质。成熟釉质中的蛋白质和肽类占釉质重量的 1% 以下,而在不成熟釉质中可占 25%～30%。

1. 釉原蛋白(amelogenin) 　主要的釉基质蛋白,占发育中釉基质蛋白的 80%～90%,是成釉细胞特异性分泌产物,具有调控釉质晶体成核及生长的作用。

2. 非釉原蛋白(non-amelogenin) 　存在于釉质分泌早期至釉质成熟后期的柱鞘、釉丛等部位,主要有釉蛋白(enamelin)、鞘蛋白(也称成釉蛋白(ameloblastin))和釉丛蛋白等,与羟基磷灰石有很强的亲和性,能够促进晶体成核、影响晶体生长形态。

(三)釉基质的矿化

釉质的矿化在釉基质达 50 nm 厚时就开始了,此时还看不到未矿化带。最初的晶体呈小而薄的针状,晶体排列方向与分泌部位的成釉细胞表面垂直。至分泌期结束釉质的矿化达牙萌出时矿化程度的 30%。釉质发育的成熟期完成了绝大部分的矿化。在成熟期,随着蛋白质(主要是釉原蛋白)和水分的移除,釉质中无机成分增加使细小的晶体宽度、厚度增加,晶体间隙减小。牙萌出后,釉质矿化还在继续。

三、牙髓的形成

牙髓由牙乳头形成,最早出现于蕾状期。当牙乳头周围有牙本质形成时才可以称为牙髓(图 1-2-22)。牙乳头底部与牙囊相接,四周被形成的牙本质所覆盖。牙髓细胞始于胚胎期小而密集的间充质细胞,呈星状。随着牙髓发育,牙乳头的未分化间充质细胞分化为成纤维细胞即牙髓细胞。随着牙本质不断形成,成牙本质细胞向中心移动,牙乳头的体积逐渐减小,直至原发性牙本质完全形成。在髓腔内的富含血管的结缔组织,即为牙髓。这时,有少数较大的有髓神经分支进入牙髓,交感神经也随同血管进入牙髓。

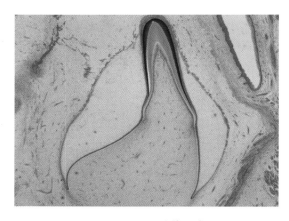

图 1-2-22　牙髓的形成

血管在早期就出现于牙乳头中,开始在相应的节后交感神经纤维的中央区域,为迅速发育的牙胚提供营养。随后,更细小的血管出现,为伸长的成牙本质细胞提供营养(图 1-2-23)。

四、牙根和牙周组织的形成

(一)牙根的形成

牙根的发育晚于冠形成,但与牙萌出的轴向运动是同时进行的。

1. 根部牙本质的形成 　当牙冠发育即将完成时,牙根开始发育。内釉和外釉上皮层细胞(无星网状层和中间层细胞)在颈环处呈桶状增生,向未来的根尖孔方向生长,这种双层的增生上皮称为上皮根鞘(epithelial root sheath)(图 1-2-24)。上皮根鞘的内侧面包绕着牙乳头细胞,上皮

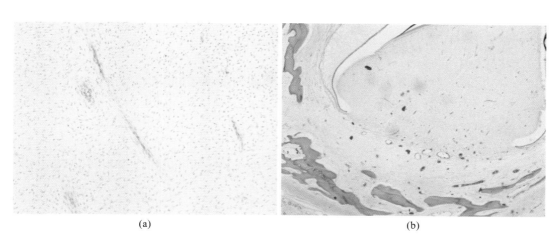

图 1-2-23　牙髓中血管的发育

(a)钟状期早期,血管已经出现于牙乳头中;(b)基质形成期,更为细小的血管出现

根鞘的外侧面被牙囊细胞包绕。根部成牙本质细胞伸出许多细小的分支,在颗粒层交织成网,构成牙本质的托姆斯颗粒层,也可能是许多细小的球间牙本质。牙根部牙本质形成后,上皮根鞘即脱落于牙周韧带的结缔组织内,形成上皮剩余。牙根的形态和大小由上皮根鞘决定。

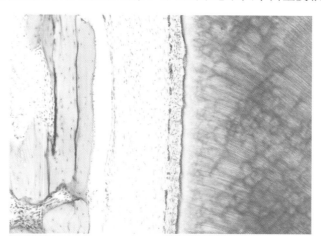

图 1-2-24　牙根发育

最早形成的根部牙本质胶原不是直接沉积在上皮根鞘上的,其间有 10 μm 厚的无定形的基质物质,此物质含有上皮根鞘分泌的釉基质蛋白样物质,之后钙化形成透明层。

对于单根牙,被上皮根鞘包绕的内层牙乳头细胞诱导邻近的牙髓细胞,分化出成牙本质细胞,进而形成根部牙本质。上皮根鞘继续生长,离开牙冠向牙髓方向成约 45°角弯曲,形成一盘状结构。弯曲的这一部分上皮称上皮隔(epithelial diaphragm)(图 1-2-25),由内釉上皮和外釉上皮细胞构成。上皮隔围成一个向牙髓开放的孔,为未来的根尖孔。牙根的长度、弯曲度、厚度和牙根的数量,都是由上皮隔和邻近的外胚间充质细胞决定的。一旦根部牙本质形成,上皮根鞘内的细胞就会迅速被破坏而导致上皮根鞘断裂。因此,完整的上皮根鞘很难被观察到,但经常可以观察到完整的上皮隔,直至牙根发育完成而消失。

多根牙形成时,首先在上皮隔上长出两个或三个舌形突起,这些突起增生伸长,与对侧突起相连,这时上皮隔被分隔为两个或三个孔,将来就形成双根或三根。每个根以相同的速度生长,具体发育过程与单根牙相同。

在牙根发育过程中,上皮隔的位置保持不变。伴随牙根的伸长,牙胚向口腔方向移动,生

Note

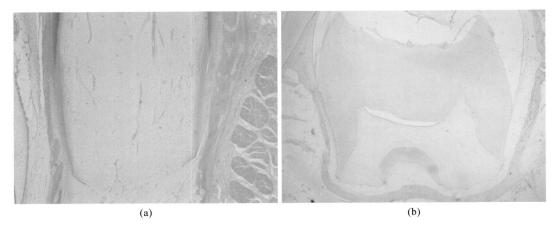

图 1-2-25　上皮隔

（a）单根牙；（b）多根牙

长的牙根与上皮隔形成一定的角度（图 1-2-26）。在牙根发育后期，上皮隔开口缩小（图 1-2-27），根尖孔宽度也相应缩窄。随着根尖牙本质和牙骨质的沉积，狭小的根尖孔形成。

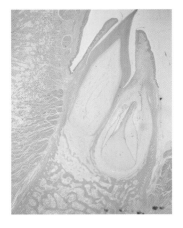

图 1-2-26　根部牙本质形成，牙根变长

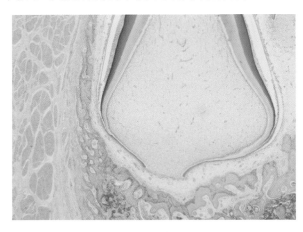

图 1-2-27　牙根发育后期，上皮隔开口缩小

2. 根部牙本质形成异常　正常发育的上皮根鞘只有内釉上皮和外釉上皮两层细胞，如果出现星网状层和中间层细胞，内层的根鞘细胞可分化为成釉细胞并形成少许釉质，即形成常见于恒磨牙牙根之间的釉珠（enamel pearl）。

如果在根部牙本质形成之前上皮根鞘连续中断，不能诱导分化出成牙本质细胞，引起此处牙本质缺损，牙髓和牙周膜直接相连，结果形成与牙周膜相通的侧支根管（accessory root canal）。上皮隔的舌状突起不完全融合也可形成侧支根管（图 1-2-28）。

在牙根面的任何区域，如果上皮根鞘没有正常断裂消失，仍附着于根部牙本质表面，牙囊不能分化出成牙骨质细胞，此区域就不能形成牙骨质，导致牙本质暴露。由年龄增长导致的牙龈退缩，可出现此区的牙本质过敏，牙颈部多见。

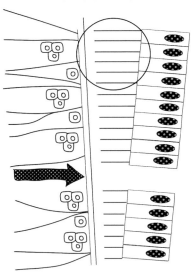

图 1-2-28　侧支根管形成的示意图

Note

如果乳牙外伤造成其下方恒牙根异位，那么在牙根部分矿化后上皮根鞘即可发生异位，最终可导致其余部分牙根弯曲或扭曲。

（二）牙骨质的形成

牙骨质首先形成于牙颈部。最初形成的牙骨质称无细胞牙骨质，不含细胞，也称原发性牙骨质。当根部牙本质形成后，包绕牙根的上皮根鞘变性断裂，形成网状，离开牙本质进入牙囊。断裂的上皮根鞘细胞进一步离开牙根表面，部分保留在发育的牙周膜中，这就是牙周上皮剩余，也称马拉瑟上皮剩余（Malassez epithelial rest）（图 1-2-29）。

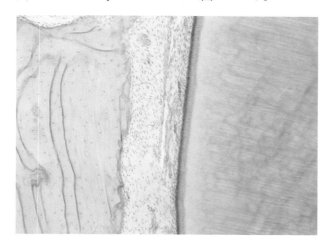

图 1-2-29　马拉瑟上皮剩余

牙囊间充质细胞穿过上皮根鞘，与牙本质接触后，诱导分化出成牙骨质细胞。成牙骨质细胞形成的胶原纤维与牙本质纤维交错排列，此时形成的牙骨质尚未与牙周韧带的纤维建立联系，只有 10 μm，称为无细胞内源性纤维牙骨质。

成牙骨质细胞在牙根表面分泌胶原纤维（内源性纤维），与牙本质中的胶原交错结合。以后分泌的基质将牙周膜的穿通纤维（外源性纤维）埋在其中，这时的牙骨质称无细胞外源性纤维牙骨质。

牙骨质矿化为与牙根表面平行的成层板状的矿物盐沉积。牙骨质矿化时无基质泡，可能是邻近的牙本质中的磷灰石晶体启动了牙骨质矿化。牙骨质附近的成纤维细胞可能也在牙骨质矿化中起作用。

牙骨质发生的活跃期和静止期交替存在，因此结构线明显。无细胞牙骨质形成非常慢，增生线较细胞牙骨质排列更密集，而且在其表面无类似于前期牙本质或类骨质的类牙骨质。

牙颈部釉质表面有时形成一薄层的无细胞无纤维牙骨质，可能是缩余釉上皮局部丧失的结果。此时牙囊的成纤维细胞与釉质表面接触，分化为成牙骨质细胞，分泌基质，再发生矿化。此种牙骨质也可能来自釉基质的诱导。

牙萌出时，开始形成细胞牙骨质，也称继发性牙骨质。紧接无细胞牙骨质，靠近根尖区及后牙的根分叉处，在上皮根鞘连续丧失后，邻近牙囊形成细胞牙骨质基质和胶原，其纤维为内源性纤维，与牙根表面平行排列。由于形成速度快，表面有一层未矿化的类牙骨质（cementoid），约 5 μm 厚。成牙骨质细胞分泌基质后本身被埋在形成的基质中，转变为牙骨质细胞。继发性牙骨质也有增生线，间隔较无细胞牙骨质宽。

细胞牙骨质的纤维为内源性的，称有细胞内源性纤维牙骨质。由于其无穿通纤维插入，并无支持作用。但此型牙骨质常与无细胞外源性纤维牙骨质交替存在，形成所谓的有细胞混合性分层牙骨质。当无细胞外源性纤维牙骨质位于牙骨质表面时，则有穿通纤维的附着。当有

Note

细胞内源性纤维牙骨质中有牙周膜纤维附着时,称为有细胞混合性纤维牙骨质。

(三)牙周膜的发育

牙囊发育成牙周膜。牙囊细胞在邻近牙骨质和牙槽窝内壁,分别分化出成牙骨质细胞和成骨细胞,进而形成牙骨质和固有牙槽骨。位于中央的细胞,则分化为成纤维细胞。成纤维细胞产生胶原纤维,一端埋入牙骨质,另一端埋在牙槽骨中,形成穿通纤维(图 1-2-30)。牙萌出前,牙槽嵴位于釉牙骨质界的上方,所有发育的牙周膜纤维束向牙冠方向斜行排列。随着牙萌出和移动,釉牙骨质界与牙槽嵴处于同一水平。位于牙龈纤维下方的斜行纤维束变为水平排列。当牙萌出到功能位时牙槽嵴位于釉牙骨质界下方,水平纤维又成为斜行排列,形成牙槽嵴纤维。根尖区胶原纤维更新速度最快,牙颈部的更新最慢。牙周膜的更新和改建持续存在于发育期和牙的整个生活期间。当牙建立功能性咬合时,牙周膜发育成熟为致密的胶原纤维束。

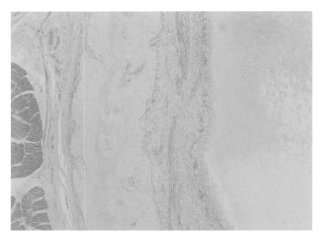

图 1-2-30　牙周膜的发育

(四)牙槽骨的形成

当牙周膜形成时,在骨隐窝的壁上和发育的牙周膜纤维束周围分化出成骨细胞,形成新骨。新骨的沉积使骨壁与牙之间的间隙逐渐减小,牙周膜的面积也减小。牙槽骨在牙周组织的发育过程中不断发生改建(图 1-2-31)。

牙周支持组织在发育完成后会不断改建,形成新的牙骨质、骨质和上皮附着。其细胞来源目前认为是来自骨髓或血管周围的干细胞,最终分化为成牙骨质细胞、成骨细胞或成纤维细胞。

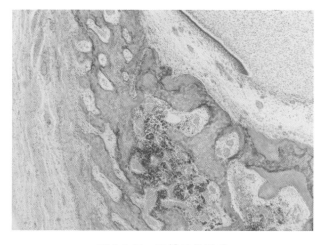

图 1-2-31　牙槽骨的形成

第三节　牙的萌出与替换

一、牙的萌出

牙突破口腔黏膜即为牙的萌出,也即为牙冠形成后向颌平面移动,穿过骨隐窝和口腔黏膜,到达功能位置的一个复杂的过程。这一过程可分为三个时期:萌出前期、萌出期和萌出后期(或功能期)。

(一)萌出前期

萌出前期指的是牙冠早期发育至牙冠发育完成的时期,终点为牙根开始发育。该期的主要变化是牙根形成前,牙冠在骨隐窝中持续移动。

萌出前期为萌出期做准备。此期生长中的牙胚通过整体运动和偏心运动,使牙与发育的颌骨保持正常的位置。整体运动是整个牙胚的移动,导致牙胚运动方向的骨吸收及相反方向的骨新生。此种运动随颌骨的生长持续发生。偏心运动指牙的一部分相对生长,而其余部分维持不变,结果是牙的中心发生变化,同时也有近中和远中运动。

恒牙在其相应的乳牙舌侧发育。此期结束时,发育中的前恒牙位于相应乳牙舌侧近根尖的1/3处。前磨牙位于乳磨牙根下方。上颌磨牙在上颌结节中发育,颌面先向远中倾斜后转向正常位置;下颌磨牙在升支底部发育,咬合面向近中倾斜,再移动至正常垂直位置。

(二)萌出期(eruptive phase)

萌出期也称功能前萌出期。乳牙和恒牙的萌出都始于牙根的形成,止于牙进入口腔达到咬合接触。其过程分为以下三个阶段。

1. 骨内阶段　此阶段釉质分泌刚刚结束,牙冠外形形成,向口腔黏膜方向移动,牙冠与口腔黏膜之间的组织变为肉芽组织,牙根刚开始发育。

2. 骨上阶段　此阶段牙萌出突破骨隐窝,接近口腔,缩余釉上皮外层细胞和口腔上皮细胞融合并移动到退变的结缔组织处,在萌出牙的上方融合形成一上皮团,称为上皮袖。上皮团中央细胞凋亡,形成一个有上皮衬里的牙萌出通道。通过该通道,牙萌出。牙胚向咬合面方向萌出时,包绕牙胚的牙囊组织通过结缔组织条索与口腔黏膜固有层相连,内含有牙板的剩余上皮,这一结构称为引导索。在乳牙的舌侧可见含有结缔组织条索的孔,称为引导管。当恒牙萌出时,骨吸收使引导管很快增宽,成为牙萌出的骨通道。

3. 临床萌出阶段　牙萌出至口腔是临床萌出阶段的开始。此阶段牙冠突破上皮,结合上皮形成。牙本身的殆向运动称为主动萌出。缩余釉上皮与釉质表面分离,临床牙冠暴露,牙龈向牙根方向移动称为被动萌出(图1-2-32)。

牙冠尚未暴露至口腔时,缩余釉上皮仍附着在牙面上。此时缩余釉上皮的功能是保护牙冠在萌出移动中不受损伤或被吸收。该上皮还能分泌酶,溶解结缔组织,加之萌出时上皮对结缔组织的压力,结缔组织受到破坏。待牙完全萌出后,这一部分上皮在牙颈部形成结合上皮。牙尖进入口腔后,牙根的1/2或2/3已形成,此时根尖孔呈喇叭口状(图1-2-33)。

(三)萌出后期(functional eruptive/posteruptive phase)

萌出后期指的是牙萌出后,为了适应咬合功能牙不断移动,同时牙周支持组织不断适应改建,其间正常的根尖孔形成。对于乳牙,此期一般为1~1.5年,恒牙一般为2~3年。

牙萌出到咬合建立时,牙槽骨密度增加,牙周韧带主纤维呈一定方向排列,并形成各组纤

33

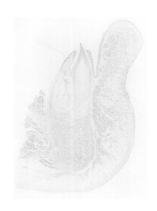

图 1-2-32　下切牙临床萌出阶段

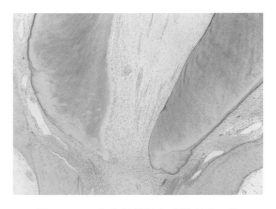

图 1-2-33　萌出期的根尖孔呈喇叭口状

维束。纤维束逐渐增粗增长。牙周韧带和牙槽骨中血管越来越丰富,有髓神经和无髓神经也伴随血管进入牙周膜。

人一生中咬合面不断地被磨损,可由牙轻微的𬌗向移动来补偿。此外,牙也有轻微的侧向移动,引起牙槽窝近中骨壁吸收、远中骨壁新骨形成。

总之,牙萌出过程中周围的支持组织与牙的萌出移动相协调(图 1-2-34)。自牙尖进入口腔到与对𬌗牙建立咬合的时期,最易发生咬合异常。牙根尚未完全形成,牙周附着不牢固,牙槽骨较疏松。若是唇、颊或舌的压力和方向不正常或不平衡,如儿童养成咬唇、吮手指等不良习惯,均能使牙受外力而发生异位畸形。当然,对已出现牙移位者,儿童期正畸效果比成年期效果更好。在牙萌出前,无牙上、下颌在口腔闭合时是互相接触的。待乳牙萌出达到咬合平面时,才建立颌间距离。

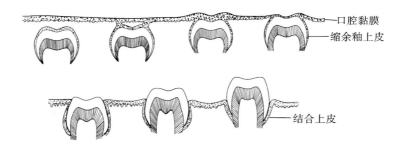

口腔黏膜
缩余釉上皮

结合上皮

图 1-2-34　牙萌出过程示意图

(四)牙萌出机制

牙萌出机制主要有两种假说。血管/组织静水压假说认为,血管/组织压产生的力使牙从压力高的区域向压力低的区域萌出。成纤维细胞运动/收缩假说认为,牙囊在牙萌出中起重要作用。牙萌出的相关因素还有牙根伸长、牙槽骨和牙周韧带的改建。

二、乳恒牙交替

一般 2～8 岁为乳牙期牙列。乳牙从 6 岁左右开始陆续发生生理性脱落。到 12 岁左右,全部为恒牙代替。8～12 岁为替牙期牙列。

乳牙脱落是由于牙根吸收、骨性支持丧失,乳牙不能承受因肌组织发育带来的咀嚼力增加,与牙周组织失去联系。

(一)吸收过程

吸收过程由破骨细胞或破牙细胞(odontoclast)完成,活动期和静止期交替出现,吸收过程作用大于修复过程作用,最终导致乳牙脱落(图 1-2-35、图 1-2-36)。

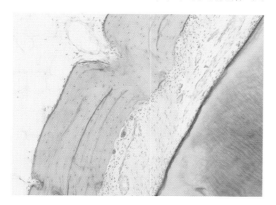

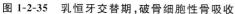

图 1-2-35 乳恒牙交替期,破骨细胞性骨吸收

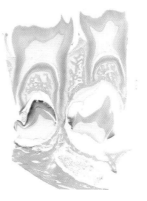

图 1-2-36 乳恒牙交替

随恒牙唇向萌出运动的开始,压力首先作用于恒牙与乳牙之间的隐窝骨。骨隔失去后,压力作用于乳牙根,使局部血管充血,转化为肉芽组织,并分化出破骨细胞和破牙细胞,导致牙骨质和牙本质的吸收。因此乳前牙的吸收首先沿牙根 1/3 的舌侧面进行,然后向唇侧进展,一直到萌出的恒牙直接位于相应乳牙的根尖下方。以后,吸收向切缘方向进展,导致乳牙脱落,恒牙在脱落处萌出。

乳牙根被吸收后,牙髓也转化为肉芽组织,牙周膜和牙髓组织被吸收。牙周膜纤维被吸收而断裂。当乳牙根尖部被吸收后,牙逐渐松动,牙龈上皮向乳牙根下方增生,乳牙完全失去与深层组织的附着而脱落。因此,脱落的乳牙没有牙根,或只有极短的一段牙根,根面呈蚕食状,不同于牙根折断。

发育中的前磨牙冠位于乳磨牙根之间。牙冠周围的吸收最初出现在根间骨隔,然后是邻近乳牙根面。同时,骨性牙槽突高度增加以补偿加长的恒牙根,乳磨牙向咬合方向移动,使前磨牙更接近乳牙根尖。前磨牙随乳磨牙的吸收进一步萌出,最后乳牙脱落,前磨牙在乳磨牙位置萌出。

(二)乳牙萌出及脱落的异常

1. 乳牙滞留(retained deciduous tooth) 最常受累的牙是上切牙,其次是下颌第二磨牙,下颌中切牙最少受累。最常见原因是恒牙缺失或阻生。滞留的乳牙常可行使功能多年,直至牙根吸收脱落。

2. 乳牙埋没(submerged deciduous tooth) 有时乳牙发生强直,不能主动萌出。由于邻近牙的萌出和牙槽嵴高度增加,乳牙淹没在牙槽骨中,与牙槽骨融合。

3. 乳牙残留(remnants of deciduous tooth) 最常见于第二前磨牙牙间隔区。通常无症状。其是指乳牙部分牙根没有吸收,可仍埋没在颌骨中。如果邻近颌骨表面可脱落,也可以发生吸收,由骨组织取代而完全消失。

4. 前乳牙(predeciduous tooth) 新生儿口腔有时罕见前乳牙,常见于下颌牙槽嵴切牙区,通常为 2～3 个。由于无牙根,附着不牢固,常常在出生后数周脱落。

乳牙的存在、发育和萌出,不仅影响牙弓的生长,而且刺激牙弓和颌骨的发育,为恒牙整齐地排列在牙弓上提供足够的位置。所以,乳牙过早脱落可引起恒牙位置紊乱,从而导致咬合错乱。

三、牙萌出的顺序和时间

牙萌出的顺序与牙胚发育的先后顺序基本一致,但有个别例外。虽然有比较恒定的时间

Note

顺序,但其生理范围较广。大概规律是左、右同名牙大致同时萌出,下颌牙萌出略早于上颌同名牙。

男孩乳牙列萌出较女孩早;恒牙列反之。不同性别牙萌出顺序相同。一般在恒牙列中的下颌牙先于上颌牙萌出。而在乳牙列中,只有下颌中切牙,偶尔下颌第二磨牙先于同名上颌牙萌出。正常情况下,牙萌出倾向于稍晚而不是早萌出,与标准时间前后差 1～2 个月亦属于正常范围。同一牙弓上的同形牙萌出时间相近。切牙萌出早的儿童其他牙萌出一般也早。如果切牙萌出晚,其他牙萌出未必也晚。牙穿出口腔黏膜至功能位置需 1.5～2.5 个月。尖牙萌出的时间通常较长。牙萌出有一定顺序,萌出的先后与牙胚发育的先后基本一致,但也有少数例外,如上颌尖牙萌出较晚,而发育却较早。

(北京大学口腔医学院　李斌斌)

能力检测

Note

第二篇

牙体组织及牙体组织疾病病理

第三章　牙体组织

![学习目标]

1. 掌握　釉质的组织结构、表面结构和临床意义，牙本质的组织结构和反应性变化。
2. 熟悉　牙本质的主要神经分布与感觉特点，牙髓的组织结构、增龄性变化和临床意义，牙骨质的组织结构和临床意义。
3. 了解　釉质、牙本质和牙骨质的主要理化特点。

提 要

牙体组织是由三种硬组织即釉质（enamel）、牙本质（dentin）、牙骨质（cementum）和一种软组织即牙髓（dental pulp）组成的较小的咀嚼器官，其周围被牙龈、牙周膜和颌骨的牙槽窝所包绕（图 2-3-1）。

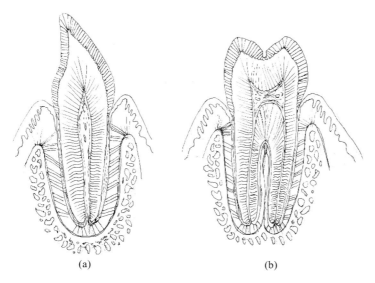

(a)　　　　　　　　　(b)

图 2-3-1　牙体及牙周组织的结构

牙的主体由牙本质构成，包括冠部牙本质和根部牙本质。冠部牙本质的表面被覆着釉质，根部牙本质表面被覆着牙骨质，牙本质中央围成一空腔即牙髓腔，内有软组织牙髓。牙髓通过根尖部的根尖孔或侧支根管与牙周组织相通，血管、神经和淋巴管通过其中，这些组织与牙周组织相连。

Note

第一节 釉 质

釉质(enamel)是被覆在冠部牙本质表面的高度矿化的硬组织,是来自神经嵴的外胚间充质上皮组织分泌的矿化的,无细胞、无胶原成分的,具有良好抗压性、耐磨性和耐酸性的组织,是牙体组织最重要的保护结构。正常釉质表面呈乳白色或淡黄色,表面具有光泽。

一、理化特性

作为全身最硬的矿化组织,釉质有着重要的色、形、质特点。

色:釉质表面的乳白色或淡黄色取决于其矿化程度和釉质的厚度,矿化程度越高,其越透明,深部的淡黄色牙本质颜色就越容易透出来,故呈淡黄色;反之则颜色不透明呈乳白色。例如,乳牙与恒牙相比,其矿化程度低,所以其透明程度差,就呈乳白色;有些牙发育不良的患者,由于影响了牙的矿化过程,牙也呈现不透明的乳白色、白垩色或灰白色。

形:釉质被覆在牙冠部,自牙尖向颈部由厚逐渐变薄,在牙颈部最薄,呈刀刃状。

质:釉质是全身最硬的矿化组织,其硬度为 340 努氏硬度值(Knoop hardness number, KHN),是牙本质硬度(68 KHN)的 5 倍,能耐受很大的咀嚼力,抗磨耗,可以很好地保护深层的牙本质;虽然深部牙本质有一定弹性,可以使釉质有一定缓冲能力,但是因釉质具有很大的脆性,故深部牙本质病变导致缺乏牙本质支持时,也容易因较高的脆性而引起釉质折断。

釉质的主要理化构成:无机物占重量的 96%～97%(体积占 86%),有机物不足 1%(体积占 2%),其余是水(体积占 12%)。无机成分主要是羟基磷灰石晶体[$Ca_{10}(PO_4)_6(OH)_2$],此外还含有氟、硼、钡、锂、镁、钼、锶、钒等耐龋元素,和龋敏感元素如碳酸盐、氯化镉、铁、铅、锰、硒、锌等。有机成分主要是蛋白质和脂类,如釉原蛋白、非釉原蛋白和釉基质蛋白酶等。

二、组织结构

釉质主要是由釉柱组成的。釉柱形成过程中,形成一些由于矿化差别或晶体排列方向不同而形成的相关结构,釉质表面可以见到横纹形成,新形成的釉质表面可有一过性的成釉细胞形成釉质后分泌的基板样有机薄膜物质——釉小皮出现。

1. 釉柱(enamel rod) 釉柱是贯穿釉质全部厚度的细长的柱状体,起自釉牙本质界,止于釉质表面。其走行并非完全是直的,而是互相紧密绞绕并行。总体看其走行,在牙尖部釉柱围绕牙尖呈放射状散开;在窝沟底部,釉柱从釉牙本质界向窝沟壁呈聚合排列;而在牙颈部,釉柱逐渐由斜向纵行逐渐变水平走行(图 2-3-2)。釉柱的平均直径为 $4\sim6~\mu m$,因表面积较大,所以釉柱越向表面直径越大。

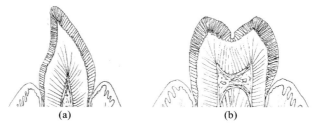

(a)　　　　　　　　　(b)

图 2-3-2　光镜下釉柱的排列方向模式图

(a)切牙的釉柱在牙尖部围绕牙尖呈放射状排列,颈部排列逐渐变水平;

(b)磨牙的釉柱在牙尖和颈部与尖牙排列相同,在窝沟自釉牙本质界向窝沟壁呈聚合排列

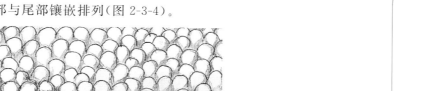

　　光镜下,纵断面可见釉柱长轴的走向,其间似乎可见釉柱间质;横断面釉柱呈鱼鳞样(图2-3-3)。电镜下,釉柱呈球拍样,有一个圆形膨大的头部(釉柱)、逐渐缩窄的体部和最后变细的尾部(柱间质),相邻釉柱的头部与尾部镶嵌排列(图2-3-4)。

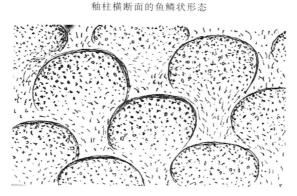

图 2-3-3　光镜下釉柱横断面(模式图)

釉柱横断面的鱼鳞状形态

图 2-3-4　电镜下釉柱横断面(模式图)

由圆形膨大的头部及与相邻头部镶嵌的缩窄变细的尾部构成的球拍样结构

　　电镜下,釉柱由呈一定方向规律排列的扁六角棱柱体的晶体所构成,即釉质横断面的头部晶体平行排列,与釉柱体部的长轴一致;在体部,晶体长轴的走行逐渐偏离釉柱长轴走行,成一定角度,最终到尾部时倾斜成65°~70°角。头、尾相交的晶体由于晶体角度差别较大,形成清晰的弧形交界,称釉柱鞘(enamel rod sheath)。

　　2.釉柱横纹　　釉柱的长轴上可以见到与长轴垂直的规律间隔的低透光性线即横纹,间隔$2\sim6~\mu m$(平均 $4~\mu m$)。这是由釉质每天节律性分泌有机基质和沉积矿物盐形成的,代表每天釉质形成的速度,横纹处矿化程度稍低(图2-3-5)。

图 2-3-5　釉柱横纹

每条釉柱上可见规律间隔的横纹

3. 釉质生长线(incremental line of enamel)　釉质生长线又称雷丘斯线(Retzius line),是釉质周期性的生长速度改变形成的深褐色的间歇线,与釉柱横纹方向一致,但生长了5～10天的釉质厚度才能见一条生长线,其宽度与釉质的发育状况有关。在低倍镜下观察釉质纵磨片时,釉质生长线在牙体横断面呈同心环状走行;纵断面在牙尖部绕牙尖呈环形线,在牙冠侧壁呈斜形向内走行,近牙颈部时走行几乎水平(图2-3-6)。釉质生长线到达釉质表面时,形成水平走行的嵴状的牙面平行线(perikymata)。

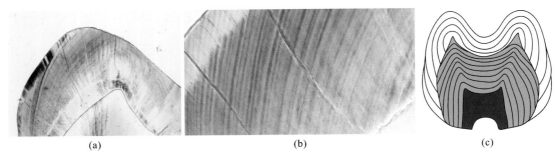

图 2-3-6　釉质生长线(牙体磨片纵断面观)
(a)低倍镜下观察牙体磨片纵断面见牙尖部的生长线绕牙尖呈环形线;
(b)在牙冠侧壁的釉质生长线呈斜形向内走行,可见釉板结构;(c)釉质及牙本质生长线走行方向(模式图)

4. 施雷格线(Schreger line)　施雷格线是用落射光观察釉质纵磨片时,在釉质内4/5区域见到的一种与釉柱走行相关的明暗相间带,改变入射光角度时该条带可发生变化,为釉柱晶体不同方向规律性排列,经光照角度改变后产生的折光现象。

5. 绞釉(gnarled enamel)　釉柱自釉牙本质界向表面走行并非直线,其内2/3通常绞绕弯曲,尤其在牙尖和切缘处弯曲更加明显,称其为绞釉(图2-3-7)。绞釉的存在,具有增强釉质耐受不同方向咬合力抵抗的作用。

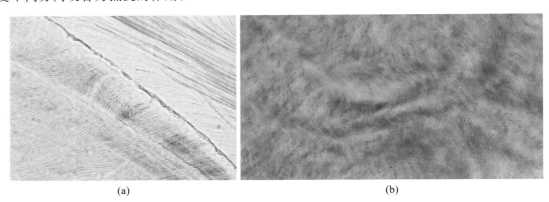

图 2-3-7　绞釉
(a)牙体磨片纵切面见近牙冠内2/3处最初形成的釉质中釉柱绞绕弯曲;(b)放大见局部釉柱绞绕弯曲

6. 釉丛(enamel tuft)　在釉质磨片上,近釉牙本质界的内1/3釉质中可见起自釉牙本质界的一些类似于草丛的暗色结构,其走行与釉柱走行一致,高矮不等,向表面散开(图2-3-8)。该处可能与釉质发育缺陷或矿化不良有关,局部矿化程度稍低,有机物相对较多。

7. 釉梭(enamel spindle)　釉梭是釉质磨片上起自釉牙本质界,向釉质表面伸出的暗黑色纺锤状结构,是釉质发生早期,成牙本质细胞突穿过基底膜,被埋入釉质中形成的结构(图2-3-9)。

8. 釉板(enamel lamella)　釉板是釉质磨片上起自釉质表面,向釉质内呈不同深度延伸呈片状或板状的裂隙样结构,其长度可达釉牙本质界(图2-3-10和图2-3-6(b))。其可能是一组釉柱形成时的矿化不全缺陷,内可含较高水平的釉质蛋白;也可能形成于牙萌出后,由于釉质

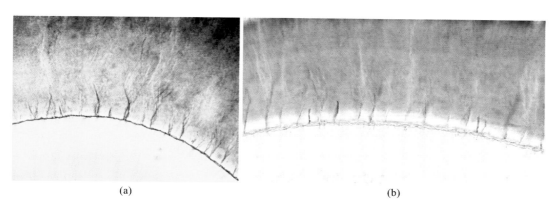

(a)　　　　　　　　　　　　　(b)

图 2-3-8　釉丛

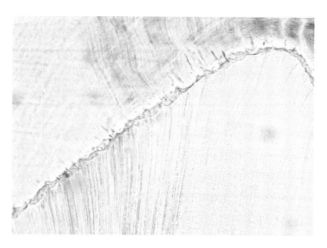

图 2-3-9　釉梭

负重产生的裂隙中含唾液和口腔的有机物。由于该结构中有机物较多,又在牙表面,常是龋病细菌侵入的良好通道,尤其是窝沟处和牙邻面釉质中的釉板。

当然,有时磨片制作时也可以人为形成裂隙样结构,此时其中有菌斑和食物残渣,经脱钙处理,其内容物很容易脱失,可凭此进行鉴别。

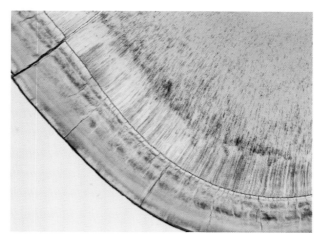

图 2-3-10　釉板(磨片)

9. 釉牙本质界(enamel-dentinal junction) 釉牙本质界即釉质和牙本质之间的交界,该界面不是平滑的面,而是由很多凹向釉质的贝壳状结构相连的不规则曲面组成,从牙本质面看,是很多凸面相连,凸面之间有小凹(图 2-3-11)。它是来自上皮与外胚间充质形成的两种不同硬组织的分界面。该界面上常见釉梭、釉丛和釉板穿过,其晶体交错混杂排列,也被认为是有机成分残留较多的部位。这种曲面增大了釉质和牙本质的接触面积,有利于二者的牢固结合;也可降低釉质咬合时受到的剪切力,防止釉质的脱落。

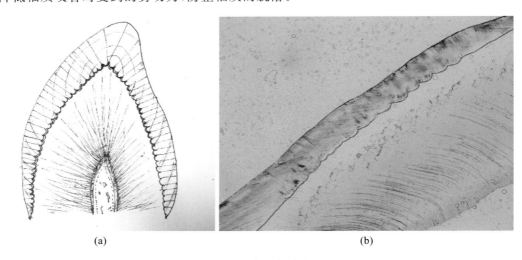

(a)   (b)

图 2-3-11　釉牙本质界
(a)模式图;(b)牙体磨片纵切面

以上釉质的横纹、生长线、釉丛、釉梭、釉板和釉牙本质界等都是有机成分相对较多的部位,有的在一些情况下是容易发生脱矿和细菌侵入的部位。

10.无釉柱釉质　在釉牙本质界附近最先形成的釉质和多数乳牙表面(20~100 μm)及恒牙表面最后形成的釉质区域(20~70 μm),由于釉质的晶体互相平行,看不到釉柱的结构,称为无釉柱釉质,其矿化程度相对较高。无釉柱釉质可能是形成釉质的成牙本质细胞突尚未形成,或釉质即将形成结束时退缩所致。

11.釉质的表面结构　釉质的表面除存在解剖学上的窝、沟、点、隙外,还有牙面平行线或釉面横纹(perikymata),表现为平行沟或平行嵴。新萌出的牙表面还可以见到釉小皮(enamel cuticle),即成釉细胞分泌的一层基底膜样有机物质,磨耗后可以消失。此外,由于釉质的表面有无釉柱釉质层,相对矿化程度较高,加上唾液、食物或细菌产生的无机盐、氟化物等的沉积,正常釉质表面具有较强的耐龋蚀、耐酸能力,对于保护牙齿的健康至关重要。

三、釉质结构的临床意义

釉质是牙面最重要的保护结构,其矿化程度、结构和表面形态都决定了牙和牙周的健康。

釉质发育缺陷包括形成缺陷,可以导致釉质表面形态、厚度、颜色发生改变;矿化缺陷,可导致牙透明度、硬度和耐龋蚀、耐酸能力改变。有些在解剖上形成狭窄的窝沟裂隙(15~75 μm),细菌和食物残渣滞留后不易清洁,探针也不能探入,故在临床上,常对已萌出牙通过使用氟化物增强其耐酸和防龋能力,以及饮用含氟水、儿童进行窝沟封闭、涂氟及氟化泡沫等,达到防龋目的。

釉质表面虽然很致密坚硬,但其晶体间仍有极少的微孔存在,且临床治疗时漂白用的过氧化氢可以使牙表面产生新的微孔,通常微孔可以很快再矿化。若过度漂白,会使漂白后残留在微孔内的过氧化氢或氧干扰粘接系统和修复材料的聚合,影响漂白作用,故应该在漂白后 2 周至 1 个月再行复合材料的修复。

Note

口腔临床修复或正畸治疗中有些粘接操作,为了增加固位力,需采用酸蚀牙面处理,由于部分乳牙和恒牙表面有无釉柱釉质存在,酸蚀时间要相应延长。

釉质的釉柱排列有一定临床意义。绞釉有利于增强釉质抵抗咀嚼时的剪切力;临床需要劈开釉质时,一定要沿着釉柱的走行方向实施;窝洞制备和充填时,不能留无牙本质支持的悬空釉柱,否则容易因咬合力导致悬空釉质碎裂,窝洞边缘形成缝隙,产生继发性龋病。

第二节　牙　本　质

牙本质(dentin)是构成牙主体的硬组织,包括被覆在釉质下的冠部牙本质和被牙骨质包绕的根部牙本质,其内形成牙髓腔的外壁,容纳着牙髓组织。牙本质在胚胎发生、功能和结构上,都与牙髓有着密切的关系,故二者合称为牙髓牙本质复合体(pulpodential complex)。牙本质通过弧形交错的釉牙本质界与釉质相接,通过牙本质牙骨质界与牙骨质相连,通过根尖孔使牙髓和牙周组织相交通。由于牙本质中有微孔存在,有神经分布,而且牙本质有一生不断形成的特点,所以牙本质有其不同于釉质的一些生物学特点。

一、理化特性

色:生活的牙本质本身呈淡黄色,由于釉质呈半透明状,所以钙化良好的牙表面常可透出牙本质的淡黄色。

形:牙本质的形状与不同牙位的牙冠形状吻合,在牙尖部较厚,在窝沟底、根分叉底和牙颈部相对较薄。发育不良牙的牙本质可能较薄。

质:牙本质的硬度比釉质软,比骨和牙骨质硬,其努氏硬度值大约为 68 KHN。牙本质的有机成分比釉质多,加上本身有牙本质小管等结构,使其可压缩,具有一定弹性,可以对坚硬的釉质提供一定的缓冲力。

主要理化构成:牙本质中占重量70%的是无机物,有机物和水分别占 20% 和 10%(体积占比分别为 50%、30% 和 20%),因此其硬度比釉质低,有一定弹性,可为易碎的釉质提供缓冲;结构上存在一定空隙,具有一定渗透性。

二、组织结构

牙本质由成牙本质细胞突、牙本质小管和位于牙本质小管之间的管间牙本质所构成。

(一)成牙本质细胞突(odontoblastic process)

成牙本质细胞突是成牙本质细胞的胞质突,走行于牙本质小管中,其胞体位于牙本质髓腔侧内表面。其整个行程中分出细的分支,而且越向表面分支越多,伸入相应的牙本质小管的分支内,相邻小管内的突起分支相互相接。其在牙本质小管中的长度观点不一,有的认为只达1/3,个别推测其可能达到小管全长。

(二)牙本质小管(dentinal tubule)

牙本质小管是贯穿牙本质全层的管状结构,由矿化程度较高的牙本质间质构成牙本质小管的壁,又称管周牙本质(peritubular dentin),其内含组织液和成牙本质细胞突。牙本质小管起自牙髓表面,在不同部位走行方向不同,在牙冠牙本质小管围绕牙尖,自牙髓表面向釉牙本质界呈放射状走行(图 2-3-12(a)),在牙尖和根尖部小管较直,在牙颈部有些弯曲,呈"S"形走行,其近牙髓侧的凸弯向根尖方向(图 2-3-12(b))。牙本质小管近牙髓侧较粗,直径约为 2.5

μm,越向表面越细,直径约为 1 μm,排列稀疏,所以牙髓侧和牙本质表面侧单位面积内牙本质小管的数目比约为 2.5 : 1。此外,牙本质小管与成牙本质细胞突相对应,沿途形成许多分支,并与邻近小管吻合,越向根部和表面分支越多。

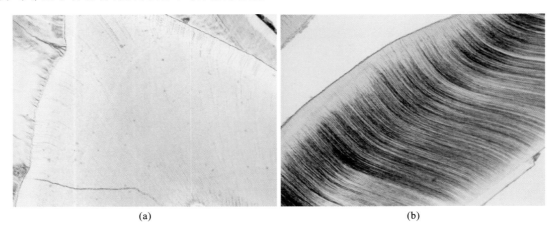

(a)   (b)

图 2-3-12　牙冠部牙本质小管纵切面的走行及牙本质生长线

(a)牙磨片见牙冠牙本质小管围绕牙尖,自牙髓表面向釉牙本质界呈放射状走行,

同时可见与其垂直的牙本质生长线;(b)牙颈部牙本质小管呈"S"形走行,近牙髓侧的凸弯向根尖方向

在根部近牙本质牙骨质界处的牙本质小管分支有的互相吻合弯曲成袢,横断面可见一些暗黑色颗粒状结构,这可能为托姆斯颗粒层(Tomes granular layer)形成的基础(图 2-3-13)。

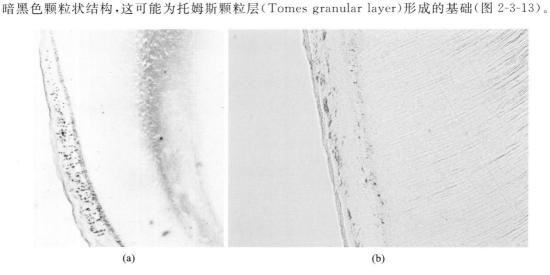

(a)   (b)

图 2-3-13　根部牙本质透明层内侧的托姆斯颗粒层(牙磨片)

牙本质表面透明层内侧有一排细颗粒状暗黑色的托姆斯颗粒层结构

(三)管间牙本质(intertubular dentin)

牙本质结构中,除成牙本质细胞突、牙本质小管或管周牙本质和管内结构外,还有位于牙本质小管之间的矿化的牙本质间质,称为管间牙本质(图 2-3-14)。管间牙本质中含有与牙本质小管垂直方向排列的 I 型胶原,呈纤维网状交织,其中也有非胶原基质分布,无机晶体沉积在其表面或其间,管间牙本质矿化程度不如管周牙本质高。观察牙本质磨片时,可以见到管周牙本质和管间牙本质之间有一清楚的交接面,称其为诺伊曼鞘(Neumann sheath)。其结构性质有待证实。

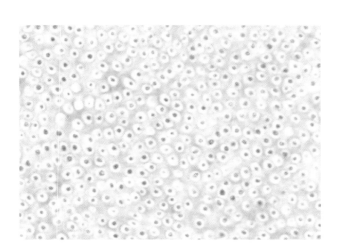

图 2-3-14 牙本质磨片显示的管间牙本质和管周牙本质

每个小管内,可见中央黑色成牙本质细胞突周围白色的透明区,即为管周牙本质,其间的其他区域为管间牙本质

(四)特征结构

牙本质发育过程中,由于矿化程度不同,还形成了一些特征结构,这些结构主要如下。

1. 牙本质生长线(incremental line) 牙本质形成时,原发性牙本质以 4 μm/d 左右的沉积速度节律性沉积,这是控制成牙本质细胞营养物质的神经细胞日间节律性活动形成的,在此节律性沉积的基质间,经过特殊染色可以见到与牙本质小管垂直方向排列的胶原纤维方向改变形成的连线,称为短时生长线;而每隔 5 天该生长线处可见更加明显的纤维走行改变形成的连线,与短时生长线重合,该线称为长时生长线,线间隔约 20 μm,又称冯·埃布纳线(von Ebner line)(图 2-3-15 和图 2-3-6(c));如果发育期间受到某些障碍,则会形成加重的生长线,称为牙欧文线(Owen line),在所有乳牙和第一恒磨牙,婴儿出生时都可见到一条加重的生长线,即新生线(neonatal line),即由于牙本质一部分形成于出生前,另一部分形成于出生后,这种出生前后体内外环境的变化导致了生长线变得更加粗大明显。

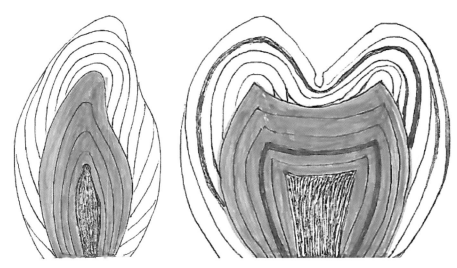

图 2-3-15 牙本质生长线(模式图)

以蓝色表示的牙本质中,牙本质生长线围绕髓腔与牙本质小管呈垂直方向走行

2. 原发性牙本质(primary dentin) 牙根尖孔发育尚未完成前形成的牙本质,包括冠部称罩牙本质、根部称透明层和内侧的髓周牙本质。

（1）罩牙本质（mantle dentin）与透明层（hyaline layer）：在釉牙本质界旁最先形成的牙冠部的原发性牙本质即罩牙本质，其厚度有 $15\sim20\ \mu m$；罩牙本质中胶原纤维排列与牙本质小管平行，与釉牙本质界垂直，不同于其内侧的髓周牙本质，且是通过基质小泡释放矿物盐并逐渐扩大形成矿化的，其矿化程度稍低。在牙根部最先形成的、靠近牙骨质的牙本质称为透明层，厚 $10\sim15\ \mu m$，其间质纤维走行不同于罩牙本质，与牙本质牙骨质界平行，牙磨片观察时其无明显牙本质小管，结构相对均一透明。

（2）髓周牙本质（circumpulpal dentin）：罩牙本质和透明层内侧，以及前期牙本质之间的广大区域的牙本质，平时描述的牙本质主要是指髓周牙本质，其中包含原发性牙本质，也可包含继发性牙本质。

3. 前期牙本质（predentin） 髓腔内表面紧邻成牙本质细胞胞体外侧、矿化牙本质内侧，刚形成而尚未矿化的牙本质。在脱钙切片中，可见其为牙本质最内侧厚度不同的一层粉染结构。由于牙本质在人一生中不断地沉积形成，故在原发性牙本质、继发性牙本质和第三期牙本质内侧都可见到前期牙本质结构（图 2-3-16）。由于牙冠部的成牙本质细胞形成牙本质的速度较快，故其前期牙本质比根部牙本质厚，发育中的牙或年轻人的牙发育比较快，故其前期牙本质厚度比发育完成的牙和老年人的牙的前期牙本质厚。前期牙本质内只有有机成分，无矿物盐形成。

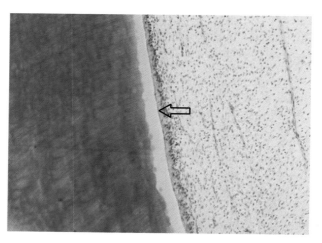

图 2-3-16　前期牙本质（脱钙切片）

蓝色箭头所指区域，即成牙本质细胞层与外侧矿化牙本质层之间的粉染区域，为前期牙本质

4. 继发性牙本质（secondary dentin） 牙发育完成（即牙根尖孔发育完成，并与对殆牙建立咬合关系）后形成的牙本质。继发性牙本质是牙本质的增龄性变化，在观察磨片时，可见牙本质小管稍呈水平方向，与原发性牙本质之间常有一明显的分界线，但二者是连续的。继发性牙本质形成的速度较慢，相对较原发性牙本质低，取决于牙承受咬合力的大小。

5. 球间牙本质（interglobular dentin） 牙本质的钙化是通过钙质小球不断扩大并不断融合的，在牙本质矿化不良时，可在钙质小球间遗留一些未矿化的区域，此即球间牙本质。球间牙本质在冠部近釉牙本质界处的牙本质中比较明显，磨片见其边界为许多凹陷的弧形（图 2-3-17）。

6. 托姆斯颗粒层（Tomes granular layer） 又称颗粒层（granular layer），是指在牙磨片观察时，在根部牙本质透明层内侧见到的一些暗黑色颗粒状结构（图 2-3-13），其可能是成牙本质细胞突末端分支的横断面，或因其末端膨大，制片时空气充入所致。

7. 反应性变化结构 牙本质的形成是一生不断进行的，由于牙髓牙本质复合体的存在，当外界刺激长期作用于牙本质时，牙髓内的细胞会产生反应性变化，导致牙本质的形成加速，形

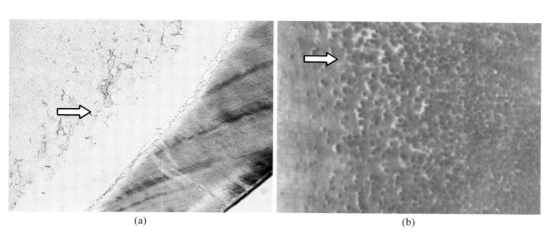

图 2-3-17　球间牙本质

(a)牙磨片见冠部近表面小球之间的凹陷型球间牙本质;

(b)牙的脱钙切片见牙本质中不规则分布形态不规则的球间牙本质

成一系列反应性变化结构,主要包括以下几种。

(1)第三期牙本质(tertiary dentin):某些外界缓慢长期刺激,如龋病、磨损、窝洞制备或外伤隐裂等作用于牙本质时,导致受损牙相对应的髓腔局部形成不规则性牙本质,即第三期牙本质。这些牙本质是机体对外界刺激的防御性反应,往往其结构上牙本质小管少,结构不规则(图 2-3-18),以阻止外界刺激进一步向内侵入,故又称修复性牙本质(reparative dentin)或反应性牙本质(reaction dentin;response dentin);由于其结构不规则,故又称不规则继发性牙本质(irregular secondary dentin);由于有时形成速度较快,一些细胞被埋入其中,形成骨样结构,又称骨样牙本质(osteoid dentin)。第三期牙本质与原发性牙本质或继发性牙本质之间可见结构上存在明显界限。

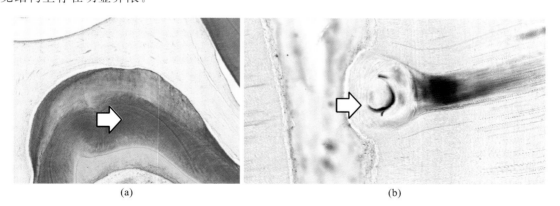

图 2-3-18　修复性牙本质

(a)牙本质切片见根分叉处髓腔内侧面增厚的第三期牙本质;(b)牙本质磨片见不规则的第三期牙本质

虽然修复性牙本质和反应性牙本质都属于第三期牙本质,都是牙髓和牙本质对外界刺激的反应性变化结果,但是反应性牙本质的形成除了有一部分新刺激牙髓中的细胞分化为成牙本质细胞外,还有原来的成牙本质细胞参与基质分泌;而修复性牙本质,由于成牙本质细胞受损,在炎症因子作用下,完全由牙髓未分化间充质细胞补充并新分化出成牙本质细胞形成牙本质,所以二者稍有不同。

(2)硬化性牙本质(sclerotic dentin):由于龋病、磨耗、酸蚀等慢性刺激作用于牙本质,成牙本质细胞突可发生变性、钙化,牙本质小管内也发生磷酸盐沉积致小管结构消失,封闭了小管,使小管内、外矿化差别变小,呈透明状,称其为透明牙本质,因为矿物盐相对较多,也称硬化性

Note

牙本质。该结构有阻止细菌继续向内侵蚀的作用。

（3）死区（dead tract）：因龋病、磨耗、酸蚀等较强的慢性刺激作用于牙本质，牙本质小管内的成纤维细胞突变性、坏死、分解，空气充入其中，在观察牙磨片时可见该区呈黑色，称为死区。该区敏感度减低，且周边往往有透明牙本质形成，也具有阻止细菌等继续向内侵袭或传递信息的作用。

三、牙本质结构的临床意义

1. 牙本质的神经分布与感觉特点　牙本质对外界的温度、机械作用等理化刺激非常敏感，证明其内有神经分布，牙髓牙本质复合体在接受刺激后具有明显反应。但是由于其内神经的研究方法比较困难，因此神经分布的种类、分布范围和神经传递的机制等存在诸多分歧。有研究证明无髓鞘神经围绕成牙本质细胞突走行于小管中，但其分布长度不清楚，比较公认的是牙髓神经主要分布于冠部髓角处，而且主要是感觉神经，加之牙髓牙本质复合体的作用，使牙本质深层受到外界刺激后的主要反应就是疼痛。当然也可能存在交感神经。其刺激传递机制主要有神经传导学说、成牙本质细胞与神经细胞接触转导传递学说，以及流体动力学说等。

2. 牙本质的渗透性特点　牙本质作为硬组织，有一定的保护牙髓的作用，但是由于其中有牙本质小管，且整体矿化程度明显较釉质低，故其微细结构中存在一定的渗透性，外源性物质易渗入其中而沉积。由于牙本质中有神经分布，牙本质一定深度受到外界刺激时，敏感性很强。但是，对牙本质的刺激容易诱发牙髓细胞分化，促进修复性牙本质、透明牙本质形成或死区形成，这在一定程度上可以起到防御性屏蔽或隔绝刺激进一步内渗的作用；另外，牙本质有一生不断沉积的特点，故会随着增龄性变化的增多而敏感性逐渐降低。

第三节　牙　髓

牙髓（dental pulp）是位于牙本质围成的髓腔中的疏松结缔组织。其内除含有细胞、纤维和基质外，还含有丰富的血管、淋巴管和神经。牙髓借狭窄的根尖孔与牙周组织连通，具有形成牙本质、感觉、营养和防御修复功能。

一、组织结构

牙髓的组织结构大致可以分为四层。最外侧即成牙本质细胞胞体聚集层；紧接着为成牙本质细胞层，细胞相对较少的区域为乏细胞层，或称 Weil 层，约 40 μm 宽，为无血管、神经和纤维等存在的聚集区；其内侧为多细胞层，为牙髓细胞密集所在区；再向内即牙髓中央区，为细胞分布比较均匀的固有牙髓分布区，也称髓核（pulp core），含有丰富的血管和神经（图 2-3-19）。

（一）细胞

1. 成牙本质细胞（odontoblast）　紧密地排列在牙髓的最表面，胞体在牙冠部呈柱状，在牙颈部逐渐变成立方状，至根尖区，细胞变成扁平状。成牙本质细胞末端都有一个长长的突起，伸入前期和钙化牙本质中，构成牙本质的成牙本质细胞突。其间有丰富的血管和神经分布。

成牙本质细胞可以分泌形成牙本质，包括形成其中的纤维、基质等。

2. 成纤维细胞（fibroblast）　牙髓中最主要的细胞，因此也称为牙髓细胞。该细胞呈星形或梭形，有胞质突，胞核染色深，具有形成胶原纤维的功能，在创伤修复中可增生、分化出新的成纤维细胞或成牙本质细胞。

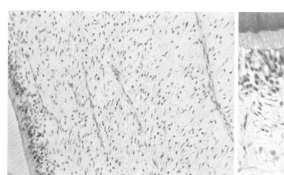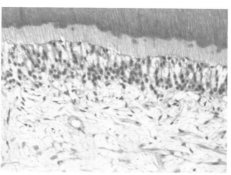

图 2-3-19 牙髓的细胞分布和形态

可见靠近髓腔壁前期牙本质内侧的成牙本质细胞下方,广泛均匀分布着大量梭形的牙髓细胞

3. 未分化间充质细胞 (undifferentiated mesenchymal cell) 这是位于成牙本质细胞下方或牙髓血管旁的一些具有多向分化能力的组织特异性干细胞(stem cell),其可在某些刺激因素作用下,分化成牙髓细胞或成牙本质细胞,后者可以形成牙本质,如果给予一定条件,还可分化为成骨细胞等。

4. 防御细胞 (defence cell) 牙髓中有很多具有防御功能的细胞,包括巨噬细胞、树突状细胞、淋巴细胞等,这些细胞在牙髓受到外来刺激作用时,发挥着不同的防御作用。

(二)间质

牙髓的间质包括纤维和基质。

1. 纤维 牙髓中的纤维主要为Ⅰ型和Ⅲ型胶原纤维、少量嗜银纤维和弹力纤维。胶原纤维交织成网,也有少量Ⅴ型和Ⅵ型胶原纤维。牙发育初期,牙髓边缘的较粗大胶原纤维与前期牙本质表面平行,并被埋在牙本质中,参与原发性牙本质的形成,称其为 von Korff 纤维。

2. 基质 牙髓中的基质富含多糖,主要为蛋白多糖如磷酸软骨素、透明质酸、硫酸皮肤素等,在支持组织、调节细胞活动、影响细胞的生长分化、黏附等方面具有重要作用。

(三)血管和淋巴管

牙髓的血管来自上、下颌骨的牙槽动脉分支,经根尖孔或副根管进入牙髓,进入牙髓后分支并形成血管袢分布在成牙本质细胞周围,止于前期牙本质附近。动、静脉伴行进入牙髓,在末端形成动静脉吻合,血管丰富,且末端血管壁菲薄,甚至有孔,仅有基底膜存在,以利于牙髓受损时快速调整血流,而牙髓中的淋巴管不易辨认。

(四)神经

牙髓内的神经非常丰富,感觉神经来自三叉神经节,交感神经来自颈上神经节,其与牙髓的血管伴行进入牙髓,并在根髓及冠髓尤其髓角处分支,在成牙本质细胞下形成神经丛,称神经壁层(parietal layer of nerve)或 Raschkow 丛,其分支进入成牙本质细胞和前期牙本质之间形成边缘丛,或继续前行,伴随成牙本质细胞突进入牙本质小管内。牙髓的神经多数为有髓神经,接受或传导痛觉;少数为无髓神经,为交感神经,调节血管的收缩与舒张。有髓神经进入牙本质小管内、牙髓-前期牙本质界和成牙本质细胞间后几乎都脱髓鞘,轴突暴露于外环境,加之神经特别丰富,所以牙髓对外界刺激非常敏感。

二、牙髓结构的临床意义

牙髓作为形成牙本质的重要结构,一生不断在形成继发性牙本质,随着增龄性变化,髓腔越来越小,髓腔中的细胞成分逐渐减少,纤维逐渐增多,血管壁逐渐增厚,牙髓的反应能力和活力逐渐降低。

牙髓是结缔组织,血管丰富,具有一定的防御和修复再生能力,可以对外来刺激产生一定的修复性反应,形成第三期牙本质。当炎症较重或牙本质损害较深时,牙髓的薄壁血管易于扩张、充血和渗出,导致牙髓压力增大,由于牙髓位于牙本质围成的坚硬的髓腔中,压力无法缓冲,所以神经末梢受压,同时牙髓内的神经末梢不能区分冷、热、化学、压力等变化,只能反应为痛觉,故会出现剧痛。由于牙髓内缺乏本体感受器,其感受的疼痛不能明确定位。

第四节　牙　骨　质

牙骨质(cementum)是被覆在根部牙本质表面的矿化组织,借牙本质牙骨质界与牙本质相连,保护牙本质,在结构上属于牙体组织的一部分;外侧借穿通纤维的交叉固定与牙周韧带紧密相邻,牢固地固定牙在牙槽窝内,与牙周组织保持联系。其在功能上属于牙周支持组织。牙骨质是高度反应性的矿化组织,具有一生不断沉积的特点,在一定程度上维系着牙体牙周的功能改建和咬合平衡。

一、理化特性

牙骨质呈淡黄色,硬度比牙本质低,无机盐重量为 $45\%\sim50\%$,主要由磷灰石构成,但其晶体略小,呈薄板状,含氟量较牙体其他硬组织稍高。

二、组织结构

(一)牙骨质的分类

牙骨质有多种分类方法。根据其结构中是否含有细胞,其可分为有细胞牙骨质和无细胞牙骨质;根据其有机基质的性质,其可分为外源性纤维牙骨质、内源性纤维牙骨质和混合性纤维牙骨质。上述二者结合分类,即根据有无细胞及有机基质性质和来源进行分类,牙骨质可分为 5 种,即无细胞无纤维牙骨质,无细胞外源性纤维牙骨质,有细胞有纤维牙骨质,无细胞内源性纤维牙骨质和有细胞混合性纤维牙骨质。此外,还可根据牙骨质形成的时间分为原发性牙骨质和继发性牙骨质。

牙骨质中的纤维来源有两种,牙周韧带来源的纤维是穿通纤维,穿入牙骨质中,称为外源性纤维,其走行同牙周韧带主纤维的方向,与牙根表面垂直;成牙骨质细胞来源的纤维称为内源性纤维或固有纤维,与牙本质表面平行走行;二者均存在时称混合性纤维。外源性纤维插入内源性纤维基质中,矿化后形成的牙骨质是具有良好附着作用的理想牙骨质,临床治疗中常需要诱导牙骨质再生,其目的是形成无细胞外源性纤维和有细胞混合性纤维的牙骨质,所以了解其分类有临床意义。

(二)组织结构

1. 无细胞牙骨质(acellular cementum)　不含有细胞的牙骨质(图 2-3-20)。多分布于牙颈部到近根尖 1/3 以上部位的牙本质表面、牙骨质深层。往往是牙发育时先形成的牙骨质,又称原发性牙骨质。无细胞牙骨质由成层沉积的牙骨质层板构成,其中含有牙周韧带的穿通纤维垂直埋入,固定牙与牙周组织。

2. 细胞牙骨质(cellular cementum)　成牙骨质细胞在形成时被埋在牙骨质中形成的牙骨质。结构上牙骨质层板内含有不规则分布的细胞牙骨质(图 2-3-21)。细胞牙骨质往往分布在

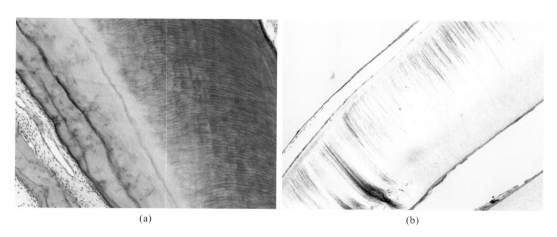

图 2-3-20　无细胞牙骨质的组织结构
(a)脱钙牙切片;(b)牙磨片

无细胞牙骨质表面,或二者交替存在。通常,根尖 1/3 附近区域或表面完全被覆细胞牙骨质。新形成、尚未矿化的牙骨质称类牙骨质(cementoid)。

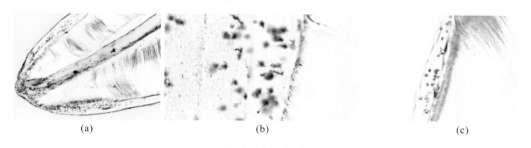

图 2-3-21　细胞牙骨质
(a)根尖区几乎全为细胞牙骨质;(b)(c)近根尖的细胞牙骨质

牙骨质细胞是具有多突起的成牙骨质细胞埋入所致,胞体位于其基质形成的陷窝中,细胞器少,细胞突起位于牙骨质基质形成的小管中,突起朝向牙周膜方向(图 2-3-21),不同细胞之间的突起可以相连,深部的牙骨质细胞因吸收营养障碍常变性消失,使陷窝变空。

牙骨质是成层沉积形成的,因此在观察牙骨质脱钙切片时,可见其平行于牙根表面的层板间有生长线形成,其间距不如釉质和牙本质生长线规律,细胞牙骨质沉积较快,故其生长线间距较宽,无细胞牙骨质生长线间距较窄。

3. 牙本质牙骨质界(dentino-cemental junction)　也称牙骨质牙本质界,是同时发生的两种结构和性质有些不同,但均发生了矿化的组织间的界面。有人认为这是一层无结构、无纤维和细胞的透明层,或者为根部牙本质表层,也有人认为是中间牙骨质、牙本质透明层。有人认为部分交界内源性纤维牙骨质可以与牙本质交错形成界限不清的界面。

4. 釉牙骨质界(enamel-cemental junction)　也称牙骨质釉质界,二者间的交界结构对于固定牙周韧带、保护颈部牙本质有重要意义。其交界结构有三种情况(图 2-3-22):60% 为少许牙骨质覆盖釉质表面;30% 为釉质和牙骨质端端相接;10% 为二者不接触。最后一种情况可使牙颈部牙本质暴露,只有牙龈覆盖,一旦牙龈退缩,便可导致牙本质暴露而产生牙本质过敏。

三、牙骨质组织结构的临床意义

牙骨质增龄性变化的意义:牙骨质具有一生不断缓慢沉积的特点。生理情况下,其增生可以适应牙周韧带向其内附着,确保牙周韧带的更新;在根尖部牙骨质的不断沉积,可以弥补由

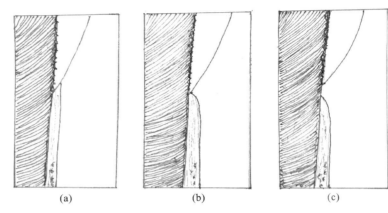

（a）　　　　　　　　（b）　　　　　　　　（c）

图 2-3-22　釉牙骨质界的三种分布情况（模式图）

（a）少许牙骨质覆盖在釉质表面；（b）牙骨质与釉质端端相接；（c）牙骨质与釉质互相分离，露出部分牙本质

于长期过度磨损造成的𬌗面高度不足，确保良好的咬合关系；个别情况如牙受到创伤作用时，新生牙骨质的增生可以充填、修复牙骨质的不规则吸收和牙骨质的局部缺损；牙髓炎或根尖病变时，可由于牙骨质的新生覆盖或封闭根尖孔，阻止病原微生物的继续作用，重建牙体牙周的连接关系。

但是，在某些病理情况下，牙骨质也可以出现明显的内吸收或外吸收，这种吸收甚至累及牙本质。

（北京大学口腔医学院　李翠英）

能力检测

第四章　牙体组织疾病病理

　　牙体组织在复杂的发育过程中和发育完成后,都可能因为受到体内、体外不同环境的各种致病因素作用,形成牙体组织疾病,或者由于遗传因素改变导致牙体形成先天性发育异常。引起牙体组织病变的因素包括生物性因素、物理性因素和化学性因素等,导致的异常可以是牙体形态、结构、数目、位置或萌出的异常,也可以形成各类感染性疾病、创伤性病变,甚至可以形成与牙相关的肿瘤及瘤样病变、囊肿等。创伤性病变由于常累及牙周组织,故放在牙周组织病一章介绍;与牙或成牙组织相关的肿瘤或瘤样病变、囊肿等也放在相关章节中单独介绍,故本章的内容主要包括常见的牙发育异常,以及牙体感染性病变中的龋病、牙髓病和根尖周炎。

第一节　常见的牙发育异常

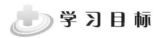

学习目标

1. 掌握　釉质、牙本质结构发育异常的定义和主要临床病理特点。
2. 熟悉　牙齿数目、形态及大小等异常的主要临床病理特点。
3. 了解　牙的其他异常情况。

提 要

　　牙的发育是一个复杂而长期的过程。在牙发育期间,如果在不同阶段受到某些自身因素或外界环境中不利因素、全身或局部因素刺激的影响,牙发育都可出现异常。部分发育异常的牙常并发龋病、牙髓炎和根尖周炎。这些不利因素可以出现在出生前,也可以出现在出生后,但大多数异常牙萌出后才可能被发现;不利因素可以是遗传性的,也可以是后天获得的,后天获得者常与全身性疾病(如代谢性疾病或内分泌异常)或环境因素的作用有关。一些病原微生物可以通过胎盘进入胎儿体内,引起牙不同发育时期的异常,如梅毒螺旋体等;有些理化因素如酸蚀、色素沉积或过度磨损等也可导致牙形成一些后天性非龋性病变。

　　牙的发育异常通常表现为牙的数目、大小、形态、萌出位置和时间及结构异常等。牙的发育异常较为复杂,大体可分为以下几种类型。

一、牙的数目和大小异常

(一)牙数目异常

1. 先天缺失牙　先天缺失牙(congenital absence of tooth)是指牙数目的缺少,包括先天无牙症(congenital anodontia)和少牙(oligodontia)两类。先天无牙症是指单颌或全口牙列的牙完全缺失或缺少大多数牙,口内仅有少数几颗牙存在,但牙形态异常,呈较小的圆锥形,这通常是全身病变在口腔的表现,可见于21三体综合征、少汗性外胚层发育不良等患者。先天无牙症临床上要与假性无牙症鉴别,假性无牙症患者X线片可见埋伏牙的存在。

少牙是指一颗或几颗牙的缺失,可发生在任何一颗牙,可以是孤立性病变,相对于先天无牙症更常见,主要发生在恒牙列,可对称性发生,也可随机性发生,最常见的是第三磨牙缺失,这与人类的咀嚼器官逐渐退化有关,其次好发的是上颌侧切牙和上、下颌第二前磨牙,上颌中切牙、上颌尖牙、下颌尖牙或第一磨牙很少罹患。乳牙的先天性缺失非常少见,通常乳牙先天性缺失时,其继承的恒牙胚也会发生缺失。目前,少牙的形成机制尚未明确,已经证实的是与牙发育有关的调节基因相关。

2.多生牙　多生牙(supernumerary tooth)是指正常牙列之外多生长出来的牙,又称为额外牙。有学者认为多生牙可能是由牙胚自身分裂而成,也可能是牙板过长或断裂的牙板残余发展而来的。多生牙发生在乳牙列较少见,最常见于恒牙列左、右上颌中切牙之间,称正中多生牙。正中多生牙具有常染色体显性遗传性,但有时也不外显,其牙冠呈锥形,牙根较短,体积一般较小,有时萌出,有时阻生甚至倒长。多生牙其次好发于上颌磨牙区,下颌磨牙区也可发生,可发生于上、下颌磨牙的颊侧或舌侧,一般外形较小,发育不完全。最后,多生牙可见于上颌第四磨牙(副磨牙),位于第三磨牙远中,又称为远中磨牙。通常多生牙可萌出或阻生在颌骨内,因为额外增加了牙弓的牙量,也可造成正常牙的错位或阻萌。

(二)牙大小异常

1.巨牙(macrodontia)　牙的大小和体积比正常牙大,可以分为普遍性巨牙和个别性巨牙两类。其中,普遍性巨牙主要见于脑垂体功能亢进患者,患者上、下颌所有的牙均比正常人的牙大,并伴有全身骨骼过长、过大。个别性巨牙的原因不明,这类牙除了大小和体积较大外,其他方面均表现正常,偶尔可见于上颌中切牙和下颌第三磨牙。半侧面部肥大畸形患者,偶尔可见患侧牙比健侧牙相对大些。

2.小牙(microdontia)　牙的大小和体积比正常牙小,分类与巨牙相同。其中,普遍性小牙见于脑垂体功能减退所致的侏儒患者,患者的牙相对于患者自身的上、下颌骨来说,体积较小,但形态正常。而个别性小牙在临床上较为多见,常见于上颌侧切牙,上颌侧切牙过小表现为牙冠呈现出锥形,根较短小;其次好发的牙位是第三磨牙和多生牙。

牙与颌骨的大小主要取决于遗传因素,患者常常同时发生牙的大小异常和数目异常。小牙和少牙常相关,主要发生在女性;巨牙和多生牙常相关,主要发生在男性。

二、牙的形态异常

牙形态异常的种类较多,表现为双生牙、融合牙、结合牙、牙内陷、畸形中央尖、畸形舌侧尖、异位釉质等,这些异常可累及牙冠、牙根,或者两者均可发生。以下仅介绍一些临床常见且具有一定临床意义的类型。

(一)双生牙

双生牙(geminated tooth)是由一个牙蕾发生内陷、卷曲,将一个牙胚不完全分开而形成的。通常为完全或不完全分开的牙冠,有一个共同的牙根和根管,创伤可能是发生异常的原因之一。乳牙列和恒牙列均可发生双生牙,一般牙列中牙的数目正常。

(二)融合牙

融合牙(fused tooth)是指牙齿发育期间,两个正常分开的牙胚融合在一起发育而成的牙。其可分为完全融合牙或不完全融合牙,取决于发生融合时牙发育在哪个阶段,由于牙胚融合时间不同,形成的融合牙形态不同。引起融合的原因可能是压力。如果压力发生在牙冠发育之前,则冠部融合,两颗牙齿可能会融合成一颗大牙;如果压力发生在牙冠发育完成之后,则可能仅是根部融合而冠部一分为二。无论是冠部融合还是根部融合,其融合部的牙本质是相连的,这点可与结合牙鉴别。乳牙、恒牙均可发生融合,但最多见的是下颌乳中切牙融合,可呈双侧对称,正常牙与多生牙也可发生融合。

(三)结合牙

结合牙(concrescence of tooth)其实是融合牙的一个特例,是指两颗发育完成的牙仅仅是增生的牙骨质结合在一起。结合牙产生的原因可能是外伤或牙列拥挤,导致两颗牙间的牙槽骨吸收,使两牙靠拢,借以后增生的牙骨质结合在一起,而牙本质是分开的。牙的结合可能发生在牙萌出前或萌出后,通常只涉及两颗牙,多见于上颌第二和第三磨牙。

(四)牙内陷

牙内陷(dens invaginatus)是指牙齿钙化发生之前,成釉器过度增殖向内卷曲重叠,深入牙乳头中而形成的发育畸形,常见畸形包括轻度变异——畸形舌侧窝,重度变异——"牙中牙"。临床中,牙内陷是一种较常见的牙发育畸形,据报道在亚洲人、因纽特人和美洲原住民中较高发。

1. 畸形舌侧窝 畸形舌侧窝(invaginated lingual fossa)为牙内陷较轻的一种发育畸形。好发牙顺序为恒侧切牙、中切牙、前磨牙、尖牙、磨牙。上颌较多见。其表现为釉质和牙本质内陷,在位于牙面上的开口处缩窄,内陷的最深处可累及牙髓(图2-4-1)。此内陷区容易滞留食物残渣,有利于细菌滋生,且窝底常缺乏釉质,只有一薄层牙本质与髓室顶相连,所以易引起牙髓感染。

2. 牙中牙 牙中牙(dens in dente)是牙内陷最严重的一种,X线片上显示的严重的内陷可表现出牙齿中貌似还存在一颗牙的现象,故称"牙中牙"。牙中牙有冠型和根型,冠型较常见,根型罕见。冠型是由于成釉器深入内陷,在此基础上形成牙本质和釉质。由于陷入的程度不同,可有各种形状。根型是由于上皮根鞘卷入正在发育的牙根中,并在牙根内形成一个类似牙齿的物体。临床上,牙中牙的牙髓通常已经感染坏死,并可继发根尖周炎。

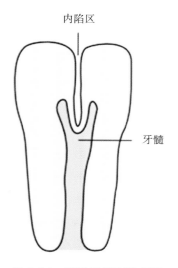

内陷区

牙髓

图2-4-1 畸形舌侧窝模式图

(五)畸形中央尖

畸形中央尖(central cusp deformity)也称中央结节(图2-4-2(a)),一般认为好发于中国、日本、东南亚地区,此尖最常见于下颌第二前磨牙,其次是下颌第一前磨牙、上颌第二前磨牙、上颌第一前磨牙,磨牙偶见。畸形中央尖的位置多在中央沟处,也可在磨牙颊尖三角嵴上,呈一种局限性牙尖样突起,且往往双侧对称性发生。突出的中央尖内含釉质、牙本质,中央有一狭细的髓角(图2-4-2(b))。当畸形中央尖经磨损折断后,牙髓外露,感染由此进入,引发牙髓产生炎症,导致该牙牙根不能很好地发育,形成喇叭口状根尖孔,进而引起年轻人无龋性的根尖周炎。

(六)畸形舌侧尖

畸形舌侧尖(lingual cuspdeformity)又称为前牙的牙外突(dens evaginatus of anterior tooth),也称为鹰爪尖(talon cusp),是指前牙舌侧有一小尖隆起,形成鹰爪样的三尖样结构。

Note

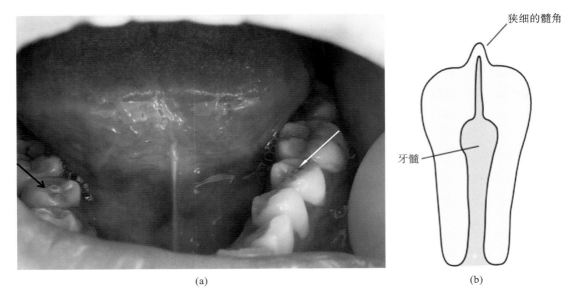

图 2-4-2　畸形中央尖

(a)箭头所指部位即为畸形中央尖；(b)畸形中央尖模式图

突起的牙尖侧方有一深沟通向牙根，此尖由正常的釉质、牙本质和含有牙髓组织的髓角构成，有的高达咬合面，影响外观，妨碍咬合，折断后则能引起牙髓的暴露和感染。

（七）异位釉质

异位釉质是指在不该形成釉质的部位出现了釉质，最常见的部位是牙根。

1.釉珠　釉珠(enamel pearl)多位于上颌磨牙牙根分叉区或者是近釉牙骨质界处，下颌磨牙次之，也可见于乳牙，是最常见的异位釉质。釉珠呈半球状，大多数是单个的，也可以是多个沿牙根的纵沟成串状排列。结构上可以全部由釉质构成，或者内含部分牙本质、牙髓组织。釉珠是牙根发育时上皮根鞘的局部出现异常分化，重新出现成釉器的功能，而在根面上产生的釉质。釉珠可引发或加重牙周感染，并造成牙周治疗困难。

2.颈部釉质延伸　颈部釉质延伸(cervical enamel extension)表现为位于磨牙颊侧的釉质从釉牙骨质界向根分叉处延伸，形态呈三角形，三角形的底部与牙冠下方的釉质相延续，三角形的顶端指向根分叉处。常见于下颌磨牙，好发牙位依次为第一、第二、第三磨牙。

（八）弯曲牙

弯曲牙(dilaceration of tooth)是指牙齿的牙根或牙冠有一弯角，弯曲呈弧形，多见于牙根。弯曲牙多是牙在形成期间受到机械性损伤的结果，创伤可造成发育期牙冠或牙根部分移位，与之后形成的牙成一定的角度。如果临床医生不清楚牙根的情况，拔除弯曲牙则非常困难，同时根管治疗也较有挑战性。

三、牙的结构异常

牙的结构异常包括釉质结构异常、牙本质结构异常、牙骨质结构异常及其他结构异常。其可分为遗传性和非遗传性两类，其中，前者常累及乳牙和恒牙的釉质或牙本质，后者常导致乳牙或恒牙的釉质或牙本质同时受累。

（一）釉质结构异常

1.釉质发育不全　釉质发育不全(enamel hypoplasia)是指釉质质量和数量形成以及矿化上的不足。釉质的发育分为两个阶段，第一阶段是分泌期，即成釉细胞合成和分泌基质，并进行初步的矿化。如果在这个阶段发育障碍,会导致釉基质合成分泌障碍,出现釉基质实质性缺损。第二阶段是成熟期,即牙萌出前,釉质中水和蛋白质重吸收,基质矿化成熟。如果发育障碍发生在第二阶段,釉基质分泌正常而矿化成熟障碍,通常无实质缺损。两者可单独发生,也可同时存在。

釉质发育不全可能与局部因素、全身因素和遗传因素有关。

①局部因素:如乳牙根尖部感染、乳牙外伤等,可直接影响其下方恒牙牙胚的发育。

②全身因素:包括营养缺乏(维生素 A、维生素 D 和维生素 C 缺乏)、疹类疾病(婴儿时期的麻疹、水痘、猩红热、孕妇在胎儿牙发育时期患风疹等)、佝偻病、胎传梅毒、低钙血症、毒血症等。

③遗传因素:常有常染色体显性遗传、常染色体隐性遗传等,在同一家族中可连续几代出现此病,无性别差异。

釉质发育不全根据病损程度可分为轻型和重型两种。

(1)轻型釉质发育不全:此类釉质的厚度正常,色泽呈白垩色,不透明,牙面无实质性缺损或仅有细小的凹陷。如有色素渗入,牙面可呈黄色或黄褐色。镜下观察:釉柱横纹、釉质生长线明显,柱间质增宽,釉丛、釉梭等含有机成分较多的地方也更加明显。

(2)重型釉质发育不全:釉质的厚度明显变薄,颜色为棕色或棕褐色,釉质表面有实质性缺损(图 2-4-3),呈带状、沟状、窝状或蜂窝状凹陷,甚至根本无釉质覆盖。镜下观察:除有轻型釉质发育不全的镜下结构外,还可见釉质表面缺损,甚至见不到釉质结构。由于釉质发育不全,矿化程度低,故其抗龋病能力低,耐磨损性差。

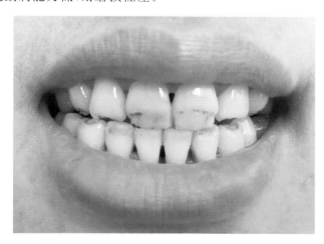

图 2-4-3 釉质发育不全

2. 氟牙症 氟牙症(dental fluorosis)又称斑釉牙(mottled enamel)、氟斑牙,是由患者在牙发育形成时期从饮水、食物、空气中摄入过量的氟所引起的釉质发育不全,是一种原因明确的釉质发育不全和钙化障碍,为全身慢性氟中毒早期最常见的口腔表现,其受累人群具有一定的地域性,常发生于高氟区出生和成长的人群或是 6 岁以前定居于高氟区的个人。氟牙症一般发生在恒牙,乳牙釉质的发育主要在胎儿和婴儿时期完成,母亲血中的氟难以通过胎盘和进入母乳,所以乳牙一般不发生氟牙症,只有在高氟区的严重情况下才累及乳牙。

氟牙症病变的严重程度与摄取氟的剂量、时间呈正相关。病变在牙弓上对称性发生,但牙与牙之间的严重程度不同。

受累牙(多见于恒牙列中矿化较晚的牙,如前磨牙、第二磨牙、上切牙和尖牙较重,而第一磨牙和下切牙较轻)牙面有白垩色斑点或黄褐色斑点。形态学上,氟牙症与其他釉质发育不全难以区分,按病变程度不同,临床表现不同,轻症者部分牙面出现白色斑点、斑块、条纹,占牙面的 1/2 以内,呈较轻的黄褐色;中症者大部分牙齿表面出现白色、黄色、棕色斑块,并伴有牙面不规则凹陷;重症者多数牙或全部牙受累,甚至釉质缺损,致使牙面粗糙不平。镜下见釉质表层多孔状,釉柱间区发育不全或完全消失,釉质矿化不良,尤其是在釉柱之间及有机成分较多的薄弱处,但釉质表层过度矿化。

3.先天性梅毒牙 先天性梅毒牙(congenital syphilitic tooth)指通过母体先天性感染梅毒螺旋体,导致牙胚受侵犯所形成的釉质发育不良。梅毒螺旋体侵犯机体最严重的时期主要是胚胎后期和出生后 1 个月左右,故受累较明显的牙主要是恒牙列的切牙和第一磨牙,即哈钦森牙(Hutchinson tooth)和桑葚状磨牙(mulberry molar)。

哈钦森牙:牙冠形似直刃螺丝刀,冠中 1/3 径宽大,近切缘处缩窄,切缘中央有一发育不良的凹陷切迹。

桑葚状磨牙:磨牙牙冠咬合面直径比牙颈部直径缩窄,似花蕾,又名蕾状牙。咬合面和近咬合面釉质有许多颗粒状的小球,外观呈桑葚状,凸凹不平。

(二)牙本质结构异常

牙本质结构异常大部分为遗传性,但一些影响钙代谢、钙化的环境及全身性因素也可导致异常牙本质的形成,以下主要介绍遗传性乳光牙本质。

遗传性乳光牙本质(hereditary opalescent dentin)又称牙本质发生不全 Ⅱ 型(dentinogenesis imperfecta type Ⅱ),是一种常染色体显性遗传性疾病,该病发生无性别差异,无性连锁现象,男、女性发病率相同,可在一个家族中连续几代出现。乳牙列、恒牙列均可累及。病变仅累及牙本质,釉质结构基本正常。

肉眼观牙色泽改变差异很大,可呈灰色、棕紫色或黄棕色,伴有釉质上的淡蓝色反光。大部分病例釉质结构正常,但釉质很容易剥脱,牙本质暴露后牙显著磨损。X 线检查可见牙冠呈球状,牙颈部缩窄,牙根细且短,髓腔部分封闭或完全消失。

镜下观釉质结构基本正常,但釉牙本质界变得比较平直而不呈扇贝状。罩牙本质结构正常,其余牙本质结构发生改变,牙本质内小管数目减少,方向紊乱,许多小管形态不规则,管径变大,有的甚至无牙本质小管;球间牙本质增多,髓腔表面可见少量不典型的成牙本质细胞,细胞可被包埋在有缺陷的牙本质中,髓腔变窄甚至消失,原因是髓腔内有牙本质不断形成。

(三)其他异常

1.牙的颜色异常

牙的颜色受很多因素的影响,可以是一种因素单独引起,也可以是不同因素共同影响。总体来说,引起牙变色(discoloration of tooth)的原因可分为外源性和内源性。

(1)外源性因素:外源性因素包括细菌性着色、食物和饮料、烟草、牙龈出血、修复性材料、药物等。细菌性着色是使暴露的釉质、牙本质、牙骨质表面着色的常见原因之一,如嗜铬菌可产生绿色、黑棕色、橙色色素,最常见于儿童上颌前牙唇面的龈 1/3;饮食中的色素,如长期喝茶、吸烟或嚼槟榔的人,牙齿表面,特别是舌面呈褐色或黑褐色,刷牙不能除去,牙齿的窝沟和表面粗糙处也易着色;口腔卫生不良者,菌斑滞留处易有色素沉着,如近龈缘处、邻接面是经常着色的部位,随着菌斑下方牙面的脱矿,色素也可渗入牙体组织内;长期用氯己定(洗必泰)或高锰酸钾溶液漱口或用药物牙膏如洗必泰牙膏,可在牙面形成浅褐色或深褐色着色,牙局部使用氨硝酸银治疗后,相应部位也会变成黑色;职业性接触某些矿物质,如铁、硫等,牙齿可着褐色,接触铜、镍、铬等,牙面易出现绿色沉着物等。

(2)内源性因素:内源性因素包括釉质形成缺陷症、牙本质形成缺陷症、氟牙症、红细胞生成性卟啉症、高胆红素血症、褐黄病、药物如四环素色素沉着、创伤等。以下主要介绍四环素牙(tetracycline tooth)。

1956 年四环素类药物应用于临床后,有报道它可造成牙齿变色。四环素类药物对骨组织和牙齿具有较强的亲和性,若在牙发育期间全身应用四环素可导致药物在牙体硬组织沉积形成四环素牙。乳牙形成四环素牙,主要发生在胚胎第 29 周至胎儿出生这一时期。而恒牙形成四环素牙,发生在出生至 8 岁之间,因此,妊娠期和哺乳期的妇女以及 8 岁以下儿童慎用此药物。

患牙初萌出时,颜色为亮黄色,牙暴露于光线后,因四环素氧化,患牙颜色加深而呈现灰色或棕色,色素终生存在。患牙的变色程度与服用四环素类药物的时间和剂量因素有关,服用四环素类药物若发生在牙发育的早期,色素主要沉积于釉牙本质界附近的位置上,很容易透过釉质显露出来;如果在牙冠形成后服用四环素,色素则局限于牙根上,临床上不容易看到变色情况。在患牙的磨片上,色素主要沉积在牙本质层,并沿生长线分布,紫外线照射下,可为明亮黄色荧光带。

2. 牙萌出和脱落异常 牙萌出有一定规律,按照一定的次序和比较恒定的时间萌出。在萌出过程中,若受到某些因素的影响,可导致牙萌出发生异常,乳牙和恒牙均可发生萌出异常。

(1)早萌:早萌(premature eruption of tooth)最常见于新生牙(neonatal tooth)和胎生牙(natal tooth),其出现率下颌约是上颌的 4 倍,多见于中切牙。新生牙为出生后 30 天内萌出的牙,这些牙已经有一定程度的发育,一般冠部外形正常,根部尚未发育完成,附着十分松弛,较为松动,往往因为妨碍哺乳而拔除;胎生牙为出生时口腔内已有的牙齿。胎生牙可为正常牙列的牙,也可为额外牙。

乳牙的过早脱落可导致个别继承恒牙的早萌。恒牙列的多数牙早萌很罕见,可能与内分泌因素有关,见于生长激素过度分泌、甲状腺功能亢进等患者。

(2)迟萌:短时期的迟萌一般不应确定为疾病。半年或一年以上的迟萌,则应查找原因。乳牙的迟萌可能与系统性疾病有关,如维生素 D 缺乏症、甲状腺功能低下、佝偻病、染色体异常、重度的遗传性牙龈纤维瘤病、巨颌症等。有时局部因素如阻生牙、囊肿、外伤、感染等会造成个别牙的迟萌。恒牙的迟萌往往与乳牙迟萌有关,也可由恒牙胚的外伤、牙龈纤维性增生肥大所致。

(3)过早脱落:个别牙的过早脱落(premature loss)主要原因是龋病及其继发症。个别乳牙过早脱落,使邻牙向中间靠拢,造成恒牙无位置萌出。许多系统性疾病也能引起部分牙或全部牙的过早脱落,如遗传性掌跖角化病、青春期前牙周炎等。

(4)乳牙滞留:乳牙滞留(retained deciduous tooth)表现为乳牙未按期脱落,乳牙的滞留往往是对称性的,常与继生恒牙缺失、移位不能萌出有关。整个乳牙的滞留很罕见,可能与一些全身性疾病或遗传因素有关。一般 4 颗以上乳牙滞留,称作多发性的乳牙滞留,原因可能是无继承恒牙,无恒牙压迫使其牙根吸收。

(5)牙阻生:牙阻生(impaction of tooth)是指超过了正常完全萌出的时间,牙仍在颌骨内阻生或者仅部分萌出。任何牙齿均可受阻而不能萌出,在恒牙列,最常累及的牙是下颌第三恒磨牙、上颌第三恒磨牙、下颌前磨牙、上颌尖牙,乳牙列罕见。牙阻生的原因有多种,个别牙阻生往往是因为该牙的位置不正导致缺乏萌出空间,多数牙阻生则可能与内分泌和遗传因素有关。

(甘肃卫生职业学院 王 琳)

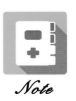

第二节 龋 病

学习目标

1. 掌握 釉质平滑面龋分层及各层的结构；牙本质龋未成洞前的病理变化及成洞后的分层变化；牙骨质龋的病理变化。

2. 熟悉 菌斑在龋病发生中的重要作用；“四联因素”学说。

3. 了解 窝沟龋发展的特点，以及釉质、牙本质和牙骨质龋的主要理化特点。

提 要

龋病是发生在牙体硬组织的特殊的细菌感染性疾病，其形成离不开易感的宿主尤其牙，离不开具有产酸耐酸和黏附能力的细菌及其生物膜作用，离不开用于细菌代谢的糖类，当然长时间的细菌作用也必不可少。龋病的分类有很多，其中釉质龋和牙本质龋具有重要的组织病理特征和一定发展规律，这些是本节的学习重点，牙骨质龋的进展规律也需结合临床需要适当加以了解。本节主要内容如下所示。

(1)龋病的病因(“四联因素”)。

(2)龋病的组织病理学变化。

①釉质龋的病理变化。

②牙本质龋的发展过程及病理变化。

③牙骨质龋的病理变化。

一、龋病的病因和发病机制

龋病(dental caries)是口腔最常见的发生在牙体硬组织的感染性疾病，是由于细菌等多种因素的作用，牙无机物溶解破坏和有机物崩解而导致的牙体硬组织的缺损。

龋病在牙萌出之后发生，好发于磨牙咬合面的窝沟点隙、牙邻接面、前牙唇颊面以及牙颈部。龋病的病变过程一般进展缓慢，早期仅见釉质表面呈白垩色，常伴有棕褐色色素沉着，此时可以无明显症状，容易被忽视。病变进一步发展，釉质由于脱矿、崩解而出现龋洞，可引起牙痛。龋洞发展波及深部牙体组织可引起牙髓病、根尖周炎及颌骨疾病等。根据病变所累及的牙体组织不同，龋病可分为釉质龋、牙本质龋和牙骨质龋。其中釉质龋按其发生的部位又可分为平滑面龋和窝沟龋，前者发生在牙的邻面，后者发生在牙的咬合面点隙、裂沟处。临床上，根据龋病发展的速度，其可分为急性龋、慢性龋和静止龋；根据龋病累及牙体组织的程度可分为浅龋、中龋和深龋。

(一)龋病的病因

1. 细菌和菌斑 研究证明，没有细菌的参与就不会发生龋病。其中，最重要的致病菌是变形链球菌组，尤其是变形链球菌和远缘链球菌等。变形链球菌具有产生葡糖基转移酶(glucosyltransferase，GTF)的能力。葡糖基转移酶能将蔗糖转化为以葡聚糖为主的细胞外多糖，后者可参与构成菌斑的基质，有利于细菌凝集且黏附至牙表面。变形链球菌还能分解糖而

Note

产酸,从而引起牙脱矿。

菌斑(bacterial plaque)是黏附在牙表面以细菌为主的微生态环境,是细菌在牙表面的存在方式,由细菌、唾液蛋白、细胞外多糖等物质构成。菌斑形成分为以下三个阶段:①唾液薄膜形成:此过程大概需数小时。形成 1 天后,细菌即可黏附于其上聚为菌落。②细菌黏附和集聚:球菌首先在唾液薄膜上聚集,随后丝状菌、杆菌及其他细菌侵入,通过细菌间的黏附形成菌斑。③成熟:菌群进一步调整,最终形成谷穗状结构。

2. 食物因素 进食对于龋病的发生是必需的。糖类食物,尤其是精制糖,是主要致龋病食物。蔗糖比其他糖类对龋病的发生更重要。磷酸盐类食物可减少龋病的发生。食物中增加脂肪的比例可减少糖的致龋作用。粗糙或纤维性食物在咀嚼时有自洁作用,可以减少龋病的发生。而黏性食物则易黏附于牙面上,容易引起细菌滋生而产生龋病。矿物质通过影响牙齿结构和细菌代谢影响龋病的发生。钙、磷对牙发育及抗龋能力影响最大,牙发育期缺乏钙、磷,可减弱牙的抗龋能力。氟在菌斑中的浓度高于唾液,它有促进再矿化作用。此外,氟离子还可抑制致龋菌的代谢。其他一些矿物质如钡、锶、钼、钒能减少龋病的发生,而硒可促进龋病的发生。饮食中缺乏维生素 A、维生素 C、维生素 D、维生素 K、B 族维生素,均能降低牙的抗龋能力。

3. 宿主(牙)因素 牙的结构和位置、形态都与龋病的发生有关。牙生理条件下存在的窝沟点隙、釉板、牙颈部及邻面等结构上的薄弱环节,给龋病的发生提供了条件。牙排列不整齐或拥挤,后牙面深而狭窄的点隙、裂沟均有利于食物和菌斑的滞留而发生龋病。牙发育不全和矿化不全等缺陷也有利于龋病的发生。刚萌出的牙表面矿化较差,存在较多的微孔,易受酸的侵蚀而形成龋齿。而萌出后的牙,则由于受到唾液中钙、磷离子的影响,可以进一步发生矿化代谢。唾液的流速、黏稠度、缓冲力、钙离子及磷离子的含量,抗微生物因子如免疫球蛋白、硫氰酸离子、乳铁蛋白、溶菌酶等都能影响龋病的发生。口腔的免疫体系对龋病的发生起着调控作用。

(二)龋病的发病机制学说

1. 酸源学说 又称化学寄生学说,由美国牙医 Miller 于 1889 年首先系统地提出。这一学说认为:①口腔微生物通过分泌酶或自身代谢糖类而产生一系列的有机酸(包括乳酸、丁酸、乙酸等);②存在于牙表面的糖类是细菌代谢的主要底物;③釉质被细菌代谢所产生的酸溶解,而牙本质则可在无机矿物盐溶解后,由细菌分泌的蛋白溶解酶进一步破坏牙本质有机基质,最终形成龋洞。Miller 的学说首次提到了引起龋病的三个基本要素,即能产酸和分解蛋白质的口腔微生物及其所产生的酸、细菌代谢所必需的糖类,以及龋病发生的对象——牙体硬组织。这为日后新的龋病发病学说的提出奠定了良好的基础。但是,酸源学说未能指出特异的致龋菌群,也未能阐明微生物在牙面上存在的形式,从而不能解释釉质平滑面龋形成的原因。

2. 蛋白溶解学说（proteolytic theory） 这是 Gottlieb 等(1947 年)基于早期组织学的观察所提出的一种学说。蛋白溶解学说虽然并不反对酸对无机物的破坏作用,但却强调有机蛋白的分解是龋病的首发事件。它认为龋病的发生,首先是由于口腔内细菌产生蛋白溶解酶破坏釉质中的釉板等有机物含量丰富的部位,继而产酸菌产酸使无机晶体发生溶解,于是发生了龋病。这似乎为釉质表层下脱矿和早期龋时有机物相对集中部位的破坏较明显的形态学改变提供了解释。然而一些学者的研究并不支持这一学说。有人证明只有经酸脱矿的牙本质才可被蛋白水解酶分解破坏;在无菌动物口腔内只接种具有蛋白分解能力的细菌并不导致龋病的发生,而接种产酸菌后则引起龋病。

3. 蛋白溶解-螯合学说（proteolysis-chelation theory） 由 Schatz 等于 1955 年提出。螯合是指通过螯合剂与金属离子以配位键形式形成一种高度稳定或弱电离化合物的过程。该理论认为龋病的发生是由于口腔内细菌产生的蛋白溶解酶将牙内的有机成分分解,同时其产生的具有螯合功能的有机酸(主要是枸橼酸、乳酸、马来酸和甘氨酸等)可与牙中的钙盐结合形成可溶性的螯合物,从而使牙体硬组织中的无机物和有机物破坏崩解形成龋病。这一过程甚至在碱性条件下即可发生。然而,目前还无证据证实在成熟釉质中不到1%的有机物分解产生的螯合剂具有螯合如此大量(96%)的无机磷灰石晶体的能力。

4.“三联因素”或“四联因素”学说　Keyes等在前人研究的基础上加以补充,提出了“三联因素”学说。其基本论点如下:龋病是由细菌(菌斑)、食物(糖)和宿主(牙)三个主要因素相互作用产生的,即精制的食物和(或)蔗糖进入口腔后,经过细菌作用产生酸,酸在牙抗龋能力降低时,可使牙脱矿而形成龋病。这形成了龋病的病因学现代理论的基本要素。目前一般认为龋病是由复杂的因素所引起的感染性疾病,但上述三大因素(细菌、食物和宿主(牙))是必不可少的。

除了上述必要因素之外,许多次要因素也可对龋病的发生和发展速度产生影响。唾液的量、流速、黏稠度、缓冲能力,唾液内的钙、磷、氟离子和溶菌酶等的含量,以及唾液和血清中的抗体性质和含量都可以影响龋病的发生。此外,口腔卫生状况、食物结构和摄食频率、全身状况以及遗传因素等均可直接或间接地影响龋病的发生和发展。

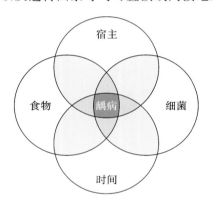

图 2-4-4　“四联因素”学说

致龋微生物以菌斑形式存在于易感的牙表面,利用食物中的糖等代谢产酸,同时必须使局部微环境中的低 pH 维持一定的时间,方可导致龋病的发生。由此可见,时间是龋病发生的又一重要因素。因此,也有人据此提出了所谓“四联因素”学说(four primary factors theory)(图 2-4-4)。

二、龋病的组织病理学变化

龋病在临床和病理上有很多种分类方法,如根据累及的牙体组织可分为釉质龋、牙本质龋和牙骨质龋;根据侵犯的深度分为浅龋(只累及釉质和牙骨质内的龋病)、中龋(除累及表面硬组织外,还累及了牙本质的中 1/3 以下厚度的龋病)和深龋(累及牙本质深层的龋病);根据病变进展的速度分为慢性龋(成年或高龄者形成的病变进展缓慢的龋病)、急性龋(或猖獗龋、猛性龋)(某些重症系统性疾病如舍格伦综合征等或放疗等导致唾液严重减少而致短时间内快速形成和进展的龋病)及静止龋(由于周围环境的改变,进展变慢或不再发展的龋病);根据龋病与治疗的关系分为原发性龋(未经过治疗自然形成的龋病)、继发性龋(充填治疗后,由于边缘或基底部遗留缝隙,细菌、食物及唾液进入而形成的龋病);根据发生在牙体的位置分为平滑面龋、窝沟龋、牙颈部龋和根面龋等。

(一)釉质龋(enamel caries)

釉质龋是指发生在釉质内的龋病。从侵犯的深度来看属于浅龋。绝大部分的龋病(根面龋除外)始于釉质,根据进展及形态不同,分为平滑面龋和窝沟龋两种。

1.基本病理变化

(1)纹理明显:病损区脱钙后,釉柱横纹和生长线变得明显(图 2-4-5)。

(2)混浊:随着病损区继续脱钙,釉柱和柱间质界限不清,表现为无结构状的褐色区域(图 2-4-6)。

(3)色素沉着:由于脱钙造成病损区表面粗糙,来自食物或细菌代谢的色素易于附着。镜

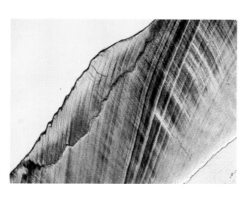

图 2-4-5 釉质龋时,釉柱横纹和生长线纹理明显

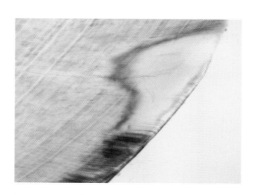

图 2-4-6 釉柱和柱间质界限不清,结构混浊

下表现为黄褐色。自然光下,混浊区域呈现白色,而色素沉着区域仍呈现黄褐色(图 2-4-7)。

(4)透明:常位于病损区边缘,均匀无结构(图 2-4-8)。

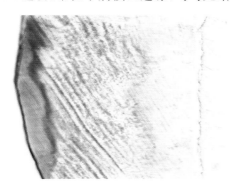

图 2-4-7 釉质龋表面色素沉着

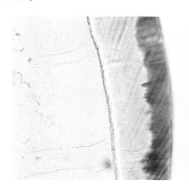

图 2-4-8 釉质龋边缘的透明区域

(5)再矿化:晶体溶解和再矿化是一个动态平衡的过程。当钙、磷离子达到一定浓度,或pH 增大,可使晶体形成和生长。釉质龋表层和暗层、牙本质龋脱矿层观察到比正常晶体大的晶体,提示存在再矿化的现象。釉质龋中出现的多层暗区,也可能是再矿化所致(图 2-4-9)。

(6)组织崩解:表现为正常牙体硬组织结构崩解破坏,磨片上结构消失(图 2-4-10)。

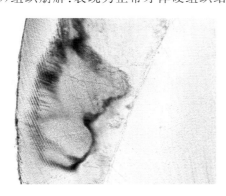

图 2-4-9 釉质龋出现多层暗区——再矿化

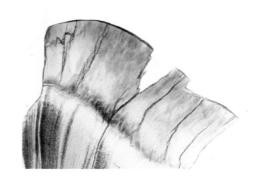

图 2-4-10 釉质龋致部分组织结构崩解

2. 釉质平滑面龋(smooth surface caries)的病理变化 釉质平滑面龋常发生于牙邻接面,相邻牙接触点下方。肉眼上看,早期表现为白垩色,表面完整。随着时间的推移,由于色素沉着,可变为黄褐色,并可向颊、舌侧方向扩展。当病变进一步发展,周围釉质也变为灰白色,表面粗糙,最终可形成釉质龋洞。

釉质平滑面龋主要沿釉柱方向蔓延,在生长线内向侧面发展。由于釉柱的破坏有先后,以

Note

及生长线的方向与釉柱交叉，显微镜下观察釉质龋磨片，典型病变呈三角形，三角形的基底部向着釉质表面，顶部向着釉牙本质界（图 2-4-11）。光镜观察到早期釉质龋磨片显示的组织变化受病损形成的速度和微环境因素的影响，病损区由里向外一般可分为如下四层结构。

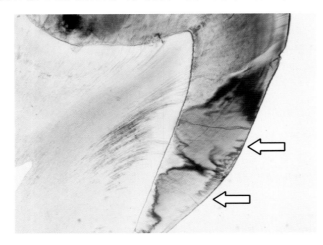

图 2-4-11　釉质平滑面龋
可见两个三角形的早期龋四层改变

（1）透明层（translucent zone）：位于病损的前沿，和正常釉质相连呈透明状，是釉质最初少量脱钙造成的。该层脱矿形成的孔隙占容积的 1%。镜下表现为均匀无结构。约 50% 的平滑面龋存在透明层。

（2）暗层（dark zone）：紧接透明层的表面，由脱钙再矿化形成，该层脱矿形成的孔隙占容积的 2%～4%，呈现结构混浊、模糊不清的黄褐色区域。85%～90% 的平滑面龋存在暗层。

（3）病损体部（body of lesion）：病损区范围最广的一层，从表层下一直延伸到靠近暗层。该层脱矿形成的孔隙占容积的 5%～25%。镜下表现为纹理清楚（釉质生长线和横纹）、较为透明的区域。病损体部脱矿最为严重，平滑面龋均具有此层。

（4）表层（surface zone）：在龋损区表面有一相对完整的表层，较透明，由于脱钙再矿化而形成，在深层的病损体部衬托下呈现放射线阻射像。该层相较病损体部的矿化程度要高，但仍有 1%～10% 的脱矿。约 90% 的平滑面龋存在此层。

3. 窝沟龋（pit and fissure caries）的病理变化　由于窝沟的特殊解剖形态和周围釉柱的排列方向与平滑面釉质不同，故当其发生龋病时，病损常从窝沟的侧壁开始，然后沿着釉柱长轴方向向深部扩展，呈现出底向下的三角形（图 2-4-12）。当其超过窝沟底部时，则侧壁的病损相互融合，其结果也形成三角形的龋损区，但其基底部向着釉牙本质界，顶部围绕着窝沟壁。而且由于窝沟底部的釉质较薄，龋病可很快发展至牙本质，并沿着釉牙本质界向两侧扩展，此时牙本质龋和釉质龋几乎同时存在，结果形成口小底大的潜行性龋（undermining caries）（图 2-4-13）。

（二）牙本质龋（dentine caries）

1. 基本特点　牙本质龋往往由釉质龋发展而来。随着釉质龋向深层发展，酸、细菌、酶及其他刺激物到达釉牙本质界，并沿此界向两侧扩展，同时沿牙本质小管向纵深发展。另外，牙本质龋也可因牙根部牙骨质龋发展而来。一般来说，牙本质龋具有以下三个基本特点。

（1）由于牙本质内含较多有机物，其龋损过程除了无机晶体的溶解外，有机物的酶解破坏也是一个重要的方面。

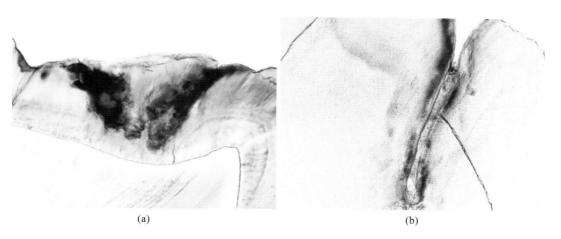

(a)   (b)

图 2-4-12　窝沟龋

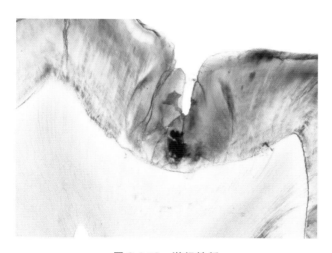

图 2-4-13　潜行性龋

（2）牙本质龋因沿着牙本质小管蔓延，故进展较快。

（3）牙髓和牙本质为一生理性复合体，因此，在牙本质龋发生的同时，还伴有牙髓组织包括成牙本质细胞的一系列防御性反应的出现。如刺激温和，则可促使成牙本质细胞合成和分泌功能增强，或促使牙髓内未分化的间充质细胞分化为成牙本质细胞，其结果除了有利于牙本质龋透明层的形成外，还在病损相应的牙髓侧沉积一层不规则的牙本质基质，并进一步发生矿化形成修复性牙本质（图 2-4-14），以增加牙本质的厚度，封闭部分牙本质小管，防御有害物质侵入牙髓。如刺激强烈，则成牙本质细胞可发生变性坏死，甚至出现局限性的牙髓炎症表现，在牙本质深龋中这种可能性更大。如果感染仍然得不到有效控制，可能进一步通过根尖孔扩散，发展成根尖周炎或颌骨炎症。

2. 牙本质龋病理分层及组织特点

1）成洞前　成洞前牙本质龋分为以下三层。

（1）最早形成的脂肪变性层：脱矿区深部受累的牙本质细胞突受刺激后发生脂肪变性。在脂肪变性的基础上矿盐沉积形成下面的透明层。

（2）脱矿再矿化形成的透明层：透明层的存在有助于暂时阻断细菌等物质对牙本质的破坏。

（3）脱矿层：早期紧邻釉质病损前沿，形成一个底向外、顶向内略微圆凸的三角形。最早开始于管周牙本质。

Note

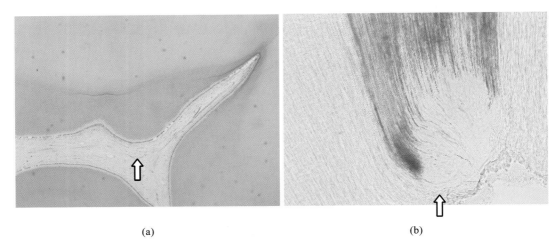

(a)   (b)

图 2-4-14   修复性牙本质

2)成洞后   典型的成洞后牙本质龋在形态上是一个三角形病变:尖指向髓腔侧。一般可将成洞后牙本质龋的病理改变分为以下四层结构(图 2-4-15)。

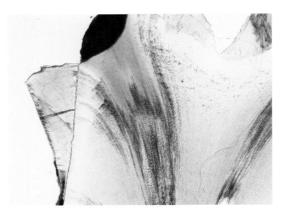

图 2-4-15   牙本质龋

(1)透明层(translucent zone):又称硬化层,为牙本质龋病变最深层的改变,由于脱矿再矿化而形成。光镜下,此层呈均质透明状,小管结构不明显(图 2-4-16)。

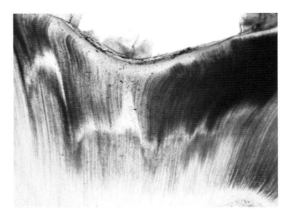

图 2-4-16   死区和透明层

(2)脱矿层(zone of demineralization):位于透明层病变的表面,是在细菌侵入前,酸已扩散至该区域所引起的脱矿改变。其中小管结构仍较完整,牙本质小管内亦无细菌存在,仅见管周和管间牙本质的磷灰石晶体数量减少,但胶原纤维结构基本完好。此外,部分管周有时还可出现少量的体积较正常大的晶体,表明同时也有再矿化的发生。透射光观察牙本质龋磨片时,可见此区域呈现黑色,称为死区(图2-4-16)。脱矿后的牙本质由于色素易于沉着而呈淡黄色。此层因无细菌侵入而在龋治疗的窝洞预备中可加以保留。

(3)细菌侵入层(zone of bacterial invasion):位于脱矿层的表面。细菌在牙本质小管内大量繁殖使有机物分解。光镜下呈梭形扩大的蓝染病灶,内充满坏死的基质残屑和菌团。如果多个坏死灶相连,可见扩张的牙本质小管排列呈串珠状(图2-4-17)。严重时,多个坏死区可形成纵裂或横裂(图2-4-18)。临床窝洞预备时应彻底清除该层组织,以免日后发生继发龋。

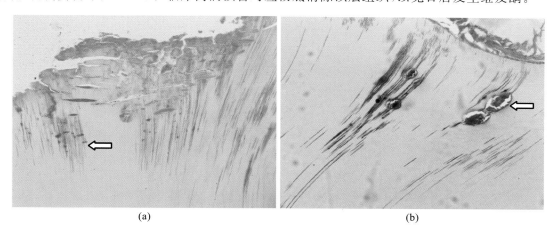

(a)   (b)

图 2-4-17 牙本质小管呈串珠状

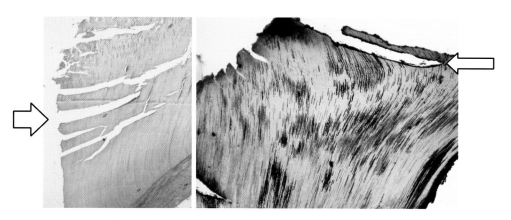

图 2-4-18 牙本质龋中细菌侵入层出现纵裂或横裂

(4)坏死崩解层(zone of destruction):这是牙本质龋的最表层,也是龋洞底部的表层,此层内牙本质完全破坏崩解,只有一些残留的坏死崩解组织和细菌等。

(三)牙骨质龋(cementum caries)

牙根面暴露以后,由于牙骨质-釉质交界处相对薄弱,该部位发生龋病的可能性增高,临床上称这一部位发生的龋病为根龋。随着社会人口的老龄化,牙骨质龋的发病率也逐年增高。

酸和细菌沿着穿通纤维蔓延,进入牙骨质,并沿着牙骨质生长线或板层结构向上和向下扩展。由于牙骨质较薄,脱矿的牙骨质很容易沿生长线崩裂、缺失而使病变较快地累及牙本质,形成类似于冠部牙本质龋的组织学改变(图2-4-19),或形成牙骨质下的潜行性龋。龋进展缓慢时,在相应的髓腔侧可见修复性牙本质。

Note

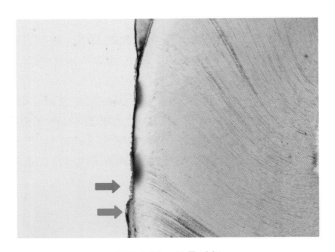

图 2-4-19　牙骨质龋

蓝色箭头示牙骨质龋;红色箭头示牙骨质龋崩解后,深部牙本质龋形成

（北京大学口腔医学院　李斌斌　李翠英）

第三节　牙　髓　病

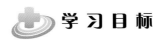 学 习 目 标

1.掌握　急、慢性牙髓炎的病理变化及临床特点。
2.熟悉　牙髓变性、牙髓坏死、牙体吸收的病理变化。
3.了解　牙髓病的病因。

提 要

　　牙髓病是指发生在牙髓组织的急性或慢性感染、变性、退行性变等,部分患者可出现症状,而部分患者则无临床症状。牙髓组织因病原刺激物的性质、强度、作用时间和机体抵抗力的不同,可经历各种病理过程,如充血、炎症、变性、坏死和吸收,其中较为常见的是牙髓组织炎症。牙髓组织是一种特殊分化的、对刺激极为敏感且易产生反应的疏松结缔组织,富含毛细血管和神经纤维。当牙体疾病(龋病、外伤等)波及牙本质深层,刺激会通过牙本质小管传入牙髓,引起牙髓组织的炎症反应或修复反应。但是,牙髓组织位于髓腔内,四周是坚硬的牙本质围成的壁,仅借狭窄的根尖孔与外界相通,缺乏有效的侧支循环,会导致牙髓腔内压力增高,产生剧烈疼痛,其修复和防御功能均受到限制,完全修复非常困难。

一、牙髓炎

　　牙髓炎(pulpitis)是较常见的牙髓病,常见的致病因素有细菌感染、创伤因素、物理和化学因素等,其中龋坏组织中的细菌侵犯牙髓是重要的致病因素,除此之外,凡是能够提供细菌侵入牙髓通道的其他牙体硬组织疾病均可引起牙髓病变。由于牙髓位于髓腔内,被坚硬的牙本

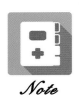 Note

70

质包绕,当牙髓组织产生炎症反应时,炎性渗出物不能及时引流而积聚,牙髓腔内压力增高,一方面压迫神经产生剧烈疼痛,另一方面因缺乏有效的侧支循环,一旦发生急性感染则难以恢复而导致牙髓坏死。

【病因】

(1)细菌因素:细菌感染是牙髓病尤其是牙髓炎的最主要致病因素,大多为混合性感染。感染牙髓的细菌种类较多,主要是专性厌氧菌和兼性厌氧菌,如链球菌、放线菌、乳杆菌、卟啉菌等。感染因素有以下几个特点:①混合性细菌感染比单纯性细菌感染较为常见。②兼性厌氧菌是感染根管的优势菌。③牙髓炎的严重程度与感染细菌的数量和作用时间呈正相关。感染途径有三种:①经深龋、牙周袋、楔状缺损、畸形中央尖、牙内陷、隐裂等途径到达牙髓,其中深龋为最常见的感染途径;当细菌侵入牙本质的深度距离髓腔<1.0 mm 时,牙髓可出现轻度的炎症;当细菌距离髓腔<0.5 mm 时,牙髓发生明显的炎症;当细菌距离髓腔<0.2 mm 时,牙髓内即可检出细菌。②通过深的牙周袋经根尖孔或侧支根管进入牙髓,牙髓炎由根髓开始,这种感染引发的牙髓炎症为逆行性牙髓炎。③经血源感染,当机体处于菌血症或败血症状态时,细菌及毒素可随血液循环进入牙髓,引发炎症,多发生在牙髓有损伤或退行性变时。

(2)物理和化学因素

①物理因素:主要包括以下几个方面,急、慢性创伤,如交通事故、竞技运动、暴力、咀嚼硬物等突发外伤造成的牙冠、牙根折断,裸露的牙髓被细菌感染;根折患牙,由于牙髓的血液供应受阻,牙髓可部分丧失活力或全部坏死;牙震荡的患牙,根周膜受伤,根尖部的血管挫伤、断裂,影响牙髓的血液循环;磨损、咬合创伤等牙齿在长期行使咀嚼功能的过程中所形成的牙根端血液循环障碍,进而导致的一系列牙髓病理变化;牙体治疗过程中,高速机头进行牙体预备时磨切产热、深龋充填垫底不当,树脂材料直接修复时聚合产热;口腔中两种以上金属材料作为修复体时所产生的微电流;在牙体预备过程中,用乙醇、气枪等过度干燥新切割的牙本质表面,会使牙本质脱水,胶原纤维发生变性、塌陷,成牙本质细胞及其突起萎缩、坏死,进而造成牙髓的病理改变;过大的正畸力;牙周袋刮治、牙槽外科手术等导致的牙髓血管供血受阻,均可引起牙髓不同程度的损伤。

②化学因素:引起牙髓炎的化学刺激主要来自窝洞的消毒剂,如酚类消毒药物、硝酸银、乙醇等。选择这些材料用于深龋治疗时操作不当可引起牙髓炎。

临床上还可以见到一些其他原因导致的牙髓病变,但是否能够引发牙髓炎,取决于细菌的数量、毒力、作用的时间以及宿主的抵抗力等综合因素。

(一)牙髓充血

牙髓充血(pulp hyperemia)是早期的、短暂的、轻症的牙髓炎,有生理性及病理性之分。生理性牙髓充血可见于牙齿发育期、月经期、妊娠期的牙髓,除此之外,高空飞行时由于气压下降,牙髓也可呈现暂时性充血状态。病理性牙髓充血往往是炎症的初期变化,指牙髓受到轻微而缓慢的刺激(如深龋、楔状缺损、磨耗、创伤等)时,与刺激相对应的牙髓组织内血管呈扩张充血状态。若及时去除牙髓原刺激物,这种单纯的充血状态是可以缓解和逆转的,故临床上又称之为可复性牙髓炎(reversible pulpitis)。若刺激持续存在,则可发展为急性或慢性牙髓炎。

【临床表现】 患牙常见有接近髓腔的牙体硬组织疾病,对冷、热、酸、甜刺激敏感,主要表现为牙本质过敏的瞬间激发痛,尤其是冷刺激时,可出现一过性疼痛,但刺激去除后疼痛立即消失。没有自发痛。

【病理变化】 肉眼见充血的牙髓呈红色。镜下主要表现为血管扩张。若病变持续刺激,牙髓进一步充血,甚至形成血栓,血液循环停止,组织水肿,血管通透性增加,有少量的红细胞渗出。

牙髓充血在临床上与慢性牙髓炎有时很难区别,在深龋洞的下方牙髓组织中往往有慢性炎症的存在,而不仅仅是单纯的充血。

(二)急性牙髓炎

急性牙髓炎(acute pulpitis)多由牙髓充血状况持续较长时间后转化而来,也可由慢性牙髓炎急性发作导致。常因深龋感染牙髓所致,也可由逆行感染引起。

【临床特点】 主要特征为剧烈的、难以定位的、自发性阵发性疼痛。

(1)自发痛:在无任何刺激的情况下发生的疼痛,特别是在夜间,可因疼痛而醒来或因疼痛而不能入睡。随着炎症的发展,疼痛可由锐痛转为剧烈跳痛,夜间加重。

(2)阵发性疼痛:表现为疼痛的阵发性发作,有一一痛的间歇期。早期疼痛时间短,间歇时间长,发作次数少;晚期则间歇时间短,发作频繁,甚至无明显的间歇期。

(3)放射痛:疼痛部位不局限在患牙,常放射到同侧上、下牙及面部、耳颞部较广泛的区域,患者不能明确指出患牙位置。但一般不会放射到患牙的对侧。

(4)温度刺激痛:冷热刺激可激发或加剧疼痛。牙髓炎早期对冷刺激敏感,晚期对热刺激敏感,冷刺激反而可缓解疼痛。

【病理变化】 急性牙髓炎的病理变化类似于身体其他部位的脓肿。病变范围可局限于牙髓的髓角(图 2-4-20),也可弥散于整个牙髓。常见于儿童和青少年,其牙本质小管管径较大,炎症是否可以缓解取决于引流通道是否建立,若不能尽早建立引流,则炎症波及整个牙髓,早期表现为急性浆液性牙髓炎,晚期表现为急性化脓性牙髓炎。

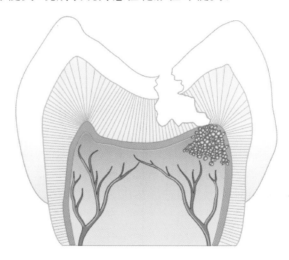

图 2-4-20 急性牙髓炎,脓肿局限在髓角处

(1)急性浆液性牙髓炎(acute serous pulpitis):主要表现为牙髓血管扩张、充血,浆液由扩张的血管壁渗出,牙髓组织水肿;随后,少量中性粒细胞和纤维蛋白渗出,炎症浸润;局部病变区域成牙本质细胞坏死。

(2)急性化脓性牙髓炎(acute suppurative pulpitis):主要表现为牙髓组织中有大量中性粒细胞浸润,中性粒细胞在吞噬细菌的同时释放溶酶体酶,使局部组织液化坏死,形成脓肿,脓肿常在接近暴露的髓角处,或在相应龋洞底的部位形成。早期脓肿局限,其周围有密集的中性粒细胞浸润,其余牙髓水肿伴少量炎症细胞浸润;若得不到及时治疗,炎症迅速向周围扩散,中性粒细胞广泛浸润整个牙髓,形成多个小脓肿;当髓腔压力极度增大时,整个牙髓组织迅速液化坏死,结构消失。

逆行性感染者病变始于根髓,易导致牙髓坏死;发生在多根牙时,多只形成个别根髓坏死。

(三)慢性牙髓炎

慢性牙髓炎(chronic pulpitis)是临床上最常见的牙髓炎,临床症状不典型,大多数患者由龋病发展而来,随着年龄的增长,牙本质小管变得更狭窄,侵入牙髓的细菌毒力较低时,牙髓组织的炎症多表现为慢性过程。急性牙髓炎穿髓后,炎性渗出物得以引流,但炎症没有彻底消除,也可转化为慢性炎症。慢性牙髓炎整个病程缓慢,若不及时治疗,最终导致牙髓的坏死。根据牙髓腔是否穿通,慢性牙髓炎可分为慢性闭锁性牙髓炎和慢性开放性牙髓炎。

1.慢性闭锁性牙髓炎 慢性闭锁性牙髓炎(chronic closed pulpitis)是指发生在龋损或磨损相对应的牙髓组织中的慢性炎症,见于未露髓的情况下,细菌及其代谢产物通过牙本质小管缓慢或低毒地刺激牙髓,使牙髓组织局部产生慢性炎症性病变。

【临床表现】

(1)多可见深龋洞、冠部充填体或其他近髓腔的牙体硬组织疾病。

(2)几乎所有患者有长期的冷、热刺激疼痛史,刺激去除后疼痛仍持续较长时间。

(3)部分病例可出现阵发性钝痛,持续时间较长,但少有自发性剧痛。

(4)多数患牙有轻度叩痛和咬合痛。

(5)年轻患者的患牙根尖片上有时可见根尖周膜影像模糊、增宽。

【病理变化】 此型特点是牙髓中炎性肉芽组织形成,髓腔未暴露。镜下可见如下表现。

(1)牙髓组织血管扩张充血,组织水肿,淋巴细胞和浆细胞等慢性炎症细胞浸润,成纤维细胞及毛细血管增生,病变部分的牙髓可被结缔组织包绕局限。

(2)如果细菌毒力较弱,外界又无新的感染,被包绕的病变暂时不会向外界发展,慢性炎症可持续较长时间,并在病变相对应的髓腔局部可见修复性牙本质形成。

(3)当机体抵抗力降低,细菌毒力增强时易急性发作,可发生局灶性牙髓组织坏死及小脓肿形成,脓肿周围常有肉芽组织包绕。

2.慢性溃疡性牙髓炎 慢性溃疡性牙髓炎(chronic ulcerative pulpitis)是由于覆盖牙髓的硬组织受到破坏,使牙髓组织暴露于口腔而形成的、牙髓呈溃疡改变的牙髓炎。通常发生在穿髓孔较大或急性牙髓炎应急处理后未进一步治疗的情况下。

【临床表现】

(1)多可见深龋洞或外伤,髓腔已经开放。患牙因怕痛而长期废用,以致患牙外表面有大量的软垢、牙石堆积,龋洞内有大量的食物残渣。

(2)多无明显的自发痛,但患牙遇冷、热刺激时,会产生疼痛,同时患者常自诉食物嵌入患牙龋洞内即出现剧烈疼痛。

【病理变化】 镜下可见患牙有较大穿髓孔,表面覆盖炎性渗出物、坏死组织及食物残渣,下方为炎性肉芽组织和新生的胶原纤维,在深部有散在的淋巴细胞、浆细胞、巨噬细胞等慢性炎症细胞浸润,形成溃疡,其下方可有不规则性钙化物或修复性牙本质形成。

3.慢性增生性牙髓炎 慢性增生性牙髓炎(chronic hyperplastic pulpitis)多发生于儿童乳牙和青少年,这是因为年轻人患龋病后,进展迅速,很快穿通髓腔,形成较大的穿髓孔使牙髓暴露,再加上年轻人根尖孔暂时未闭合,孔径粗大,血运丰富,经过轻度而持久的刺激,引起了牙髓的增生反应,牙髓形成肉芽样组织,通过穿髓孔向髓腔外方增殖,形成"蘑菇"形状的牙髓息肉(pulp polyp)(图 2-4-21)。

【临床表现】

(1)肉眼可见,患牙大而深的龋洞中有暗红色或粉红色的软组织,可充满整个龋洞并达咬合面,探针探触无痛,可能是缺乏神经纤维,但易出血。

(2)患者一般无自发痛,患者有时诉说进食时患牙感到疼痛或有进食出血现象,因此,长期

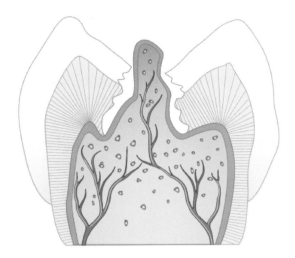

图 2-4-21 牙髓息肉

不敢用患侧咀嚼食物。

【病理变化】 根据病理变化可分为两种:一种呈暗红色,探诊易出血,称为溃疡性息肉。镜下可见息肉表面无上皮覆盖,有炎性渗出物及坏死组织,下方为炎性肉芽组织,主要由成纤维细胞、新生的毛细血管和淋巴细胞、浆细胞、巨噬细胞和中性粒细胞构成。另一种息肉表面有鳞状上皮覆盖,可能为口腔黏膜上皮脱落种植,或龋洞邻区牙龈上皮增生而来,探诊较坚实,粉红色,不易出血,称为上皮性息肉。镜下息肉由大量的成纤维细胞和胶原纤维组成,其中还散在一些淋巴细胞、浆细胞等炎症细胞,表面被覆复层鳞状上皮。

二、其他牙髓病变

(一)牙髓变性

牙髓变性(pulp degeneration)是一种常见的牙髓退行性变,是一种渐进的缓慢变化过程,患者一般无临床症状。产生牙髓变性的原因主要是牙髓组织受到长期慢性刺激,导致血供不足,使牙髓组织代谢障碍而出现不同程度及类型的退行性变。主要有以下几种。

1. 成牙本质细胞空泡性变(vacuolar degeneration of odontoblast) 成牙本质细胞间液体积聚形成水泡。原因是牙髓血供不足,细菌及其毒性物质刺激,充填材料的刺激等。镜下可见细胞与细胞间的液体将成牙本质细胞挤压成堆,形状类似"稻草"。严重时,成牙本质细胞甚至消失,仅留下大小不一的空泡。

2. 牙髓网状萎缩(reticular atrophy of pulp) 牙髓组织的细胞成分减少,纤维成分增多,出现充满液体的空泡状间隙,血管以及神经消失,整体交织成纤维网状。多由牙髓血供不足引起,常见于老年人的牙髓。

3. 牙髓纤维性变(fibrous fibrosis of pulp) 牙髓的细胞、血管、神经减少萎缩,甚至消失,纤维增多,增粗的胶原纤维与牙髓长轴平行,或者呈现出红染均质状玻璃样变,同样常见于老年人的牙髓。

4. 牙髓钙化(pulp calcification) 牙髓血液循环障碍、供血不足或营养不良,钙盐沉积,形成微小的或大块的钙化团块。牙髓钙化有两种形式,一种位于髓室,有的附着于髓腔壁,称髓石(pulp stone);另一种呈砂砾状散布于整个根管,又称为弥散性钙化(diffuse calcification)。

髓石一般不引起临床症状,个别患者可出现与体位有关的自发痛,也可沿三叉神经分布区域扩散,一般与温度刺激无关。大的髓石 X 线片可见到阻射影。

（二）牙髓坏死

牙髓坏死（pulp necrosis）是指牙髓组织不再存活的液化坏死状态。可因突然的创伤事件造成，例如牙齿受到外伤撞击，会造成血液供应不足，患者通常会在一段时间内没有任何症状，但随着时间的推移，牙髓缓慢发生坏死；也可因炎症的持续作用；或者由正畸治疗施加了过大的力，或修复治疗对牙体组织预备时过度磨切产热，或某些充填材料所致的化学刺激等引起；还可因老年人牙髓长期营养不良、血供不足导致。患者无症状的状态通常是暂时的，因为坏死的牙髓组织很快就会自行溶解，有利于细菌的定植，若不及时治疗，感染可刺激邻近的根尖周组织，引起根尖周炎，产生咬合痛或叩痛。

【临床表现】

（1）单纯的牙髓坏死，临床一般无症状。部分患者是以牙冠变色，呈现暗黑色或灰黑色为主诉前来就诊，也有部分患者自诉有自发痛史、外伤史、正畸治疗史等。

（2）检查患牙可见有些患牙存在深龋洞，探诊无疼痛，牙髓活力测验无反应。少数患牙也可有完整牙冠。

【病理变化】 牙髓坏死分为炎症所致的坏死和无炎症因血供障碍缺氧所致的坏死两种情况。炎症所致的牙髓坏死多为液化坏死，因细菌及中性粒细胞、巨噬细胞释放的各种酶溶解感染的牙髓组织，坏死区域中牙髓结构消失，有大量脓液，可见一些碎片和细菌；因血供障碍缺氧所致的无炎症坏死，可见凝固性坏死形成的嗜伊红颗粒。牙髓坏死出现的第一个改变是牙齿的颜色，这是由于牙髓血管中的红细胞破裂所产生的血红蛋白分解产物渗透进入牙本质小管。

若全部牙髓组织坏死后，合并不同程度的腐败坏死菌感染，坏死牙髓腐败分解，发出恶臭气味，临床拔髓可见牙髓呈黑色，称为牙髓坏疽（pulp gangrene）。

（三）牙体吸收（tooth resorption）

牙体吸收分为生理性吸收和病理性吸收。生理性吸收发生于乳恒牙交替时。病理性吸收分为牙内吸收和牙外吸收。

1. 牙内吸收 牙内吸收（internal resorption of tooth）是指从髓腔的内壁开始的牙体硬组织吸收，形成不可复性的损害。临床上的牙内吸收多见于受过外伤的牙、再植牙以及做过正畸治疗的牙等，活髓切断术或盖髓术后的牙也可以发生。可能原因是牙髓组织受到慢性炎症的刺激，被炎性肉芽组织所代替，肉芽组织中的细胞释放出的前列腺素、白细胞介素等激活破骨细胞，从髓腔内部开始吸收牙体硬组织，使髓腔壁逐渐变薄。

【临床表现】

（1）患者一般无自觉症状，大多数患者在做 X 线检查时才发现。X 线片可见患牙存在圆形或卵圆形的透射区。

（2）内吸收发生在髓室时，肉芽组织的颜色可透过已经被吸收的很薄的牙体组织而使牙冠呈现粉红色。内吸收发生在根管时，牙冠的颜色可没有改变。

（3）内吸收程度严重时，可致患牙穿通、破裂、折断。

【病理变化】 镜下可见，牙髓组织部分或者全部被增生的毛细血管和成纤维细胞、炎症细胞构成的炎性肉芽组织所取代，成牙本质细胞和前期牙本质均可被吸收而消失，髓腔壁变薄，表面不平整，有无数的凹陷和破骨细胞，严重者可造成病理性的牙折。吸收的同时也可伴有骨样和不规则牙本质样组织（修复性牙本质）沉积。

2. 牙外吸收 牙外吸收（external resorption of tooth）是指从牙根表面发生的病理性进行性吸收。该病患者常无明显的临床症状，多在行 X 线检查时发现，严重的外吸收可导致牙丧失。

发病原因可能与以下几种情况有关。

(1)牙根周围局部压力的作用,如颌骨囊肿、肿瘤、阻生牙、埋伏牙的压迫作用引起牙根尖区域的外吸收,使牙根变短。

(2)慢性根尖周炎、过大的咬合力可引起牙根的外吸收。

(3)口腔科的某些治疗过程,如正畸治疗、根尖手术、牙再植术也可引起牙根的外吸收。

(4)全身性疾病,如甲状旁腺功能减退或亢进等,也与外吸收有关。

(5)还有一些原因不明的特发性吸收,但这种吸收往往是非常轻微的。

【病理变化】 镜下根据病理表现可分为以下几种。

(1)表面吸收:牙骨质局部浅表吸收,去除刺激因素后,可见成牙骨质细胞修复。

(2)炎症性吸收:牙根牙骨质表面出现小凹陷,蚕食状,逐渐进展到牙本质;凹陷内可见破骨细胞。

(3)置换性吸收:骨组织置换了被吸收的牙根,进展缓慢,根吸收和骨性愈合同时存在。

(甘肃卫生职业学院 王 琳)

第四节 根 尖 周 炎

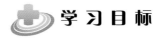

1.掌握 急性根尖周炎的发展、变化及排脓途径;慢性根尖周炎的病理变化。

2.熟悉 根尖周炎与龋病、牙髓病之间的关系。

3.了解 根尖周炎的病因;各型根尖周炎的临床表现。

提 要

根尖周炎是指发生在根尖周组织中的一组炎症性疾病,多数是由牙髓病未治疗或治疗不彻底感染而来。根据疾病临床表现的不同分为急性根尖周炎和慢性根尖周炎。

根尖周炎(periapical periodontitis)是一种炎症性疾病,由于细菌、物理、化学及免疫等因素作用于根尖周组织,根尖周组织被破坏。多数情况下,根尖周炎继发于牙髓感染未治疗或由治疗不彻底而来。

根据根尖周炎病情的缓急和临床病理表现的不同,根尖周炎分为以下几种。

1.急性根尖周炎(acute periapical periodontitis)

(1)急性浆液性根尖周炎(acute serous periapical periodontitis)。

(2)急性化脓性根尖周炎(acute suppurative periapical periodontitis)。

2.慢性根尖周炎(chronic periapical periodontitis)

(1)根尖周肉芽肿(periapical granuloma)。

(2)慢性根尖周脓肿(chronic periapical abscess)。

(3)根尖周囊肿(periapical cyst),见牙源性囊肿。

(4)根尖周致密性骨炎(periapical condensing osteitis)。

一、病因概述

根尖周炎是指根尖周组织受到细菌感染、物理刺激、化学刺激和免疫因素的破坏而引发的疾病,其中主要致病因素是细菌感染。经根尖孔、深牙周袋、血液循环进入根尖周组织的细菌及其代谢产物都会造成根尖周组织的破坏,多是以厌氧菌为主的混合感染。其他的致病因素同样会造成根尖周组织的破坏,如急剧的外力作用,根管治疗器械穿出根尖孔等物理因素;根管治疗使用药物不当等化学因素;细菌及其代谢产物、牙髓组织退行性变坏死的分解物造成根尖周组织破坏的同时,诱导机体产生免疫应答,间接导致根尖周组织发生炎症反应的免疫学因素都会造成根尖周组织的破坏。

二、急性根尖周炎

急性根尖周炎主要是指牙髓炎或牙髓坏死的病原体通过根尖孔扩散至根尖周组织的一种炎症性疾病。病程的发展是从根尖周牙周膜浆液性炎症到根尖周组织的化脓性炎症,病变范围由小到大的连续过程。临床上最常见的是慢性根尖周炎的急性发作。

(一)急性浆液性根尖周炎

【临床表现】 患牙具有不适发胀感,有轻微疼痛,咬紧患牙时疼痛有所缓解。随着病情持续发展,根尖周局部渗出增多导致压力增大,患牙不适发胀感更加明显,出现咬合疼痛加剧,持续性自发性疼痛,叩痛明显,且能准确定位患牙。

【病理变化】 炎症早期,主要可见根尖部牙周膜组织血管扩张充血,浆液渗出,组织水肿,有少量中性粒细胞游出血管;炎症晚期,根尖部牙周膜组织内的血管持续扩张充血,组织水肿加剧。

(二)急性化脓性根尖周炎

【临床表现】 临床检查可发现患牙深龋或变色、失去光泽,对叩诊极度敏感,有自发性、持续性、搏动性疼痛,且能准确定位,不受温度变化的影响。当局部脓肿穿破牙槽骨聚集在骨膜下时,疼痛达最高峰,患牙出现松动,此时常伴有全身不适、发热、白细胞增多,引流区淋巴结肿大疼痛等症状。脓液一旦穿破骨膜,疼痛立即缓解。此时脓液会聚集在黏膜下或皮下,造成病损局部明显红肿,扪诊有波动感。当脓液穿破黏膜或皮肤,会在黏膜或皮肤上留下瘘口,常有脓液溢出。严重者,可出现蜂窝织炎,患者面部弥漫性红肿、疼痛加剧、张口受限影响进食和睡眠。如果病损发生在上颌牙根尖周,脓肿还可能波及上唇、眼眶及筛窦,如发生在下颌牙根尖周,脓肿就可能波及下颌下、口底、颈部等组织,病损时间长者,会在局部形成窦道。

X线片示,根尖周牙周膜间隙增宽,围绕根尖周的硬骨板不如正常清楚或改变不明显。如为慢性根尖周炎的急性发作,则可见根尖周组织破坏的透射区。

【病理变化】 急性化脓性根尖周炎是在急性浆液性根尖周炎的基础上发展而来,病损程度逐渐加重,根尖周血管持续扩张充血,在炎症介质趋化作用下大量中性粒细胞游出,聚集在根尖周牙周膜内,吞噬细菌及其产物的同时,释放溶酶体酶等,使根尖周牙周膜坏死液化形成脓肿。早期脓肿仅局限于感染根尖孔附近的牙周膜内,周围浸润有淋巴细胞、浆细胞等免疫细胞,把正常组织和坏死组织分开。炎症继续发展,则迅速向周围牙槽骨扩散蔓延,形成急性牙槽脓肿。

随着根尖周局部炎症反应加重,脓液增多,局部压力越来越大,迫使脓液从组织结构薄弱处突破,形成自然引流。引流途径如下:①最常见的排脓途径:经黏膜下或皮下排脓,形成牙龈或皮肤瘘道。②最理想的排脓途径:脓液经根管从龋洞排出,适用于根管及根尖孔都粗大的患牙。③破坏最严重的排脓途径:有严重牙周炎的患者经深的牙周袋排脓,此种情况少见。④在极少数情况下,脓液突破上颌窦壁或者鼻底黏膜,引起上颌窦或者鼻腔的炎症反应。

三、慢性根尖周炎

慢性根尖周炎是指根管内的感染物长期缓慢刺激根尖周组织的慢性炎症反应,造成根尖周肉芽组织的形成和牙槽骨的破坏,也可由急性根尖周炎未治疗或治疗不彻底转化而来。患牙一般无明显的自觉症状,有的患牙可在咀嚼时有不适感。慢性根尖周炎的病变程度不是迁移不变的,而是破坏与修复交错进行,随着机体抵抗力的强弱和病原刺激物刺激强度的高低而发生变化。慢性根尖周炎常见类型有根尖周肉芽肿、慢性根尖周脓肿、根尖周囊肿和根尖周致密性骨炎。本节只介绍前两种,根尖周囊肿和根尖周致密性骨炎见相应章节。

(一)根尖周肉芽肿

根尖周肉芽肿(periapical granuloma)是指根尖周组织受根管内病原微生物及其代谢产物长期缓慢的刺激,造成根尖周正常组织结构被炎性肉芽组织取代,是慢性根尖周炎中主要的病变类型。

【临床表现】 临床检查患牙多有较深的龋坏或牙冠变色失去光泽。患者一般自觉症状不明显,部分表现为咀嚼乏力或不适,偶有疼痛。根据病程的长短和病变范围的大小,X线检查可以表现为根尖区牙周间隙增宽,或者呈现出根尖区边界清楚的圆形透射影(图 2-4-22)。

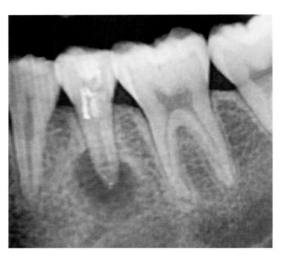

图 2-4-22　根尖周肉芽肿的 X 线影像图

【病理变化】 根管内病原刺激物长期缓慢地作用于根尖周组织,使根尖周牙周膜内出现血管扩张、组织水肿,毛细血管和成纤维细胞增生,慢性炎症细胞浸润。在根尖周肉芽肿病变的早期,病变范围较小,仅仅局限于根尖周牙周膜内。随着病变的发展,在根管内病原刺激物的持续作用下,炎症范围逐渐扩大,根尖周正常的组织结构遭到破坏,取而代之的是炎性肉芽组织(图 2-4-23),这个组织的主要构成成分是增生的毛细血管和成纤维细胞,散在中性粒细胞、T 淋巴细胞和产生 IgG、IgE 的浆细胞和巨噬细胞等(浸润在肉芽组织中),还可见呈灶性分布的吞噬脂质的泡沫细胞(图 2-4-24)。有些病例中甚至可见含铁血黄素和胆固醇晶体沉着。胆固醇晶体在制片过程中溶解呈梭形裂隙,裂隙周围可见多核巨细胞反应(图 2-4-23)。炎性肉芽组织周围纤维组织增生,限制炎症向周围扩展,这是机体对病原刺激物的防御反应。

在根尖周肉芽肿内可见,增生上皮团或上皮条索相互交织成网状。这些上皮可能来源于:

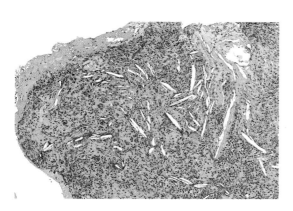

图 2-4-23　根尖周肉芽肿中的炎性肉芽组织
可见较多胆固醇晶体裂隙

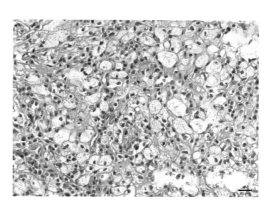

图 2-4-24　根尖周肉芽肿中吞噬脂质的泡沫细胞

①牙周膜内的马拉瑟（Malassez）上皮剩余；②经瘘口长入的口腔黏膜上皮或皮肤表皮；③牙周袋的袋壁上皮；④呼吸道上皮，多见于病变与上颌窦或鼻腔相通的病例（图 2-4-25）。

　　根尖周肉芽肿的发展变化：根尖周肉芽肿可以在一定时间内保持相对稳定的状态，但随着机体抵抗力、病原刺激物强度的变化，病变也会发生变化，其发展过程和变化可分为迁延不愈、脓肿形成、囊肿形成、致密性骨炎形成等，具体见表 2-4-1。

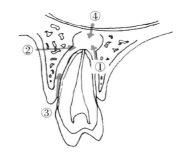

图 2-4-25　根尖周肉芽上皮来源的示意图

表 2-4-1　根尖周肉芽肿的发展变化

病变发展过程和变化	形成原因
迁延不愈	当机体的抵抗力增强，而病原体的刺激较弱时，肉芽组织内的纤维成分增多，浸润的炎症细胞减少，形成新骨和新牙骨质，使病变范围缩小
脓肿形成	肉芽肿中央组织因炎症和缺血而坏死、液化，形成脓肿
囊肿形成	①肉芽肿内增生上皮团的中心由于营养障碍，液化变性
	②增生的上皮组织被覆脓腔，待炎症缓解后转变成囊肿
	③被增生的上皮组织包裹的炎性肉芽组织也可以发生退行性变或坏死而形成囊肿
致密性骨炎形成	部分年轻患者，机体抵抗力强，在轻微病原体刺激的情况下，肉芽组织中纤维成分增加，牙槽骨重新沉积。X线片显示：根尖周出现局灶性阻射影，与周围正常骨组织分界不清

（二）慢性根尖周脓肿

　　慢性根尖周脓肿（chronic periapical abscess）又称为慢性牙槽脓肿（chronic alveolar abscess），临床上常由于急性牙槽脓肿自行穿破引流后或经应急处理后，未彻底治疗迁延而来。部分病例也可以由根尖周肉芽肿发展而来。

　　【临床表现】　患者主诉自觉症状不明显，多数患者有反复牙疼痛或反复肿胀的牙髓炎病史，部分患者偶有咀嚼不适或咀嚼痛。口内检查，患牙多可见龋，有轻微叩痛。脓肿自行破溃排脓者，常在患牙相对应的龈黏膜或皮肤上，见到外观呈红色肉芽状的瘘口，时有脓液流出（图 2-4-26）。X线片显示：根尖周呈现边界模糊的不规则透射影，其周围骨质较疏松而呈云雾状（图 2-4-27）。

Note

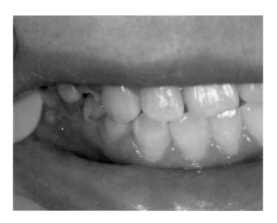
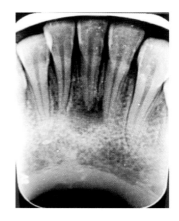

图 2-4-26　慢性根尖周脓肿伴口内黏膜上形成瘘道　　　图 2-4-27　慢性根尖周脓肿的 X 线影像图

【病理变化】　若拔除患牙,肉眼可见根尖黏附有污秽的脓性分泌物,根尖表面粗糙不平。镜下观察,根尖区牙周膜内形成脓肿,脓肿中央可见坏死液化组织和脓细胞,脓肿周围被炎性肉芽组织包绕,其中散在中性粒细胞、淋巴细胞、浆细胞、巨噬细胞和新生的毛细血管。肉芽组织外周由纤维结缔组织包绕。根尖区牙骨质和牙槽骨出现不同程度的吸收,吸收陷窝内可见破骨细胞,胞质红染,具有单核或多核。

慢性根尖周脓肿有两种表现情况,分别为有瘘和无瘘。有瘘者可见脓液穿破骨壁,使病变区与口腔黏膜或颌面部皮肤相通。瘘道壁被覆复层鳞状上皮。这些上皮可由口腔黏膜或皮肤上皮经瘘口长入,也可来自马拉瑟上皮剩余或者来自肉芽组织。瘘道壁上皮下方毛细血管增生扩张,结缔组织水肿,其中有大量中性粒细胞、淋巴细胞、浆细胞等浸润。

由龋病所引起的牙髓炎和根尖周炎的发展过程及其转化结局见图 2-4-28。

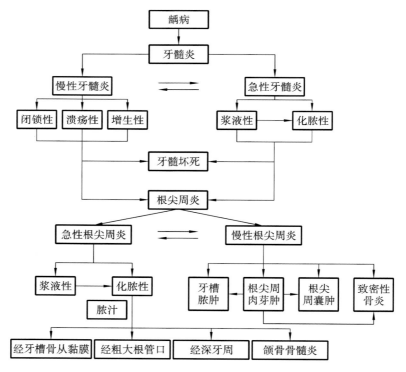

图 2-4-28　牙髓炎和根尖周炎的发展过程及其转化结局

（长春医学高等专科学校　潘　洁）

·第三篇·

牙周组织及牙周组织疾病病理

第五章　牙周组织

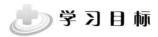

学习目标

1. 掌握　牙龈、牙周膜和固有牙槽骨的组织结构；牙龈和牙周膜中主纤维的分组；牙周膜中细胞的种类和分布。
2. 熟悉　牙周组织各部分的生物学特性和功能。
3. 了解　牙龈的表面解剖及牙槽骨的松质骨和密质骨。

提　要

　　牙周组织是环绕在牙体组织周围的、支持牙体发挥功能的组织，包括牙龈、牙周膜、牙槽骨和牙骨质。牙骨质虽然属于牙体组织，但在固定牙齿方面，它与牙龈、牙周膜和牙槽骨共同构成了一个功能系统发挥作用，除此之外，它还承受咬合压力，并构成口腔黏膜与牙齿硬组织之间良好的封闭状态，故习惯上将这四种组织合称为牙周组织。牙周组织正常功能的运行需要通过这些组织相互作用来实现。

第一节　牙　　龈

　　牙龈（gingiva）是包绕和覆盖在牙颈部和牙槽嵴的口腔黏膜，颜色呈浅粉红色，坚韧而不可活动。

一、表面解剖

牙龈根据解剖部位不同，分为游离龈、附着龈和牙间乳头三部分（图 3-5-1）。

（一）游离龈

游离龈（free gingiva）是指牙龈边缘不与牙面附着的部分，它游离可动，呈连续的半月形弯曲，其色泽较附着龈稍红。龈沟（gingival sulcus）是游离龈和牙面之间的一个环状狭小的空隙，龈沟底部是结合上皮的冠方，内壁是牙，外壁是龈沟上皮。正常深度为 0.5～3 mm，平均为 1.8 mm，龈沟内有龈沟液。

（二）附着龈

附着龈（attached gingiva）紧密附着于牙槽嵴的表面，位于游离龈的根方。附着龈和游离龈连接处有一浅的凹沟，称为游离龈沟（free gingival groove），深度为 1.0～1.5 mm。附着龈颜色呈粉红色，质地坚韧，表面呈橘皮状，干燥状态下清晰可见许多点状凹陷，称点彩（图 3-5-

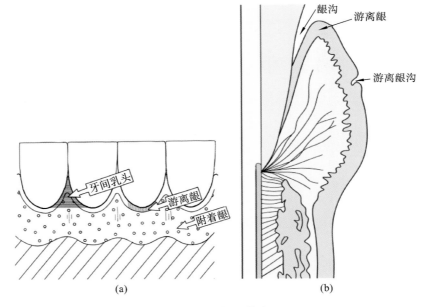

图 3-5-1　牙龈解剖模式图

(a)唇面观；(b)纵剖面观

2）。其作用主要是增强牙龈对机械摩擦的抵抗力。当附着龈有炎症水肿时，其表面的点彩就会消失，牙龈变光亮。

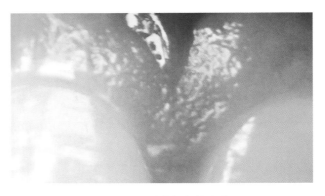

图 3-5-2　附着龈上的点彩

(三)牙间乳头和龈谷

牙间乳头(interdental papilla)也可称为龈乳头，是牙龈呈锥体状充填于相邻牙的牙间隙部分。在后牙，颊舌侧龈乳头顶端位置高，在牙邻面接触点下相互连接处低平凹下呈山谷状，故称龈谷(gingival col)（图 3-5-3）。龈谷处不易清洁，易形成菌斑和牙石，加之龈谷表面覆盖的上皮无角化，对局部刺激抵抗力较弱，因此，龈谷处发生牙龈炎的概率高于其他部位。

二、组织结构及其临床意义

牙龈是口腔黏膜的一部分，属于咀嚼黏膜，由上皮层和固有层组成，无黏膜下层。

(一)上皮层

按形态与功能的不同，分为牙龈上皮、龈沟上皮和结合上皮（图 3-5-4）。

(1)牙龈上皮(gingival epithelium)：覆盖于游离龈、附着龈及牙间乳头外表面的上皮，多为不全角化的复层鳞状上皮，上皮钉突多而细长，使上皮与深层组织牢固地连接在一起。上皮

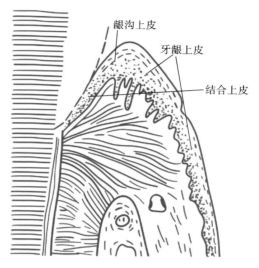

接触区

龈谷

图 3-5-3　龈谷

基底部偶见黑色素细胞。

（2）龈沟上皮：被覆于龈沟内壁的上皮，从龈沟底延伸到游离龈的顶端。该上皮为无角化的复层鳞状上皮，有上皮钉突，皮下结缔组织内常有细胞浸润。

（3）结合上皮（junctional epithelium）：牙龈上皮附着在牙表面的一条带状上皮，从龈沟底开始，向根尖方向附着在釉质或牙骨质的表面。该上皮为无角化的复层鳞状上皮，无上皮钉突，但受到刺激时可产生上皮钉突。结合上皮在龈沟底部含 15～30 层细胞，向根尖方向逐渐变薄，含3～4 层细胞，且细胞呈扁平状，其长轴与牙体长轴平行。

电镜下结合上皮的细胞内有丰富的高尔基复合体、粗面内质网、线粒体，胞质中张力细丝和桥粒较少；结合上皮细胞在牙齿表面产生一种基板样物质，并以半桥粒的方式附着其上，从而使结合上皮紧密地附着在牙面；结合上皮附着位置因年龄而异，随着年龄增长，逐渐向根方移动（图 3-5-5）。

龈沟上皮

牙龈上皮

结合上皮

图 3-5-4　牙龈上皮层结构模式图

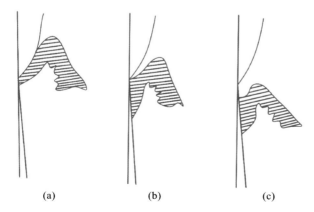

（a）　　　　　（b）　　　　　（c）

图 3-5-5　结合上皮随年龄增长向根方移动示意图
（a）结合上皮与釉质结合；（b）结合上皮移至釉牙骨质界；（c）结合上皮与牙骨质结合

（二）固有层

固有层由致密结缔组织组成，含有丰富的胶原纤维，只有少量的弹力纤维分布在血管壁。这些胶原纤维呈各种方向排列直接附着于牙槽骨和牙颈部，使牙龈与深部组织稳定黏附。固

Note

有层中的胶原纤维按照排列方向和附着部位,可分为以下五组。

1. 龈牙组(dentogingival group)　从牙颈部牙骨质向冠方散开,止于牙龈固有层。主要功能是使牙龈与牙紧密结合(图 3-5-6)。

2. 牙槽龈组(alveologingival group)　起自牙槽嵴,向冠方展开,止于游离龈和附着龈的固有层中。主要功能是使牙龈和牙槽骨牢固结合(图 3-5-6)。

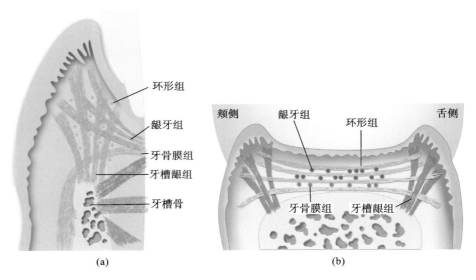

(a)　　　　　　　　(b)

图 3-5-6　牙龈固有层胶原纤维分布示意图

(a)前牙唇面剖面观;(b)后牙邻面剖面观

3. 环形组(circular group)　位于游离龈中,呈环形排列。主要功能是在游离龈和牙面的贴附中起到辅助作用(图 3-5-6)。

4. 牙骨膜组(dentoperiosteal group)　起自牙颈部的牙骨质,越过牙槽嵴,进入牙槽突(图 3-5-6)。

5. 越隔组(transseptal group)　仅存在于牙的邻面,起自牙颈部的牙骨质,水平越过牙槽嵴,止于邻牙的相同部位。主要功能是保证邻牙的正常接触(图 3-5-7)。

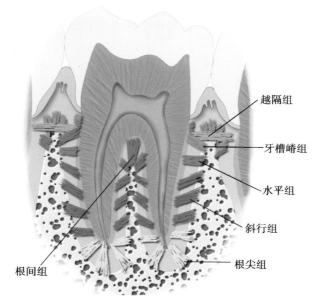

图 3-5-7　牙周膜主纤维分布示意图

第二节 牙 周 膜

牙周膜(periodontal membrane)是环绕于牙根周围,位于牙根和牙槽骨之间的致密结缔组织,又称牙周韧带(periodontal ligament)。牙周膜厚度为 0.15~0.38 mm,在根中 1/3 处最薄,主要作用是使牙牢牢固定在牙槽窝内,并抵抗和调节咀嚼过程中牙所承受的压力,是连接牙骨质和牙槽骨的纽带。

一、组织结构

牙周膜主要由纤维、基质和细胞组成。

(一)纤维

牙周膜中的纤维主要为胶原纤维和少量不成熟的弹力纤维。构成牙周膜胶原纤维的蛋白质主要是Ⅰ型胶原,少部分为Ⅲ型胶原。牙周膜中的胶原由成纤维细胞合成,在细胞外聚合成纤维。将有一定排列方向的由胶原纤维汇集成的粗大纤维束称为主纤维。主纤维之间为疏松的纤维组织,称间隙纤维,牙周膜中的血管和神经在其中穿行。大部分主纤维一端埋入牙骨质,另一端埋入牙槽骨,其余游离分布在牙龈固有层中。埋入牙骨质和牙槽骨的纤维又称为穿通纤维或沙比纤维(Sharpey's fiber)。

牙周膜中有两种不成熟的弹力纤维,即耐酸纤维(oxytalan 纤维)和 eluanin 纤维,但是没有成熟的弹力纤维。oxytalan 纤维只能用免疫组织化学染色方法显示出来,电镜下显示微细的纤维束广泛地分布在牙周膜中,颈部牙周膜中分布较多,该纤维有保持血流通畅以及支持等功能。eluanin 纤维也广泛分布在牙周膜中,并覆盖在胶原纤维束上。牙周膜更新很快,阻碍了弹力纤维的成熟。

主纤维在不同的位置上,其排列方向和功能虽不相同,但又是互相协调的,共同支持和稳固牙来完成咀嚼功能。由于主纤维所在部位和功能不同,其排列方向也不同,从牙颈向根尖大致可分为以下五组(图 3-5-7)。

(1)牙槽嵴组(alveolar crest group):从牙槽嵴顶呈放射状向牙冠方向走行,止于釉牙骨质界下方的牙骨质。邻面无此纤维。此纤维将牙向牙槽窝内牵引,对抗侧向力,保持牙直立。

(2)水平组(horizontal group):该组纤维呈水平方向分布,一端埋入牙骨质,另一端埋入牙槽骨。此纤维是维持牙直立的主要力量,对抗侧向力。

(3)斜行组(oblique group):牙周膜中数量最多、力量最强的一组纤维。向根方倾斜 45°,埋入牙槽骨的一端近牙颈部,附着于牙骨质的一端近根尖部,将牙悬吊在牙窝内。将牙承受的咀嚼力转变为牵引力,均匀分散到牙槽骨上。

(4)根尖组(apical group):起自根尖区牙骨质,呈放射状到根尖周围的牙槽骨。具有固定牙根尖,保护进出孔的血管和神经的作用。

(5)根间组(interradicular group):仅存在于多根牙,起自根分叉处的牙根间骨隔顶,止于根分叉区牙骨质。主要功能为防止牙根向冠方移动。

(二)基质

基质主要由氨基葡聚糖和糖蛋白组成,充满在细胞、纤维、血管和神经之间,含水量约70%。基质在维持牙周膜的代谢,保持细胞形态、运动和分化,缓冲牙周膜承受的咀嚼压力方面起重要作用。

（三）细胞

1. 成纤维细胞　成纤维细胞是牙周膜中数量最多、功能最重要的细胞。光镜下细胞呈梭形或星形,细胞核较大,胞质嗜碱性,细胞排列方向与纤维束长轴平行。电镜下细胞有丰富的粗面内质网、核糖体和高尔基复合体。成纤维细胞具有合成胶原、降解胶原、保持牙周膜功能动态平衡的作用。任何对成纤维细胞功能的破坏,都能导致牙支持组织的丧失(图3-5-8)。

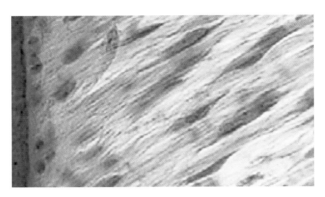

图 3-5-8　牙周膜成纤维细胞

2. 上皮剩余　牙周膜中可以看到一些小的上皮条索或上皮团,出现在邻近牙根表面处,这些上皮团块称为马拉瑟上皮剩余(图3-5-9)。这是牙根在形成时期上皮根鞘断裂、消失后残留下来的上皮细胞。镜下观察这些细胞多呈方形或卵圆形,一般情况下这些细胞团呈静止状态,受炎症刺激后该上皮团可增殖成为颌骨囊肿和牙源性肿瘤。

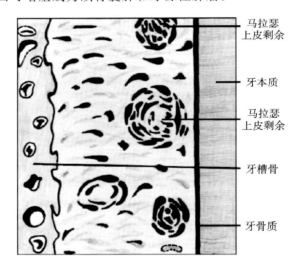

图 3-5-9　牙周膜马拉瑟上皮剩余模式图

右侧标注(从上到下)：马拉瑟上皮剩余、牙本质、马拉瑟上皮剩余、牙槽骨、牙骨质

3. 成牙骨质细胞　成牙骨质细胞分布在根面上邻近牙骨质的牙周膜中,细胞呈方形,核圆形或卵圆形,有一个或多个核仁。细胞中含有与合成和分泌蛋白质有关的所有细胞器,功能是合成牙骨质(图3-5-10)。

4. 成骨细胞和破骨细胞　骨形成时,在邻近牙槽骨表面有许多成骨细胞,呈扁平状或立方形,胞质嗜碱性,细胞内含丰富的粗面内质网和线粒体,胞核大,核仁明显。静止期的成骨细胞为梭形(图3-5-11)。

破骨细胞是一种吸收骨组织的多核巨细胞,位于靠近牙槽骨的吸收陷窝(Howship陷窝)

Note

内(图 3-5-12),直径 50 μm 以上,胞质嗜酸性,胞核数目不等。电镜下观察,可见这些细胞含有大量线粒体、溶酶体,丰富的高尔基复合体和游离核糖体,但很少有粗面内质网。破骨细胞对于牙槽骨的重塑有重要的作用。当骨吸收停止时,破骨细胞随即消失。

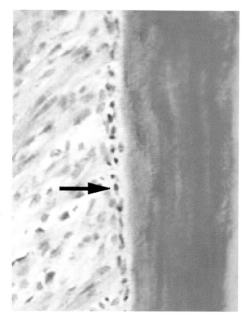

图 3-5-10 牙周膜中的成牙骨质细胞

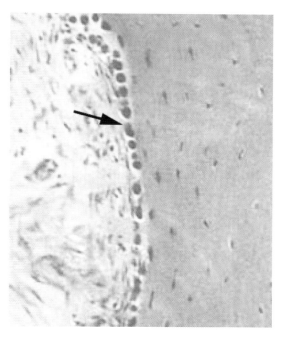

图 3-5-11 牙周膜中的成骨细胞

5. 未分化间充质细胞 未分化间充质细胞是牙周膜中新生细胞的来源,可分化为成骨细胞、成牙骨质细胞和成纤维细胞,在牙周膜的修复中起重要作用。其位于血管周围 5 μm 内的区域。在牙周膜中新生的细胞必须与死亡的或移动到牙周膜外的细胞保持平衡。而生理性细胞死亡即细胞凋亡在牙周膜更新中有重要作用。

(四)血管和淋巴管

牙周膜含有丰富的血管,血供的来源主要包括来自牙龈的血管,来自上、下牙槽动脉分支以及来自上、下牙槽动脉在进入根尖孔前的分支(图 3-5-13)。各种血管分支与牙周膜血管分支相互吻合形成密集的血管网,表明在牙周膜中血液供应非常丰富。牙周膜中血管的分布因牙而异,如后牙的牙周膜血管比前牙丰富,在单个牙中靠近牙龈处的牙周膜血管比根尖区更丰富。

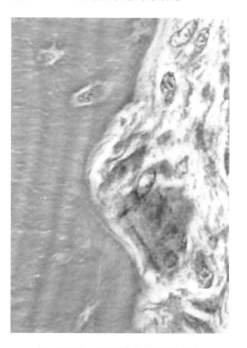

图 3-5-12 牙周膜中的破骨细胞

牙周膜中淋巴管呈网状分布,往往与血管伴行,在根尖区域与来自牙髓的淋巴管吻合,注入下颌下淋巴结和颏下淋巴结。这些淋巴结在牙周膜发生炎症时可出现肿大。

(五)神经

牙周膜内也含有丰富的神经,一方面来自根尖区神经纤维,沿牙周膜向牙龈方向走行。另一方面来自牙槽骨内神经,穿过牙槽窝骨壁进入牙周膜后分为两支,分别向根尖和牙龈方向走行,并与来自根尖的神经纤维混合(图 3-5-13)。牙周膜中含有多种神经末梢,有游离末梢、鲁菲尼(Ruffini)末梢、环状末梢和梭形末梢,分布于牙周膜的不同区域,组成它们的神经纤维大部分是感觉神经纤维,并含有丰富的感受器,因此,牙周膜可以感受触觉、压觉和痛觉,并能准确进行定位。

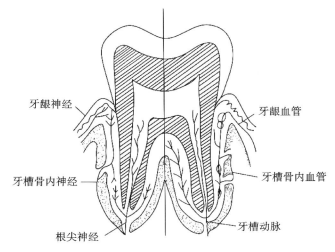

图 3-5-13　牙周膜中的血管和神经走行示意图

二、牙周膜的功能及增龄性变化

(一)牙周膜的功能

牙周膜具有支持、感觉、营养和形成功能。牙周膜的支持功能是指牙周膜中的主纤维一端埋入牙骨质,另一端埋入牙槽骨,在维持牙的稳固方面具有重要的作用;感觉功能是指牙周膜中有丰富的神经末梢和感受器,对外界刺激的强度和方向能够清楚地感知并能准确定位具体牙位;营养功能是指牙周膜中含有丰富的血管,血液运输的营养不仅能满足牙周膜本身,还能营养牙骨质和牙槽骨;形成功能是指牙周膜中有一些具有形成能力的细胞,如成纤维细胞具有合成胶原纤维和糖蛋白的功能,成牙骨质细胞和成骨细胞可以不断地形成新的牙骨质和牙槽骨,这些物质保证了牙周膜的不断更新和改建。

(二)牙周膜的增龄性变化

一般来说,埋伏牙和经久不用的牙,牙周膜的功能会降低,牙周膜厚度会变薄,主纤维束数量也会减少,且失去有规律的功能性排列。而经常参与咀嚼功能活动的牙,牙周膜的厚度相对较厚,主纤维束数量也会增加。但是,牙周膜厚度变薄是重要的增龄性变化。除此之外,牙周膜中胶原纤维增多,细胞成分减少,基质中硫酸软骨素也会减少。如在青年人中牙周膜厚约为 0.21 mm,在成人中厚度约为 0.18 mm,到更年长(51～67 岁)时,厚度减少到 0.15 mm。这种变化可能是由咀嚼功能降低而引起的。

正常情况下,釉质牙骨质结合处是结合上皮附着的正常解剖位置。随着年龄增长和炎症的刺激,结合上皮的附着水平缓慢向根方移动(又称为被动萌出),到达牙骨质表面。在结合上皮向根方移动的过程中,牙周膜也会逐渐萎缩。

第三节 牙 槽 骨

牙槽骨(alveolar bone)是指在上颌骨和下颌骨中包绕和支持牙根的部分,起到支持和固定牙的作用,又称牙槽突(alveolar process)。牙槽骨的组织结构与身体其他的骨类似,其生长发育状态依赖于牙的功能性刺激,也就是说牙槽骨的存在完全依赖于牙的存在,如果某个牙过早地脱落,则其周围的牙槽骨也就随之萎缩。牙槽骨的冠状边界称为牙槽嵴,容纳牙根的窝称牙槽窝,两牙之间的牙槽骨部分称牙槽中隔。前牙的牙槽嵴的形态为圆柱状,磨牙的牙槽嵴的形态几乎为扁平状。

一、组织结构

牙槽骨按照解剖部位的不同可分为固有牙槽骨、密质骨和松质骨(图 3-5-14)。

1.固有牙槽骨(proper alveolar bone) 固有牙槽骨衬于牙槽窝内壁,与牙周膜相邻,在牙槽嵴处与外骨板相连。固有牙槽骨上有许多小孔,牙周膜中的血管和神经通过该孔穿行进入牙槽骨髓腔,因此,从整体上看它是一层多孔的骨板,也被称为筛状板。固有牙槽骨无骨小梁结构,在 X 线片上表现为围绕牙周膜外侧的一条白色阻射线,又称硬骨板,它是检查牙周组织是否健康的重要标志。当牙周膜发生炎症和外伤时,硬骨板会首先消失。

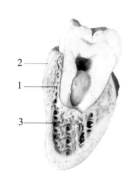

图 3-5-14　牙槽骨纵剖面图
1.固有牙槽骨;2.密质骨;3.松质骨

此外,固有牙槽骨包埋着大量的来自牙周膜中的穿通纤维,因此,组织学上固有牙槽骨属于束骨。邻近牙周膜侧由平行骨板和穿通纤维构成,邻近骨髓侧主要由哈弗斯系统构成,外周有几层骨板呈同心圆排列,内有神经、血管通过。

2.密质骨 密质骨又称支持骨,作为致密的皮质板分布于上、下颌骨的外表面,对固有牙槽骨起到支撑作用。密质骨表层为平行骨板,深部的骨有哈弗斯系统。密质骨在不同位置的厚度不一样,对于上颌牙槽骨,尤其前牙区的唇面,由于有许多血管和神经穿行,密质骨很薄,而舌侧密质骨相对较厚。与上颌相比,下颌牙槽骨的密质骨厚度则相反,往往是唇侧厚且致密。因此,结合上、下颌骨的骨质结构特点,在施行麻醉时,上颌的局部浸润麻醉效果要比下颌好。

3.松质骨 松质骨也可称为海绵状骨,由骨小梁和骨髓组成,位于密质骨和固有牙槽骨之间。松质骨呈板层排列并伴有哈弗斯系统。后牙区松质骨含量高,前牙区松质骨含量低。在牙列中,承受较大咀嚼压力的区域,骨量往往相应增多,骨小梁粗大而致密;而承受咀嚼力小的牙,则骨小梁细小而疏松。

二、生物学特性及临床意义

牙槽骨是人体所有骨中最活跃的,因为它具有高度的可塑性。它会随着牙的生长发育、咀嚼力大小以及牙的移动而慢慢改建。牙槽骨改建是通过骨的形成和吸收来完成的,而骨的形成和吸收是与成骨细胞和破骨细胞的活动密切相关的。牙槽骨具有受压力则被吸收,受牵引则会增生的特性,也就是说受压力侧骨质会被吸收,牙的位置随之发生移动,而受牵引侧骨质会新生,来补偿牙移去后所留下的间隙。临床上利用此特性可使错𬌗畸形的牙得到矫正治疗。

1.牙生理性移动时牙槽骨的改建 牙的生理性移动是一种随着年龄增长而进行的正常生理现象。这种移动是周期性的,进程缓慢且移动得很少,一是补偿牙殆面磨损而不断向殆面方向移动;二是补偿牙冠邻面磨损而向近中方向移动,以此来维持相邻牙之间的正常邻接关系。

牙的发育会影响牙槽骨的形成,牙槽骨会因没有受到牙的功能性刺激而发生失用性萎缩,甚至诱发牙周病。如果某颗牙在失去对殆牙时,常发生显著的咬合移动,久而久之,该牙会比邻牙显著伸长,为了防止邻牙倾斜和对殆牙伸长,缺失的牙都应及时修补。

2.牙槽骨的增龄性变化 随年龄的增长,牙槽骨的吸收活动大于它的形成,牙槽嵴的高度会逐渐降低,可出现生理性骨质疏松,骨密度也会逐渐降低。骨髓逐渐被脂肪代替,由红髓变为黄髓。

(唐山职业技术学院　王　辉)

能力检测

第六章　牙周组织病

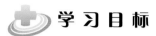

学习目标

1. 掌握　慢性龈炎的病理变化;牙周炎的发展过程及病理变化。
2. 熟悉　牙龈病和牙周病的分类;牙周袋的类型。
3. 了解　牙周创伤、牙周变性和牙周萎缩的病理特点。

提　要

　　牙周组织病是指发生于牙的支持组织的疾病。牙周组织病从广义上讲,包括牙龈病和牙周病。狭义上来说,牙周组织病就是通常所说的牙周病,不包括牙龈病。牙龈病是指局限于牙龈组织的一类疾病,病变不侵犯深部的牙周组织,以牙龈炎最为多见。而牙周炎可破坏牙周膜及牙槽骨,导致牙松动、脱落,最终丧失咀嚼功能。

　　牙周组织病是口腔常见的两大疾病之一,其中牙周炎是破坏咀嚼器官,导致拔牙的主要原因。大量研究已表明,牙周组织病与全身健康存在相关性,一方面,牙周组织病会对全身诸多器官系统产生影响;另一方面,全身性的疾病又可影响牙周组织病的发生和发展。因此,牙周组织病的研究和防治工作,对人类健康有着重要的意义。

第一节　牙　龈　病

一、牙龈病的种类

　　牙龈病(gingival disease)是指发生在牙龈组织的病变,一般不侵犯深层的牙周组织,以炎症为主,不包括发生在牙龈上的肿瘤。牙龈病可分为菌斑性牙龈病(dental plaque-induced gingival disease)和非菌斑性牙龈病两大类。非菌斑性牙龈病大多不是独立的疾病,而是某些疾病出现在牙龈上的一种表征。具体的分类如下。

（一）菌斑性牙龈病

（1）只与细菌在牙表面生物膜有关。

（2）菌斑诱导牙龈炎的潜在改变因素:

①系统性条件。

a.性激素(由青春期、月经周期、怀孕、口服避孕药引起)。

b.高血糖。

Note

c. 白血病。

d. 吸烟。

e. 营养不良。

②增加菌斑积聚的口腔因素。

a. 明显的龈下修复边缘。

b. 唾液减少。

（3）药物性牙龈体积增大。

(二)非菌斑性牙龈病

（1）遗传/发育障碍（遗传性牙龈纤维瘤病）。

（2）特异性感染。

①细菌来源（由密螺旋体、梭杆菌等引起的致死性牙周病；由淋病奈瑟菌、梅毒螺旋体、结核分枝杆菌、链球菌引起的牙龈炎）。

②病毒来源（由柯萨奇病毒、单纯疱疹病毒、水痘-带状疱疹病毒、传染性软疣病毒、人乳头状瘤病毒引起的牙龈病）。

③真菌来源（广泛性牙龈念珠菌病）。

（3）炎症和免疫性病变。

①超敏反应（接触过敏、浆细胞性牙龈炎、多形性红斑）。

②皮肤和黏膜自身免疫性疾病（天疱疮、红斑狼疮）。

③肉芽肿性炎症（克罗恩病、结节病）。

（4）反应性病变。

龈瘤（纤维性牙龈瘤、钙化性成纤维细胞肉芽肿、化脓性肉芽肿、外周巨细胞肉芽肿）。

（5）肿瘤。

①癌前病变（白斑、红斑）。

②恶性病变（鳞状细胞癌、白血病、淋巴瘤）。

（6）内分泌、营养和代谢性疾病：如维生素 C 缺乏症（坏血病）。

（7）创伤性病变。

①物理/机械性损伤（摩擦性角化病、刷牙引起的牙龈溃疡、人为损伤）。

②化学性损伤（因蚀刻，氯己定、乙酰水杨酸、可卡因、过氧化氢、牙科洗涤剂、多聚甲醛或氢氧化钙引起的牙龈损伤）。

③热损伤（黏膜烧伤）。

（8）牙龈色素沉着（牙龈色素沉着/黑斑、吸烟者黑变病、服用抗疟药或米诺环素等药物引起的色素沉着、汞合金文身引起的色素沉着）。

二、常见牙龈病的临床病理特征

(一)慢性龈炎

慢性龈炎（chronic gingivitis）又称为边缘性龈炎，其病变主要局限于牙龈的边缘部位，当炎症局限于龈乳头时，也可称为龈乳头炎。慢性龈炎是常见的口腔疾病。慢性龈炎可长期单独存在，但一小部分也可能会发展为牙周炎。

【病因】 主要是口腔细菌及其毒性产物引起的牙龈慢性非特异性炎症。局部刺激因素如牙垢、牙石、食物嵌塞及不良修复体等均可促进或加重牙龈炎的发生、发展。

【临床表现】 主要见于口腔卫生不良者。常在刷牙或咬硬物时牙龈出血，有些时候可感到牙龈肿胀不适，有口臭等症状。患慢性龈炎时，龈缘及龈乳头充血、红肿、光亮、质地松软、脆弱、缺乏弹性，不再紧贴牙面，牙龈炎严重时，可出现糜烂或增生。

【病理变化】 病变局限于游离龈、龈乳头及龈沟底部附近。龈沟上皮增生，上皮钉突伸长或交织呈网状。上皮下方结缔组织中可见血管增生、扩张、充血，中性粒细胞浸润，在下方的组织中可见大量的淋巴细胞（主要为 T 淋巴细胞），还可见少量浆细胞，病变的区域内胶原纤维大多变性破坏（图 3-6-1）。

（二）药物性牙龈增生

药物性牙龈增生（drug-induced gingival overgrowth）是由于长期服用某些药物而引起的牙龈纤维增生和体积增大。

【病因】 药物性牙龈增生是由于长期服用某些药物如钙通道阻滞剂（如硝苯地平）、抗癫痫药物（如苯妥英钠）和免疫抑制剂（如环孢素 A）等引起。它的发展和严重程度与年龄、性别、菌斑等因素密切相关，其中菌斑中的细菌如牙龈卟啉单胞菌和福赛斯类杆菌引起的感染是重要的危险因素。

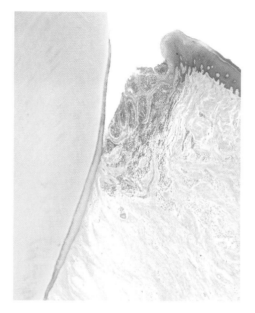

图 3-6-1 慢性龈炎

【临床表现】 牙龈弥漫性或局限性增生肿大，可覆盖部分牙冠，形成假性牙周袋。轻度牙龈肿大涉及龈乳头的增大；中度牙龈肿大涉及龈乳头和龈缘的增大；重度牙龈肿大涉及龈乳头、龈缘及附着龈。药物性牙龈增生，停药后通常可逆转。

【病理变化】 纤维组织增生，粗大的胶原纤维形成瘢痕样结构，一般炎症不明显。合并感染时，则有慢性龈炎表现，出现胶原纤维水肿变性、毛细血管增生扩张及慢性炎症细胞浸润等变化。

（三）急性坏死性溃疡性龈炎

急性坏死性溃疡性龈炎（acute necrotizing ulcerative gingivitis）也称急性坏死性龈炎、奋森龈炎、战壕口炎等。其重症型可发展为坏疽性口炎，死亡率很高。

【病因】 梭形杆菌及奋森螺旋体是本病的主要致病菌，它们广泛存在于龈沟或牙周袋深部，但一般不致病。当机体抵抗力降低，加上口腔卫生比较差时，才会发病。

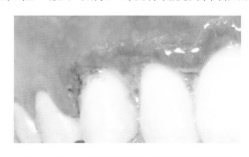

图 3-6-2 急性坏死性溃疡性龈炎肉眼观

【临床表现】 本病较少见，病变可孤立发生也可波及广泛的龈缘。多表现为龈乳头及龈缘的坏死，使牙龈组织形成蚕食状缺损（图 3-6-2）。牙龈溃疡表面覆盖有灰白色假膜，撕去假膜为出血面。患者有特殊的腐败性口臭，病损区疼痛明显，可伴发热、疲乏、颌下淋巴结肿大等表现。严重时，形成坏疽性口炎。

【病理变化】 龈缘、龈乳头上皮层及固有层坏死溃疡。病变表面为有渗出物及坏死组织形成的假膜，深部结缔组织水肿，血管扩张充血，大量中性粒细胞浸润。病变表层为细菌螺旋体，细菌螺旋体通过龈沟液涂片可见。

（四）剥脱性龈病损

剥脱性龈病损（desquamative lesion of gingiva）是一类表现为牙龈发红及脱屑样病变。

【病因】 剥脱性龈病损大多不是一种独立的疾病，而是皮肤或黏膜的自身免疫性疾病在牙龈的表征，如类天疱疮、天疱疮、红斑狼疮等。

【临床表现】 多见于女性，主要表现为牙龈鲜红色，表面光亮，上皮表层剥脱。有的牙龈上皮分离后未脱落呈灰白色假膜。创面对刺激很敏感，有烧灼感，面积较大时，可出现剧烈疼痛。该病病程长，可反复发作。

【病理变化】 形成基层下疱，结缔组织内有大量炎症细胞浸润，也可形成上皮内疱。或者出现牙龈上皮萎缩，棘层变薄，基底细胞水肿、液化，可观察到胶样小体，固有层多有密集的淋巴细胞浸润。

第二节 牙 周 病

一、牙周病的种类

牙周病（periodontal disease）是发生在牙周支持组织（包括牙龈、牙周膜、牙槽骨和牙骨质）的各种疾病。各种程度的牙周病和牙周状况都会影响患者，为了达成对牙周病分类的共识，为今后临床上疾病诊断和治疗提供依据，2017 年在世界研讨会上确定了目前牙周病最新的分类方法。牙周病分为牙周炎（periodontitis）、坏死性牙周病（necrotizing periodontal disease）、反映全身疾病的牙周炎（periodontitis as a manifestation of systemic disease）。其中牙周炎涉及发展性的多维的分期和分级系统，分期在很大程度上取决于疾病的严重程度和疾病管理的复杂性；而分级提供了有关疾病生物学特征的补充信息，包括对牙周炎进展率的基于历史的分析，评估进一步进展的风险，分析治疗的可能不良结果，评估疾病或其治疗可能对患者总体健康产生不利影响的风险。

二、牙周炎

牙周炎是由菌斑微生物引发的一种感染性炎症性疾病。病变往往从牙龈开始，逐渐向深部发展，导致牙周支持组织出现炎症、进行性附着丧失和骨丧失，最终导致牙松动、脱落。牙周炎在各年龄段均可发病，但常见于成年人。随年龄增长，发病率和疾病的严重程度会增加，可累及多数牙。疾病的进展只能通过重复口腔检查得知。如果不治疗，疾病进展程度将继续加重。因此，牙周炎是破坏人类咀嚼器官的主要疾病，同时，又是口腔临床中常见病之一，世界卫生组织已将牙周健康列为反映人类健康水平的一项重要指标。

（一）病因

牙周炎是多因素共同作用的结果，菌斑是牙周炎的主要始动因子。与牙周炎发生、发展密切相关的是龈下菌斑。研究证实牙龈卟啉单胞菌、放线共生放线杆菌和福赛斯类杆菌是大多数牙周感染的首要致病菌。

（二）临床表现

牙周炎的主要临床表现是牙周溢脓、牙松动。在牙周炎早期，经口腔检查常见龈下牙石，由于症状较轻，并不明显，仅为牙龈肿胀、出血等表现，病变进展缓慢。此时牙周炎的破坏程度也可受吸烟、情绪紧张和一些全身性疾病的影响。随着病变的发展，机体逐渐出现牙周袋溢

Note

脓、口臭、牙松动或移位、咀嚼无力等,严重时可出现牙脱落。X线表现为牙槽骨硬骨板被吸收,牙周间隙增宽,牙槽嵴顶降低,严重时牙槽嵴部分或全部吸收、破坏、消失。

(三)牙周炎的发展过程

牙周炎的发展是一个连续的过程,将其分为始发期、病变早期、病损确立期、进展期四个阶段,它们之间既相互联系、逐步移行过渡,又相互独立。当病因得到有效控制或机体抵抗力增强时,病变可缓解或暂停发展并出现修复现象;反之将持续发展直至牙松动、脱落。

(1)始发期:当受到菌斑微生物刺激后,龈沟上皮及结合上皮下方的血管扩张、充血,通透性增加,龈沟区上皮周围表现为急性渗出性炎症反应。上皮及下方结缔组织内出现大量中性粒细胞及少量的淋巴细胞、巨噬细胞浸润。部分细胞穿过结缔组织和上皮进入龈沟内,龈沟液渗出增多。临床上出现短暂的急性渗出性炎症表征,一般持续2～4天。

(2)病变早期:结合上皮及其下方结缔组织除了增多的中性粒细胞之外,还出现大量的淋巴细胞(主要为T淋巴细胞)浸润,还可见少量的浆细胞及巨噬细胞。炎性渗出物继续增多,龈沟内出现大量的中性粒细胞,还有胶原纤维变性、破坏,结合上皮开始增生。此期临床出现典型的牙龈炎表现,可持续三周或更长时间。

(3)病损确立期:结合上皮及其下方有较多的中性粒细胞,上皮下除了有大量的T淋巴细胞浸润之外,B淋巴细胞也不断增多,还出现大量浆细胞浸润。结合上皮继续向根方增殖,形成较浅的牙周袋。此时尚无明显牙槽骨吸收,炎症仅限于软组织内,临床上表现为慢性龈炎。此期大部分可稳定数月或数年,处于静止状态,一部分则发展为难以逆转的牙周炎,进入进展期。

(4)进展期:随着炎症的扩展,结合上皮向深部继续增生,其上方与牙面剥离,形成深牙周袋。基质及胶原纤维广泛变性、溶解和破坏。破骨细胞处于活跃状态,牙槽骨吸收、破坏明显。牙周袋内炎性渗出物持续增多。这一期应尽早、及时进行干预控制,否则就会出现临床上明显的牙周溢脓、牙松动等症状,并最终导致牙脱落。

(四)牙周炎的病理变化

(1)活动期牙周炎的病理变化:已经出现牙周袋及牙槽骨吸收时的牙周组织的各种病理改变(图3-6-3)。

①牙面上可见不同程度的菌斑、牙垢及牙石堆积。

②牙周袋内有大量炎性渗出物,可检出多种免疫球蛋白及补体。

③龈沟上皮出现糜烂或溃疡,逐步向深部结缔组织增生成条索状或网眼状,有大量炎症细胞浸润,可见部分炎性渗出物及炎症细胞移至牙周袋内,结合上皮开始出现上皮钉突。

④龈沟上皮及结合上皮下方结缔组织中的胶原纤维变性、水肿、破坏,并被炎症细胞取代。

⑤结合上皮向根方增殖延伸,形成深牙周袋。

⑥破骨细胞较活跃,导致牙槽骨出现呈不同方向(水平或垂直方向)的吸收破坏。

⑦牙周膜的基质及胶原变性、降解,牙周膜间隙增宽。

⑧根面的牙骨质暴露,可见牙石附着于牙骨质。

牙周袋的形态与牙槽骨的吸收方式有关,从临床和病理上可将牙周袋分为三种类型(图3-6-4)。

①龈袋(gingival pocket):又称假性牙周袋,牙槽骨尚无明显吸收,牙槽骨高度并未丧失,仅因牙龈组织增生、肿大,导致龈缘覆盖牙冠而形成。

②骨上袋(supragingival pocket):由于牙槽嵴呈水平方向吸收,其高度明显降低,导致牙周袋底在牙槽嵴的冠方。

③骨内袋(intrabony pocket):也称骨下袋,其牙槽骨发生垂直方向吸收,牙根周围的固有

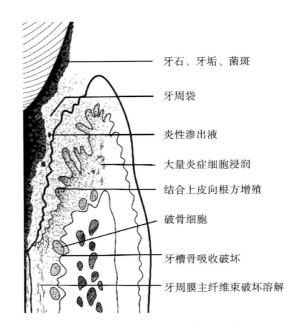

牙石、牙垢、菌斑

牙周袋

炎性渗出液

大量炎症细胞浸润

结合上皮向根方增殖

破骨细胞

牙槽骨吸收破坏

牙周膜主纤维束破坏溶解

图 3-6-3　活动期牙周炎的病理变化模式图

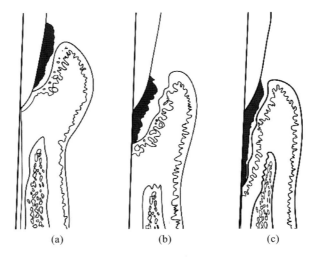

(a)　　　　　(b)　　　　　(c)

图 3-6-4　牙槽骨吸收与牙周袋类型模式图

(a)龈袋;(b)骨上袋;(c)骨内袋

牙槽骨形成垂直或斜行破坏,导致牙周袋袋底位于牙槽嵴顶的根方、牙根面与牙槽骨之间。

(2)静止期(修复期)牙周炎的病理变化:

①龈沟上皮及结合上皮周围炎症明显减轻,可见大量纤维组织新生修复,有粗大的胶原纤维束增生及新生的毛细血管,其间可见少量炎症细胞浸润。

②牙槽骨的吸收呈静止状态,一般见不到破骨细胞,原有吸收陷窝区有新的类骨质形成。

③牙根面被吸收的牙骨质也出现新生现象,并可见增生的粗大胶原纤维束附着于根面的牙骨质上。

三、牙周组织其他病变的病理变化

(一)牙周变性

牙周变性是指发生在牙周组织的非炎症性、营养不良性、退行性变化。它往往不是一种独立的疾病,常是全身系统性疾病表现在牙周的病变,包括水样变性、黏液变性和玻璃样变等。但是,牙周变性若合并局部菌斑感染,则可促进牙周炎的发生和发展。

【病理变化】 牙周膜内的血管扩张,管壁增厚,管腔狭窄;牙周膜主纤维束消失并发生水样变性、牙周膜增宽,有的出现玻璃样变、病理性钙化、局灶性坏死等;牙槽骨和牙骨质形成障碍。

（二）牙周创伤

牙周组织的创伤包括咬合创伤、外科创伤、牙髓治疗创伤等,其中,咬合创伤（occlusal trauma）是由于咬合关系不正常或咬合力量不协调,导致个别牙或多个牙所承受的咬合力超过其牙周组织的耐受力而引起的牙周组织损伤,这种致伤性咬合关系称为创伤性牙合。咬合创伤可以诱发或加重牙周炎。单纯的咬合创伤并不能引起牙龈炎或牙周炎,及时祛除引起创伤的相关病因后,牙周组织中的创伤性病理变化是可以恢复的。如果咬合创伤同时合并局部细菌感染,则可以加快牙周炎的发生与发展。特别是在牙周炎的晚期,由于牙槽嵴的高度降低,牙本身的稳定性很差,轻微的咬合力即可造成严重的咬合创伤,这种由于牙周炎引起牙周组织本身支持力不足,不能胜任正常或过大的咬合力,使牙周组织受到的进一步的创伤称为继发性咬合创伤,它可加重牙周炎的发展,并促进牙松动、脱落。

【病理变化】 牙周创伤常出现受压侧和受牵引侧,受压侧的牙周组织可有变性、坏死及钙化,固有牙槽骨垂直吸收,硬骨板消失,牙周间隙由于暂时受压先变窄,而后由于牙槽骨吸收变宽,牙根面也可以发生吸收。受牵引侧的硬骨板出现成层的增生,牙周间隙增宽,牙周膜纤维被拉紧,纤维附着处牙槽骨及牙骨质增生。如牵引力过大,牙周膜可被撕裂,则会有出血、坏死改变。牙周炎晚期,继发性咬合创伤加重,相应的病理变化也会加重。

（三）牙周萎缩

牙周萎缩临床上主要表现为牙龈退缩,牙根暴露。一般先出现牙槽嵴被吸收,骨的高度降低,然后出现牙龈退缩。其中以牙周炎炎症消退后出现的组织萎缩最多见。如果发生牙周炎时,宿主的免疫力较强,并得到及时治疗,那么牙龈退缩后的牙周袋不会很深。增龄也可引起牙周萎缩,称为老年性萎缩。牙龈退缩后,牙颈部暴露,易引起牙本质过敏及根面龋。部分青年人可能由于内分泌代谢紊乱,影响了牙周组织的修复再生功能,这类人群出现的牙周萎缩称为早老性萎缩。此外,一些局部因素也可造成局限性牙周萎缩,如不良修复体压迫、牙石刺激、食物嵌塞等,但病变是可逆的,一旦祛除这些因素,则牙龈萎缩可逐渐恢复。

【病理变化】 牙周组织体积缩小,上皮细胞层次减少变薄;结缔组织纤维和细胞成分均减少,牙周膜厚度变薄;牙槽骨高度降低,骨小梁稀疏。

（唐山职业技术学院　王　辉）

能力检测

·第四篇·
口腔黏膜组织及口腔黏膜病病理

第七章　口　腔　黏　膜

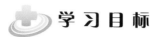

学习目标

1. 掌握　口腔黏膜的基本组织结构。
2. 熟悉　口腔黏膜的分类及各类黏膜的组织特点。
3. 了解　口腔黏膜的功能和增龄性变化。

提　要

　　黏膜(mucous membrane)是覆盖在体腔表面,并由黏液保持其表面湿润的表层组织。口腔黏膜(oral mucosa;oral mucous membrane)衬覆于口腔表面,位于唇部皮肤与咽部黏膜之间,由上皮和固有层构成。口腔黏膜内含有唾液腺导管口,其分泌的唾液维持黏膜的湿润。根据口腔不同部位的功能特点,口腔黏膜分为咀嚼黏膜、被覆黏膜和特殊黏膜三种类型。本章主要介绍口腔黏膜的基本结构和各类黏膜的主要组织和功能特点。

第一节　口腔黏膜的组织结构

　　口腔黏膜向前在唇红处连接唇部皮肤,向后在咽部连接咽部黏膜。其结构类似于皮肤组织,但无上皮透明层和皮肤附属器。口腔黏膜的组织结构包括上皮和固有层,上皮与固有层之间以基底膜相连接。口腔黏膜可直接或通过黏膜下层连接深部肌组织或骨组织(图4-7-1)。

一、上皮

　　口腔黏膜上皮(epithelium)为角化或非角化的复层鳞状上皮,主要由角质形成细胞构成,还含有少量非角质形成细胞。

(一)角质形成细胞和角化上皮的基本结构

角化上皮自深部向表面依次分为四层:基底层、棘层、颗粒层和角化层。

　　1. 基底层(stratum basale)　由单层立方状或矮柱状角质形成细胞构成,位于上皮最深部,通过基底膜与固有层结缔组织相连接。基底细胞胞核呈卵圆形、深染,可见有丝分裂,具有增殖能力。

　　2. 棘层(stratum spinosum)　位于基底层上方,由数层棘细胞构成,在上皮中层次最厚。光镜下,棘细胞呈不规则多边形,胞体较大;胞核居中,呈圆形或卵圆形,含1~2个核仁。棘细

Note

103

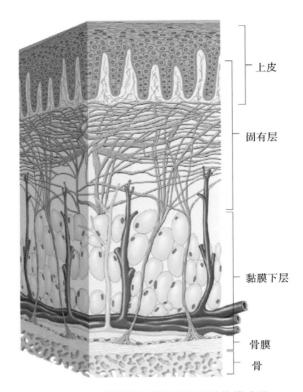

图 4-7-1　口腔黏膜及其相关组织结构模式图

胞表面有许多细小的棘状突起,与相邻细胞的突起相连,形成细胞间桥(intercellular bridge)。牙龈和硬腭处的上皮可见较为明显的细胞间桥(图 4-7-2)。电镜下,细胞间桥以着色较深的梭形小颗粒——桥粒(desmosome)相连,在桥粒之间,细胞膜则呈不规则的折叠状。

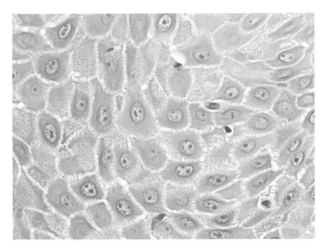

图 4-7-2　棘细胞间的细胞间桥(×400)

3. 颗粒层(stratum granulosum)　位于棘层与角化层之间的 2～3 层细胞,细胞中含有大量的透明角质颗粒。该层细胞较扁平,胞核浓缩,表面角化层多为正角化;当角化层为不全角化时,颗粒层不明显。

4. 角化层(stratum corneum)　位于上皮的表层,由数层大而扁平的嗜伊红细胞紧密排列而成。细胞富含角蛋白和张力微丝,可耐受化学和机械阻力。该层细胞的角化成熟方式有两种:正角化和不全角化。正角化细胞极度扁平和脱水,细胞核和细胞器消失,胞质内充满角蛋白,无细胞间桥。例如,硬腭黏膜上皮为正角化(图 4-7-3(a))。不全角化细胞胞核深染、固缩,细胞器消失,胞质内充满角蛋白。例如,牙龈黏膜上皮为不全角化(图 4-7-3(b))。

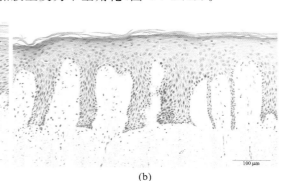

(a)　　　　　　　　　　　　　　　　　(b)

图 4-7-3　角化成熟方式
(a)硬腭黏膜正角化上皮(×200);(b)牙龈黏膜不全角化上皮(×200)

(二)非角化上皮

非角化上皮也分四层,但不含颗粒层和角质层,取而代之的是中间层和表层。非角化上皮柔软,富有弹性,能耐受压迫和牵张力,如颊部和口底的黏膜上皮。

(三)非角质形成细胞

上皮中还含有少量非角质形成细胞:黑色素细胞、朗格汉斯细胞和梅克尔细胞。

1.黑色素细胞(melanocyte)　在口腔黏膜上皮基底层中分布有黑色素细胞。胚胎发育第11 周时,神经嵴细胞迁移至口腔黏膜上皮并增殖分化为黑色素细胞。黑色素细胞胞质透明,有树突状突起,缺乏细胞桥粒和张力丝。其典型特征是胞质内含有黑色素颗粒,并可能将黑色素颗粒注入附近的角质形成细胞中。多见于牙龈、硬腭、颊和舌黏膜上皮基底层。

2.朗格汉斯细胞(Langerhans cell)　朗格汉斯细胞主要位于黏膜上皮棘层,是一种抗原呈递细胞,来源于造血细胞。其能识别、结合和处理侵入黏膜的抗原,并把抗原传送给 T 淋巴细胞,与黏膜免疫功能相关。该细胞具有独特的球拍样细胞器,称为朗格汉斯颗粒。细胞有树突状突起,但没有桥粒或张力微丝,可以进出上皮对抗原刺激做出应答反应。

3.梅克尔细胞(Merkel cell)　梅克尔细胞来源于胚胎发育期的神经嵴细胞,位于黏膜上皮基底层。染色较角质形成细胞浅,无树突状突起。细胞与下方神经末梢形成突触样连接,胞质内含大量电子致密颗粒,被认为是一种特殊的神经压力敏感受体细胞。

(四)基底膜区(basement membrane zone)

黏膜上皮向结缔组织方向延伸形成长短不一的上皮钉突结构,与固有层乳头状突起相互嵌合、紧密相连。黏膜上皮与固有层结缔组织交界处,有 $1\sim4\ \mu m$ 宽的无细胞薄膜状区域,称为基底膜区(图 4-7-4)。该区域含有中性黏多糖,PAS 染色阳性。电镜下,基底膜是由薄板和纤维组成的基础复合体,从上皮到结缔组织依次由透明板、密板和网板构成。透明板和密板统称为基板,来自上皮基底细胞。网板是Ⅶ型胶原组成的锚原纤维,形成环状然后插入密板中。固有层Ⅰ型和Ⅱ型胶原纤维穿过锚原纤维形成的环状结构,与密板紧密相连。

二、固有层

支持口腔黏膜上皮的结缔组织称为固有层(lamina propria),由细胞、血管、神经、胶原纤维和基质组成。包括浅表的乳头层和深部的网状层。固有层结缔组织与口腔黏膜上皮交界处形成许多乳头状的突起,称为乳头层。该层胶原纤维细而松散,有许多毛细血管袢和神经末

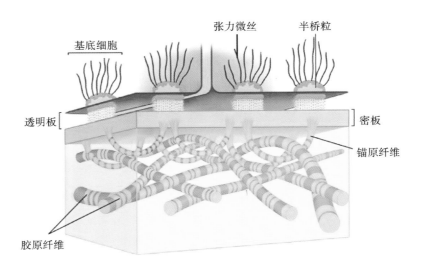

图 4-7-4　基底膜区组织结构示意图

梢。网状层粗大的胶原纤维呈束状,平行于表面排列。固有层的基本细胞成分包括成纤维细胞、巨噬细胞、肥大细胞和淋巴细胞。主要纤维为Ⅰ和Ⅲ型胶原纤维,此外还包括弹力纤维。口腔黏膜固有层基本细胞类型、形态特征、功能及分布见表 4-7-1。

表 4-7-1　口腔黏膜固有层基本细胞类型、形态特征、功能及分布

细胞类型	形态特征	功能	分布
成纤维细胞	星状或梭形,胞质内含丰富的粗面内质网	分泌胶原纤维和基质	固有层全层
巨噬细胞	圆形,核淡染;含有溶酶体和吞噬囊泡	细胞吞噬作用及抗原加工作用	慢性炎症区域
肥大细胞	圆形或卵圆形,含有亚甲蓝染色阳性的嗜碱性颗粒	分泌炎症介质和血管活性物质;具有维持组织及血管的稳定性和在炎症中启动血管反应的作用	固有层和黏膜下层的血管周围
淋巴细胞	圆形,细胞核深染,细胞质少,含线粒体	参与体液或细胞介导的免疫反应	急性和慢性炎症区域

三、黏膜下层

　　黏膜下层(submucosa)由疏松结缔组织构成,其内含有脂肪、神经、小唾液腺或较大的血管,发挥营养和支持固有层的作用。口腔黏膜的黏膜下层主要见于被覆黏膜,在大部分咀嚼黏膜和舌背黏膜区域,固有层直接连接下方肌或骨,无黏膜下层。

第二节　口腔黏膜的分类及各类黏膜的组织特点

　　根据分布部位和功能,口腔黏膜主要分为咀嚼黏膜、被覆黏膜和特殊黏膜三类。

一、咀嚼黏膜

　　咀嚼黏膜(masticatory mucosa)覆盖在牙龈和硬腭表面,承受咀嚼过程中的压力、剪切力以及

摩擦力。咀嚼黏膜上皮较厚,表层通常为正角化或不全角化,正角化时颗粒层明显,棘层可见明显的细胞间桥。上皮钉突延长,与固有层结缔组织乳头之间镶嵌连接,形成良好的机械附着,防止上皮在剪切力下剥离。固有层较厚,含有粗大的胶原,牢固附着于深部组织,不可移动(图 4-7-5)。其深部通常直接附着在骨膜上,形成黏骨膜。部分区域通过黏膜下层与骨膜相连。

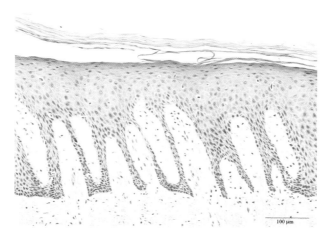

图 4-7-5　咀嚼黏膜(硬腭)(×100)
表层不全角化,上皮钉突延长,与固有层结缔组织乳头之间镶嵌连接,固有层胶原粗大

1. 硬腭黏膜　硬腭表面覆盖咀嚼黏膜,正角化或不全角化,分为牙龈附近的牙龈区、中间线处的中间区、前外侧的脂肪区和后外侧的腺区。牙龈区和中间区的黏膜与腭骨紧密相连,无黏膜下层。只有脂肪区和腺区含有黏膜下层,分别含有脂肪组织和小唾液腺,具有缓冲机械压力、保护神经和血管的作用。硬腭前方正中黏膜呈乳头状突起,称为切牙乳头。硬腭前方侧部,黏膜固有层中致密结缔组织隆起形成黏膜皱襞,称为腭皱襞(palatal rugae)。

硬腭黏膜向后连接软腭黏膜。软腭黏膜上皮无角化,上皮钉突少而平缓,固有层深部与疏松的黏膜下层相连接,内含腭腺(图 4-7-6)。

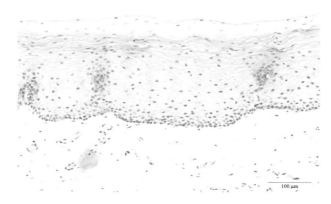

图 4-7-6　软腭黏膜(×100)

2. 牙龈　见牙周组织。

二、被覆黏膜

覆盖口底、舌腹、唇、颊、牙槽和软腭的口腔黏膜称为被覆黏膜(lining mucosa),富有弹性和活动度(图 4-7-7)。被覆黏膜较咀嚼黏膜厚,具有弹性和一定程度的延展性。黏膜上皮无角化,与结缔组织交界平坦。固有层较厚,胶原纤维少于咀嚼黏膜。黏膜下层为疏松结缔组织。口腔各部位被覆黏膜的组织结构特征见表 4-7-2。

Note

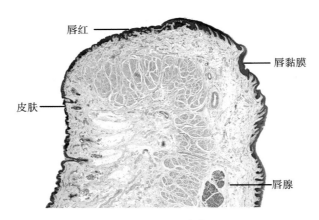

图 4-7-7　唇黏膜

表 4-7-2　口腔各部位被覆黏膜的组织结构特征

部位	上皮	固有层	黏膜下层
软腭	薄;非角化复层鳞状上皮;含有味蕾	厚,具有短的乳头状突起;具有丰富的毛细血管网	疏松结缔组织,内含小唾液腺;与固有层以弹力纤维分隔
舌腹	薄;非角化复层鳞状上皮	薄;具有较多短的乳头状突起和散在弹力纤维;含有少量小唾液腺;毛细血管网位于乳头层下方;网状层相对无血管	薄且不规则;可含脂肪和小血管。当缺乏黏膜下层时,黏膜直接附着于舌肌周围的结缔组织
口底	很薄,非角化复层鳞状上皮	含有短的乳头状突起和一些弹力纤维;毛细血管祥相互吻合形成丰富的血供	疏松的纤维结缔组织,含有脂肪和小唾液腺
颊	很厚,非角化复层鳞状上皮	长而纤细的乳头状突起;密集的纤维结缔组织富含胶原蛋白和弹力纤维;毛细血管祥进入乳头层,血供丰富	黏膜通过胶原蛋白和弹性蛋白紧密附着着于下方肌组织;含有脂肪、小唾液腺,有时可见异位皮脂腺
唇内侧黏膜	薄层不全角化复层鳞状上皮	短而不规则的乳头状突起;纤维结缔组织致密,富含弹力纤维和胶原纤维	黏膜紧密附着于下方肌组织;唇内侧黏膜下层含小唾液腺体和脂肪;唇红黏膜下层不含皮脂腺和小唾液腺,皮脂腺仅见于唇红边缘区
唇红	薄层正角化复层鳞状上皮	固有层乳头多而狭长,内含丰富的毛细血管祥,血供丰富	

三、特殊黏膜

舌背黏膜又称特殊黏膜(specialized mucosa)。与口腔的其他部位黏膜不同,舌背黏膜在功能上既是咀嚼黏膜,又具有被覆黏膜的延展性,同时还含有不同类型的舌乳头。黏膜上皮内含有味蕾,具有味觉感受功能。

舌背黏膜呈粉色,上皮为不全角化的复层鳞状上皮,固有层牢固附着于深部的舌肌,无黏膜下层。舌背黏膜向外形成许多淡红色的乳头状突起,称为舌乳头。每个乳头都以固有层的结缔组织为轴心,形成初级乳头,外覆复层鳞状上皮。初级乳头上,固有层继续向上皮处突起,可形成数量不等的小的乳头,称为次级乳头。舌乳头按形状可分为丝状乳头、菌状乳头、轮廓

续表

乳头和叶状乳头 4 种。上述类型中，一般除丝状乳头外，其他上皮中均具有味蕾。

丝状乳头（filiform papilla）数量最多、体积最小，覆盖整个舌背，以舌前部最为多见。外观呈白色丝绒状，具有一般的感觉功能。乳头呈圆锥形，尖端略向咽部倾斜（图 4-7-8）。正常情况下，浅层上皮细胞不断角化脱落，与食物残渣、唾液等成分混合，附着于黏膜表面，外观白色，称舌苔。丝状乳头在青年时期最发达，随着年龄的增长，至老年期变得平滑。

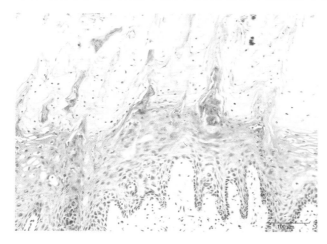

图 4-7-8 丝状乳头（×100）

菌状乳头（fungiform papilla）数量较少，稍大于丝状乳头，多位于舌尖与舌缘，散在于丝状乳头之间。乳头呈蘑菇状，上皮无角化，内有味蕾。固有层富含毛细血管，使乳头外观呈红色。

轮廓乳头（circumvallate papilla）一般为 8～12 个，排列在界沟的前方，体积最大，呈圆轮状，周围有深沟环绕，沟内有味蕾，司味觉（图 4-7-9）。

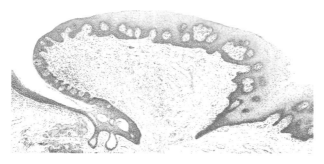

图 4-7-9 轮廓乳头（×40）

叶状乳头（foliate papilla）位于舌的侧缘，形成褶状，已趋于退化。

味蕾（taste bud）是味觉感受器，是由一组味觉细胞组成的卵圆形小体（图 4-7-10）。主要分布于轮廓乳头的轮廓沟侧壁上皮中，软腭、会厌和咽的上皮内也有少量存在。光镜下，味蕾由粗大的明细胞和细长的暗细胞组成。大部分细胞长轴垂直于上皮表面，其间有锥形的未分化的基底细胞。味蕾顶端有一小孔，称味孔，与口腔相通。味孔处的细胞有指状突起，称为味毛。当溶解的食物进入小孔时，味觉细胞受刺激而兴奋，经神经传到大脑而产生味觉。

位于菌状乳头处的味蕾主要感受甜、咸味；位于叶状乳头处的味蕾主要感受酸味；位于轮廓乳头、软腭和会厌处的味蕾主要感受苦味。

Note

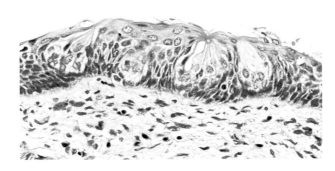

图 4-7-10　味蕾组织学表现(×400)

第三节　口腔黏膜的功能和增龄性变化

一、口腔黏膜的功能

口腔黏膜最主要的功能是保护其深部组织和器官抵御来自口腔环境中的各种机械和生物刺激。日常的咀嚼和饮食活动对口腔软组织施加压缩、拉伸、剪切、摩擦等机械力。口腔黏膜的组织结构,如上皮角化层、固有层结缔组织等可适应并承受这些机械力。此外,口腔环境中的常驻微生物如侵入深层软组织可引起感染,且其产物对组织有毒性作用。口腔黏膜能阻隔微生物和毒性物质的侵入,是这些威胁的主要屏障。

口腔黏膜还具有感受温度、疼痛等的感觉功能,并参与唾液的分泌。吞咽、呕吐、恶心和流口水等反射也由口腔黏膜的感受器启动。

二、口腔黏膜的增龄性变化

组织学上,口腔黏膜的增龄性变化主要表现为上皮变薄、上皮-结缔组织界面变平坦、固有层细胞减少伴胶原增多、舌背的丝状乳头数目减少。此外,朗格汉斯细胞随着年龄的增长,变得越来越少,这可能会导致细胞免疫功能的下降。唇颊黏膜的皮脂腺逐渐增多,而小唾液腺逐渐萎缩被纤维成分取代。

(武汉大学口腔医学院　张佳莉)

能力检测

Note

第八章　口腔黏膜病

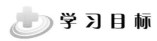

> **提　要**
>
> 　　口腔黏膜病是发生在口腔黏膜软组织的疾病的总称。其病种繁多,病因复杂,包含主要发生于口腔黏膜的疾病、全身疾病在口腔中的表征、同时发生于皮肤或单独发生于口腔黏膜上的皮肤疾病等。本章主要介绍口腔黏膜病的基本病理变化、口腔黏膜斑纹类疾病、常见的口腔黏膜感染性疾病和口腔黏膜溃疡及疱性疾病。

第一节　口腔黏膜病的基本病理变化

发生于口腔黏膜的疾病,其病变位于黏膜上皮层、固有层或黏膜下层。本节主要介绍以下十种口腔黏膜病的基本病理变化。

一、过度角化

过度角化(hyperkeratosis)是指黏膜上皮的角化层过度增厚,分为过度正角化和过度不全角化。过度正角化表现为上皮表层出现增厚的角质,即表层细胞胞核消失,细胞界限不清,逐渐形成均质嗜伊红的角化物。此时表层下方可见明显的颗粒层。过度不全角化表现为上皮表层层次增厚,该层细胞胞核固缩,细胞形态结构尚清晰,颗粒层可不明显(图 4-8-1)。

二、角化不良

角化不良(dyskeratosis)是指黏膜上皮发生角化的部位出现异常,常见于基底层或棘层内的个别或一群细胞发生角化,又称错角化(图 4-8-2)。角化不良包括良性和恶性两种改变。良性角化不良多位于高度增生的上皮钉突中,而恶性角化不良多位于异常增生或原位癌部位,常可见非典型细胞。

Note

111

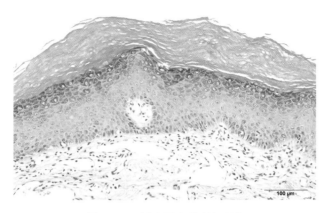

图 4-8-1 过度正角化（×100）

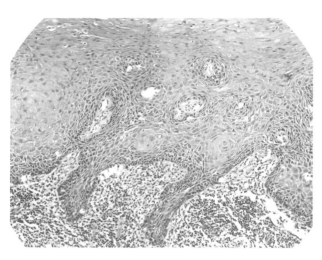

图 4-8-2 角化不良（×100）

三、上皮异常增生

上皮异常增生（epithelium dysplasia）是指上皮结构紊乱合并细胞非典型性，又称为上皮内瘤变（intraepithelial neoplasia）。单个细胞的异常改变特征称为非典型性（atypical）。上皮异常增生的病理变化见表 4-8-1。

表 4-8-1 上皮异常增生的病理变化

上皮结构	细胞学表现
上皮层次紊乱	细胞核增大，数量增加
上皮基底细胞极性消失	胞核浓染
上皮钉突呈滴状	胞核多形性
有丝分裂象增加	胞核大小不一
有丝分裂位于上皮表浅 1/2	非典型核分裂象
出现角化不良	核质比例增加
细胞间黏附下降	细胞多形性
	细胞大小不一
	核仁增大

根据上皮结构和细胞学表现的异常程度,上皮异常增生可分为轻、中、重度异常增生(具体描述见本章第二节"白色病变"相关内容)。

四、基底细胞空泡性变和液化

基底细胞内水肿,胞体增大,胞质呈空泡状,称为基底细胞空泡性变。当水肿严重时,空泡性变的基底细胞进一步膨胀溶解、破碎,基底膜模糊不清或消失,称为基底细胞液化。多见于扁平苔藓和红斑狼疮。

五、棘层松解

棘层松解(acantholysis)是指上皮棘层细胞间连接断裂,细胞间桥溶解,导致棘细胞间失去联系,相互解离。严重时棘层形成裂隙或上皮内疱。常见于大疱性类天疱疮和单纯疱疹。

六、疱

皮肤或黏膜内液体储留形成疱(vesicle)。大多数疱含有清澈的浆液,少数可以充满血液(称为"血疱")或脓液(感染形成的脓疱)。在组织学上,发生在上皮棘层或基底层上方的疱称为棘层内疱,如天疱疮和病毒性水疱;发生在上皮基底层下,导致基底层与固有层剥离的疱称为基层下疱,如良性黏膜类天疱疮。

七、丘疹

丘疹(papule)是皮肤或黏膜上界限清楚的、不含液体的小疹,为针尖大到 1 cm 大小的隆起。呈棕色、紫色、粉红色或红色,可聚集成片。组织学表现为上皮增厚,伴浆液渗出和炎症细胞浸润。

八、糜烂

黏膜上皮浅层破坏,但尚未累及全层,称为糜烂(erosion)。糜烂面平滑湿润,呈鲜红色,伴疼痛。愈合后不留瘢痕(图 4-8-3)。

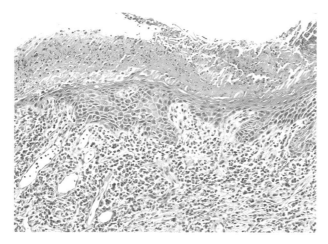

图 4-8-3　糜烂,糜烂面被覆假膜(×200)

九、溃疡

皮肤或黏膜上皮全层坏死脱落,形成的凹陷成为溃疡(ulcer)(图 4-8-4)。当坏死仅限于上皮时,为浅层溃疡,愈合后不留瘢痕,如复发性阿弗他溃疡。当坏死累及固有层和黏膜下层时,为深层溃疡,组织愈合后形成修复性瘢痕,如复发性坏死性黏膜腺周围炎、良性黏膜类天疱疮等。

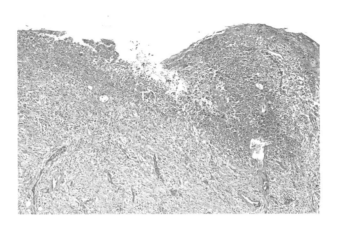

图 4-8-4　溃疡组织学表现(×100)

十、假膜

　　黏膜溃疡表面,脱落坏死的上皮细胞、纤维素渗出物和渗出的炎症细胞相互混合、凝集在一起,形成覆盖在溃疡表面的灰白色或黄白色膜状物,称为假膜(pseudomembrane)。假膜可以擦掉或撕脱,如急性假膜型念珠菌性口炎,可与口腔黏膜白斑相鉴别。

第二节　常见各类口腔黏膜病的临床病理变化

一、白色病变

(一)口腔黏膜白斑

　　口腔黏膜白斑(oral leukoplakia)是指口腔黏膜表面发生白色改变,该病变不能被擦除或剥脱,在临床和组织病理学上需排除诊断为任何其他疾病的可能。目前研究认为,口腔黏膜白斑病因复杂并具有潜在的癌变可能。

　　【病因】　口腔黏膜白斑的病因背景广泛,确切机制尚不明确,可涉及局部长期刺激和全身某些因素改变等方面。研究认为,吸烟是口腔黏膜白斑最为常见的诱因。据统计,大于80%的口腔黏膜白斑患者有长期吸烟史。此外,嗜酒、偏好刺激性食物、嚼槟榔、口腔内不良修复体等局部理化刺激以及念珠菌感染等均可引起口腔黏膜白斑。一些全身因素,如维生素和微量元素缺乏、微循环改变、遗传因素等,也与口腔黏膜白斑有一定的关系。

　　【临床表现】　口腔黏膜白斑好发于男性,以中老年男性多见。可发生于口腔黏膜的任何部位,好发部位依次为颊部黏膜咬合线区域、舌部、唇、前庭沟、腭,发生于牙龈者较为少见。患者可有局部粗糙感,伴有溃烂时可出现疼痛。

　　口腔黏膜白斑可分为均质型和非均质型。均质型病损为白色或发白,表面可平坦,也可呈皱纹状或浮石样。非均质型口腔黏膜白斑表现为以白色改变为主的病损伴有疣状、结节、溃疡或红斑区域(图 4-8-5)。临床上多为均质型口腔黏膜白斑,仅有约 10％的口腔黏膜白斑为非均质型,但非均质型口腔黏膜白斑有更高的恶变风险。

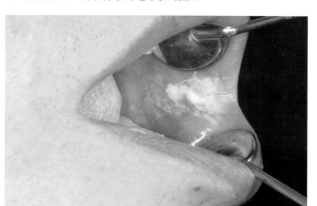

图 4-8-5 口角非均质型口腔黏膜白斑

【病理变化】 口腔黏膜白斑的病理改变在性质上分为上皮良性过度角化和伴有异常增生的上皮过度角化两种类型。

上皮良性过度角化的病理表现是上皮表层过度正角化或过度不全角化,也可出现混合性角化。粒层可明显,棘层增厚;无非典型细胞和上皮层次紊乱。上皮钉突延长,基底细胞排列规则,基底膜完整。固有层和黏膜下层中有淋巴细胞、浆细胞等慢性炎症细胞散在浸润。均质型口腔黏膜白斑主要为上皮良性过度角化的病理改变。

伴有异常增生的上皮过度角化可分为轻、中、重度异常增生三个等级,部分可进展为鳞状细胞癌(图 4-8-6)。轻度异常增生表现为上皮结构紊乱局限于下 1/3 处,细胞的非典型性轻微。中度异常增生表现为上皮结构紊乱延伸至中 1/3,细胞的非典型性增多。重度异常增生表现为上皮结构紊乱超过 2/3,合并明显的细胞非典型性变化。原位癌(carcinoma in situ)属于重度异常增生的最高级别,是局限于上皮内的恶变,没有突破上皮基底层而发生浸润,主要病理表现为全层或几乎全层细胞结构紊乱,合并细胞非典型性改变。在原位癌中常见非典型核分裂。非均质型口腔黏膜白斑具有较高的发生上皮异常增生、原位癌或鳞状细胞癌的危险。

口腔黏膜白斑是临床名称,可对应不同的病理组织学表现,伴有或不伴有上皮的异常增生。发生上皮异常增生的口腔黏膜白斑属于癌前病变,因此口腔黏膜白斑的病理诊断意义在于判断病变的性质,是否存在异常增生以及异常增生的级别。

(二)扁平苔藓

扁平苔藓(lichen planus)是一种病因不明的皮肤黏膜疾病,主要呈慢性、浅表性、非感染性炎性改变。

【发病】 本病的病因复杂,目前尚无明确诱导因素。目前认为,多种因素与扁平苔藓的发病有关,如局部的物理或化学刺激(慢性机械性损伤、药物、牙科材料)、细菌和病毒感染、全身性疾病,以及精神紧张和遗传因素等。近年来,有研究认为扁平苔藓可能是一种由辅助性 T 淋巴细胞(T4)和细胞毒性 T 淋巴细胞(T8)介导的免疫反应性疾病。病变早期以 T4 为主,T4 与 T8 的比例增高;后期以 T8 为主,多分布于基底膜区域,T4 与 T8 的比例下降。

【临床表现】 口腔扁平苔藓好发于 1％～2％的中年人群,40～49 岁的女性多见,女:男为(2～3):1。病变可发生在口腔黏膜任何部位(图 4-8-7),常为双侧对称性分布,舌、牙龈、唇、腭部和舌下等均可发生。10％～15％的患者存在皮肤受累。病变黏膜出现网状、线状、环状或树枝状的白色条纹状改变,条纹间黏膜变薄、萎缩呈红色。扁平苔藓根据病变形态可分为

Note

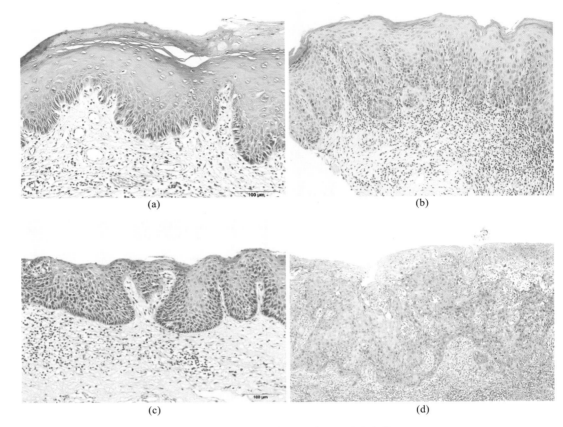

图 4-8-6　伴有异常增生的上皮过度角化

(a)口腔上皮轻度异常增生组织学表现(×100);(b)口腔上皮中度异常增生组织学表现(×100);

(c)口腔上皮重度异常增生组织学表现(×100);(d)口腔鳞状上皮原位癌组织学表现(×100)

网状型、丘疹型、斑状型、萎缩型、糜烂型和疱型六种类型,以网状型最为多见。

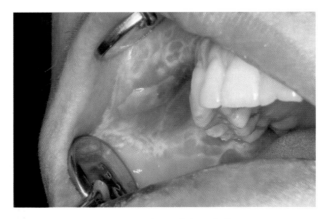

图 4-8-7　颊黏膜扁平苔藓

【病理变化】　扁平苔藓两个重要的诊断标准:①基底细胞层的变性和丧失;②上皮与固有层交界处出现淋巴细胞浸润带。病变可能是角化或过度角化,上皮可能坏死或萎缩。扁平苔藓白色条纹处主要为不全角化,可伴有混合角化;表层下颗粒层可见,棘层增厚;上皮钉突延长,不规则,似锯齿。黏膜发红部位上皮表层无角化,棘层萎缩,且结缔组织内血管可见扩张、充血(图 4-8-8)。上皮基底层细胞呈不同程度的空泡性变或液化,基底膜局部增厚,局部模糊不清,甚至消失(图 4-8-9)。在基底细胞液化显著的区域可见上皮全层与黏膜固有层剥离,形成上皮下裂隙。此裂隙是由基底细胞缺乏对固有层的黏附而引起的,不一定代表临床水疱。基底层与固有层交界处常见淋巴细胞密集浸润,呈带状分布。淋巴细胞浸润带一般局限于黏膜固有层内。黏膜上皮或固有层内可见均质嗜伊红的圆形或卵圆形小体,称为胶样小体(colloid body)或 Civatte 小体。目前认为胶样小体可能来源于凋亡的上皮细胞。

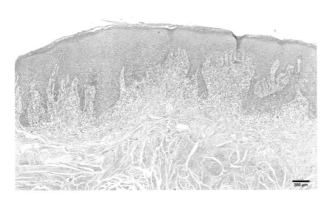

图 4-8-8 舌背黏膜扁平苔藓组织学表现(×40)

上皮钉突延长似锯齿,固有层内淋巴细胞带状浸润

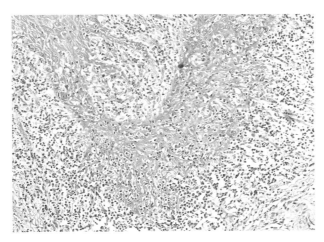

图 4-8-9 扁平苔藓组织学表现(×200)

上皮基底层细胞液化,基底膜消失

直接免疫荧光研究显示,纤维蛋白原在基底膜区呈线状沉积形成钟乳石样外观。胶样小体和基底膜区呈 IgM 阳性。此外,可见非特异性颗粒状(非线性)C3 沉积。

口腔扁平苔藓被认为是一种良性黏膜病变,0.1%~1.0% 的病例可发生癌变,被认为是一种癌前状态。目前有观点认为白斑样扁平苔藓有相对较高的异常增生和癌变风险。临床上应注意密切随访观察,必要时取活体组织送病理检查确诊。

(三)慢性盘状红斑狼疮

红斑狼疮是一种典型的自身免疫性疾病,常表现为多器官受累,包括皮肤、肌肉骨骼系统、血液学系统、中枢神经系统或肾脏等。慢性盘状红斑狼疮(chronic discoid lupus erythematosus)为慢性、复发性自身免疫性疾病,属结缔组织疾病的一种。红斑狼疮在临床上分为 6 个亚型:盘状红斑狼疮(DLE)、系统性红斑狼疮(SLE)、深在性红斑狼疮(LEP)、亚急性皮肤红斑狼疮(SCLE)、红斑狼疮综合征(LES)和新生儿红斑狼疮(NLE)。盘状红斑狼疮主要影响皮肤和黏膜。累及口腔的慢性盘状红斑狼疮,是红斑狼疮中最轻的一种。

【临床表现】　慢性盘状红斑狼疮主要发生于口颊部的皮肤与黏膜,全身多无损害,少数可有轻度内脏损害,少数病例可转变为系统性红斑狼疮。损害主要分布于日光照射部位,如面部、耳轮及头皮,少数可累及上胸部、手背、前臂、口唇及口腔黏膜。皮肤损害初起时为一片或数片鲜红色斑,绿豆至黄豆大,表面有黏着性鳞屑,掀起表面鳞屑的内面则可见附着其上的角质栓塞,呈棘状突起。皮肤损害范围会逐渐扩大,呈圆形或不规则,边缘色素明显加深,略高于中心。中央色淡,可萎缩、低洼,整个皮损呈盘状。鼻梁两侧面部的皮肤呈鲜红色斑,其上覆盖白色鳞屑,称为蝴蝶斑。口腔疾病表现为口腔溃疡样改变、颊黏膜网状红斑性病变(苔藓样)、腭或唇黏膜红斑斑疹和角化斑。皮损周围可见白色放射状条纹。盘状红斑狼疮和系统性红斑狼疮患者中,20%～45%的患者有口腔病变。

【病理变化】　上皮表层过度正角化或不全角化,交替性棘层增生和萎缩,增生明显时可呈假上皮瘤样增生(图4-8-10(a))。基底细胞空泡变性,基底膜增厚或模糊不清,与固有层之间可形成裂隙和小水疱。上皮-固有层交界面有密集淋巴细胞带状浸润,主要为T淋巴细胞。深部毛细血管扩张、管腔不规则,其内可见玻璃样血栓,血管周围有淋巴细胞浸润(图4-8-10(b))。上皮基底膜和血管基底膜增厚,间质黏蛋白沉积,PAS染色阳性。

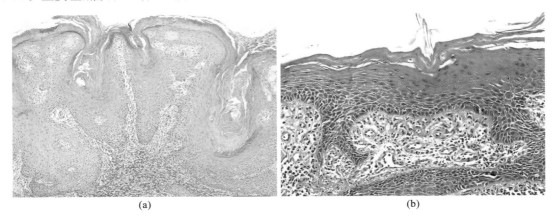

(a)　　　　　　　　　　　(b)

图4-8-10　慢性盘状红斑狼疮

(a)慢性盘状红斑狼疮(×40),上皮角化层可有剥脱,有时可见角质栓塞;(b)慢性盘状红斑狼疮(×200),基底膜增厚,固有层毛细血管扩张、管腔不规则,血管周围可见到类纤维蛋白沉积,结缔组织内有密集淋巴细胞浸润

口腔病变组织的上皮基底膜区域有免疫球蛋白、补体沉积,主要为IgG、IgM或IgA;有时可见纤维蛋白或纤维蛋白原沉积。直接免疫荧光技术可检测到沿基底膜形成细丝状或粗线状的荧光带,称为"狼疮带"(lupus band)。临床皮肤红斑狼疮带检测阳性对系统性红斑狼疮有较强的预测作用。

(四)口腔黏膜下纤维化

口腔黏膜下纤维化(oral submucous fibrosis)是一种慢性进展性疾病,以上皮下纤维化为特征,干扰口腔功能,是一种癌前状态,与口腔黏膜上皮异常增生和口腔癌的发生关系密切。咀嚼槟榔是其主要病因。

【临床表现】　本病好发于长期咀嚼槟榔果和槟榔叶的人群,印度、东南亚部分地区和我国部分地区为本病高发区,发病无性别差异。槟榔果和槟榔叶含有槟榔碱、丰富的铜和黄酮类化合物,可以促进胶原蛋白的合成,减少胶原降解,并可以转化成致癌物质亚硝胺。

患者早期口腔黏膜有烧灼感;口腔内表现为颊黏膜弹性降低,颊黏膜、软腭和舌可见弥漫

Note

性、苍白色大理石样的角化区域。晚期病变有绷紧、纤维化或典型的"钢琴丝"感觉,并出现进行性张口受限、言语和吞咽困难;口腔黏膜、软腭和嘴唇可见白色的纤维带,并可能存在红斑和溃疡等改变。白斑或红斑的出现通常预示着鳞状细胞癌的发生。

【病理变化】 疾病的特征性病理改变是结缔组织发生纤维变性,病变以黏膜上皮下积液形成小疱为起始,分为四个连续的阶段。第一阶段:固有层胶原纤维水肿伴成纤维细胞增生,以中性粒细胞为主的炎症细胞浸润,可见血管扩张。第二阶段:胶原纤维变粗、增厚,邻近上皮呈玻璃样变。成纤维细胞增生不明显。血管扩张更加明显,浸润的炎症细胞以中性粒细胞为主,包含淋巴细胞和少量浆细胞。第三阶段:以胶原蛋白透明化为特征,水肿消失,成纤维细胞增生消失,血管恢复正常直径,甚至因周围纤维组织增加而收缩。炎症细胞主要由淋巴细胞和浆细胞组成。第四阶段:致密的胶原纤维呈玻璃样变,取代固有层(图 4-8-11)。被覆上皮萎缩、钉突消失,可见角化异常。

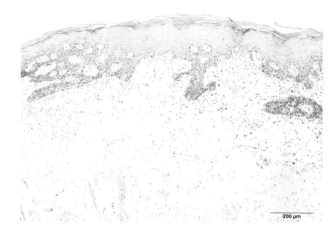

图 4-8-11　口腔黏膜下纤维化组织学表现(×40)
胶原纤维玻璃样变分隔下方肌束,伴淋巴细胞浸润

(五)口腔念珠菌病

口腔念珠菌病(oral candidiasis)是由白色念珠菌或其他念珠菌引起的、口腔最常见的真菌感染性黏膜疾病。念珠菌为条件致病菌,在 20%～50% 的人群中是共生菌,念珠菌培养阳性本身不能诊断口腔念珠菌病。局部口腔环境改变(如饮食过少)、局部免疫抑制(如局部使用抗生素或皮质类固醇)、全身使用抗生素或免疫抑制剂等情况,可诱发念珠菌感染。使用刮除病检或切取活检进行组织细胞学染色来鉴别菌丝是诊断念珠菌感染的主要方法。

【临床表现】 口腔念珠菌病包括念珠菌性口炎、念珠菌性唇炎、念珠菌性口角炎、慢性黏膜皮肤念珠菌病及艾滋病相关性口腔念珠菌病。口腔念珠菌性口炎有以下几种临床表现。

(1)急性假膜型念珠菌性口炎或鹅口疮:表现为黏膜上出现凝乳样白色丘疹和斑块,周围有红斑,可或不可擦除,伴有疼痛或敏感。

(2)急性红斑型念珠菌病:表现为局部疼痛,没有白色丘疹,HIV/AIDS 患者中表现为线状红斑性龈炎。

(3)慢性萎缩型念珠菌病:常累及上颌义齿接触的腭、龈黏膜,形态通常与该部位义齿的外形吻合。

(4)慢性增生型念珠菌病:通常以白色斑块的形式出现,类似于黏膜白斑或毛状白斑。常见于双侧口角内三角区。

(5)肉芽肿性念珠菌病:表现为增殖、结节、溃疡或肉芽肿形成,为白色念珠菌感染口腔黏膜所致的特异性肉芽肿性反应。

【病理变化】 在急性假膜型念珠菌性口炎中,假膜表现为变厚的角化层,由水肿分隔,中性粒细胞浸润、聚集形成微脓肿,使角化层易于分离。PAS 染色可显示上皮表层 1/3 处有大量垂直于表面的菌丝,呈亮红色。菌丝能够侵入上皮细胞,并以细胞内寄生的形式存在。黏膜固有层结缔组织内可见数量不等的淋巴细胞、浆细胞和巨噬细胞浸润。

慢性增生型念珠菌病表现为角化层增厚,其内包含微脓肿(图 4-8-12(a)、(b))和 PAS 染色强阳性的菌丝(图 4-8-12(c)),但数量相对较少。因为炎症和水肿较少,角化层不易分离。上皮棘层增生,钉突延长、圆钝。结缔组织内可见大量密集的炎症细胞浸润。研究表明,念珠菌能够诱导上皮增生,导致临床白斑病变,组织学上也可见细胞呈非典型性改变。

急性萎缩型念珠菌病菌丝较稀疏,固有层炎症细胞浸润较为密集。

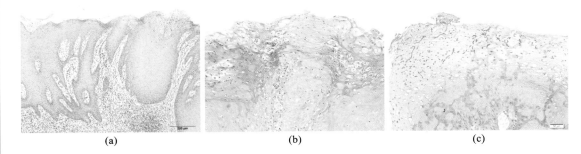

| (a) | (b) | (c) |

图 4-8-12 慢性增生型念珠菌病
(a)棘层增生,上皮钉突呈圆形,上皮内有中性粒细胞(×40);
(b)中性粒细胞浸润伴早期微脓肿形成(×200);
(c)白色念珠菌病(PAS 染色)(×200)

二、疱性疾病

(一)天疱疮

天疱疮(pemphigus)是一种少见的 B 淋巴细胞介导的自身免疫性皮肤黏膜疾病,预后较差。临床上分为四种类型:寻常型、增殖型、落叶型和红斑型。寻常型天疱疮常见于皮肤和口腔黏膜,口腔黏膜是多数患者的首要发病部位,约 60% 的病例是口腔病变先于皮肤病变。此外,许多寻常型天疱疮也可局限于口腔黏膜而无皮肤病变。

【临床表现】 本病的发病机制:上皮细胞间的桥粒芯蛋白-1 和桥粒芯蛋白-3 为自身抗原,导致桥粒结构破坏,上皮细胞间黏附丧失。

寻常型天疱疮常发生于 40～60 岁的人群,发病率为(0.08～3.2)/10 万。口腔病损常见于软腭和硬腭,其次是咽旁、牙龈及其他易受摩擦的任何部位。一般表现为皮肤疼痛和(或)口腔溃疡。病变可始于口腔黏膜的任何部位,最初时是充满液体的小水疱,由于位于基底膜上,易破裂(图 4-8-13)。与黏膜相比,皮肤上皮厚度增加,角蛋白层增厚,皮肤病变更容易出现松弛性小疱甚至大疱。疱破裂后,留下疼痛的糜烂面,疱边缘上皮可沿糜烂面大片剥落,即揭皮试验阳性或尼氏征阳性。糜烂面愈合后不留瘢痕。

【病理变化】 从水疱边缘取的活检样本显示黏膜上皮内棘层松解,基底层与棘层间形成皮内裂隙。裂隙腔内可见圆形、肿胀、染色质浓染的棘层松解细胞,即天疱疮细胞。基底细胞通过基底膜附着于固有层乳头表面,呈现"绒毛样"或"墓碑样"外观(图 4-8-14)。固有层浅层可见轻到中度的炎症细胞浸润。

直接免疫荧光染色显示免疫球蛋白 IgG 在上皮棘细胞间沉积,形成环绕细胞的绿色荧光

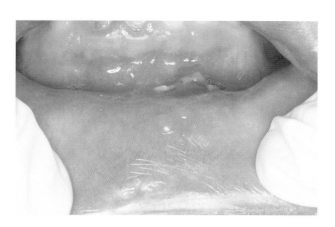

图 4-8-13　口腔寻常型天疱疮临床表现

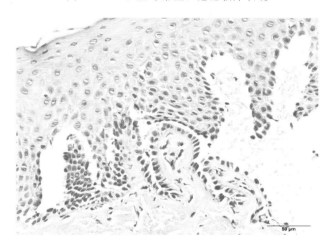

图 4-8-14　天疱疮组织学表现（×200）

上皮内棘层松解和上皮内疱形成，基底细胞附着于结缔组织乳头上方

网。少数情况可见 C3 和 IgA 沉积。

寻常型天疱疮患者需长期使用免疫抑制剂治疗，死亡率可高达 6%。

（二）良性黏膜类天疱疮

良性黏膜类天疱疮（benign mucosal pemphigoid）是一种自身免疫性的上皮下疱性疾病，主要发生于口腔、结膜等体窍黏膜，病程较缓慢。其潜在的发病机制是机体产生抗基底膜的多种自身抗体。严重后遗症包括声门下狭窄、气道阻塞、结膜瘢痕环和失明。

【临床表现】　常见于 50～70 岁中老年患者，女性患者多于男性患者（（1.5～2）：1）。几乎 100% 的良性黏膜类天疱疮患者有口腔黏膜受累，以牙龈黏膜受累最为常见。临床表现为疼痛，鲜红色、脱落的牙龈（剥脱性牙龈），可伴有出血，有时伴有溃疡（图 4-8-15），尼氏征阳性。原发口腔黏膜类天疱疮很少引起口腔黏膜瘢痕。本病愈合后可留有瘢痕，但不危及生命。眼部瘢痕性天疱疮如未经治疗，会导致睑球粘连、瘢痕形成和失明。

【病理变化】　病损部位的上皮全层完整剥脱，无棘层松解，基底细胞液化，形成基层下疱（图4-8-16）。结缔组织乳头层表面平滑，固有层浅表炎症细胞浸润，含有淋巴细胞和浆细胞，偶尔可见中性粒细胞和嗜酸性粒细胞。活检通常只显示上皮细胞脱落的片段和完整的基底细胞层。

直接免疫荧光染色显示 IgG、C3 和（或）基底膜区的 IgA 线性绿色荧光沉积。20%～40%患者血清中出现抗基底膜的自身循环抗体，仅发生口腔黏膜类天疱疮的患者通常未检测出循环抗体。

Note

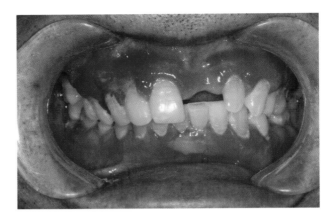

图 4-8-15　口腔良性黏膜类天疱疮临床表现

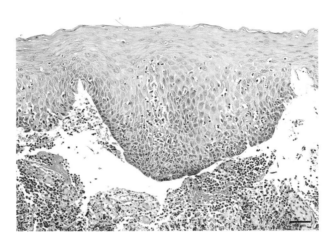

图 4-8-16　口腔良性黏膜类天疱疮的组织学表现（×200）

上皮全层完整剥脱，形成基层下疱

（三）单纯疱疹（herpes simplex）

疱疹性口炎是人类出生后 30 年内最常见的由单纯疱疹病毒（herpes simplex virus，HSV）感染引起的口腔黏膜病。大多数病例与 HSV-1 有关，部分病例与 HSV-2 有关。

【发病变化】　原发性感染在发病前有前驱症状，如咳嗽、低热、疲劳、头痛等。接着是急性发作的多个呈簇状聚集的水疱，疼痛明显。水疱破溃后可合并黏膜表面的溃疡。病变好发于唇黏膜、舌和牙龈。有自限性，易复发。原发性感染后，HSV 潜伏于感觉神经节或唾液腺，潜伏病毒可被再次活化，导致疱疹复发。健康宿主的复发性感染主要表现为唇疱疹，少见于硬腭黏膜和附着龈的角质化黏膜。黏膜表面常有 2～3 mm 的聚集性溃疡，边缘呈扇贝状，常因损伤（如晒伤）或外伤（如牙科治疗）而引起疼痛。免疫缺陷宿主的复发性感染表现为发生在口腔黏膜的任何部位的溃疡，如果发生在未角质化的黏膜上，则可能出现类似于阿弗他溃疡的溃疡。

【病理变化】　黏膜上皮表层过度不全角化，棘层中上部细胞呈气球样变和网状变性，细胞间桥消失，形成上皮内疱。感染 HSV-1 的上皮细胞可以融合形成多核细胞，也可表现为明显的气球样变，或染色质在细胞核周围凝结。气球样变细胞多位于水疱的底部，其胞核内可见"毛玻璃样"嗜双性的病毒包涵体。严重水肿的上皮细胞，胞壁破裂，残存的细胞壁相互连接呈网状，形成多房性水疱。结缔组织内水肿、充血和炎症细胞浸润。

本病患者易发生静脉血栓。血清中存在自身循环抗体和免疫复合体,并可出现纤维蛋白原水平增高,优球蛋白溶解时间延长。

三、溃疡性疾病

(一)复发性阿弗他溃疡

复发性阿弗他溃疡(recurrent aphthous ulcer,RAU)也被称为复发性口腔溃疡,发病率为30%～35%。RAU 的病因复杂,被认为是多因素综合作用所致,包括过敏原、压力、焦虑、局部机械创伤和激素。报道的食物过敏原包括肉桂、谷类食品、番茄、坚果、柑橘类水果和巧克力。在 40%的病例中观察到家族相关性。没有已知的细菌或病毒感染与 RAU 有关。

【临床表现】 RAU 具有自限性,通常会持续 10～30 天,直径从几毫米到几厘米不等。常见于口腔非角化黏膜,如颊黏膜、唇黏膜、软腭、口底、舌侧缘和舌腹。角化黏膜(附着龈及硬腭等)则很少发病。临床表现为灼痛的凹陷性溃疡,表面覆盖白色、灰色或黄色纤维素性假膜,溃疡周围包绕红色充血带(图 4-8-17)。病变分为轻型、重型和疱疹样三种类型。轻型 RAU 最为常见,占所有 RUA 的 80%,直径小于 1 cm,通常在 10～14 天愈合且没有瘢痕。重型 RAU 占所有 RUA 的 10%,直径大于 1 cm,通常需要数周或数月愈合,愈合后可能留有瘢痕。疱疹样 RAU 占所有 RUA 的 10%,表现为大量的针尖样溃疡(大于 10 个),可以合并成更大的溃疡。

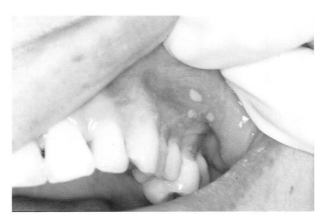

图 4-8-17 复发性阿弗他溃疡的临床表现

【病理变化】 溃疡由覆盖在表面的纤维素性假膜和下方的炎性肉芽组织组成。黏膜上皮在多种炎症细胞浸润下水肿、溶解、破溃、脱落,表面覆盖假膜。邻近的上皮呈海绵状改变,可见中性粒细胞聚集形成微脓肿,表面见细菌染色。也可见上皮细胞呈反应性非典型性改变:如基底细胞增生、核深染及轻度多形性。固有层肉芽组织内可见密集的急性(中性粒细胞)和慢性(淋巴细胞、浆细胞和嗜酸性粒细胞)炎症细胞浸润,有时累及浅表骨骼肌纤维。黏膜固有层内胶原纤维水肿、玻璃样变,伴毛细血管扩张充血、血管内皮细胞肿胀。

(二)白塞综合征

白塞综合征(Behcet syndrome)是由 Behcet 于 1937 年报道的口-眼-生殖器黏膜溃疡性病变。临床主要表现为口腔黏膜发生溃疡的同时或先后伴有眼、生殖器、皮肤病损,具有其中二者为不全型。少数出现心血管、神经、消化、呼吸、泌尿等多系统的病变。严重者预后不良,甚至危及生命。白塞综合征的病因尚不清楚。目前认为该疾病属于 HLA-B51 相关的自身免疫性血管炎。

【临床表现】 白塞综合征常见于青壮年人群,男性多于女性。口腔黏膜阿弗他溃疡通常

Note

是引起患者就医的特征。除了口腔病变,该综合征还包括眼部和生殖器的病变,表现为生殖器、外阴的皮肤上也会出现复发性阿弗他样病变;眼部病变包括虹膜炎和葡萄膜炎。由于小血管炎为该疾病的病理基础,2/3 的患者出现了红色结节性皮肤病变和非类风湿关节炎。在罕见的严重病例中,血管炎可导致血管血栓形成、脑神经麻痹和脑炎。

白塞综合征即使全身使用皮质类固醇也很难控制。因此,经常需要采用综合治疗。该病的病程在青年时期最为活跃,并经常恶化。随着患者年龄的增长,这种疾病变得更加可控,并常常进入永久性缓解期。

【病理变化】 白塞综合征的病理特点是在复发性阿弗他溃疡的基础上发生更加明显的血管变化。虽然病变可能仅表现为中性粒细胞或单核细胞的弥漫性浸润,但血管炎往往是淋巴细胞性或白细胞破壁性的,其中纤维蛋白沉积于小血管壁。

仅有局部损害者病情较轻,如出现系统损害则病情重。早期一般仅出现口腔、生殖器溃疡,出现眼部病变时,则预示已形成微血管炎,并将逐渐出现动脉血栓、破裂、出血以及中枢神经系统损害。因此,随时检查眼睛的变化,有利于掌握全身病情的发展。白塞综合征的防治关键在于及时发现、及时治疗可能引起严重后果的多系统多脏器病损。

（武汉大学口腔医学院 张佳莉）

能力检测

Note

第九章　常见的口腔黏膜软组织肿瘤及瘤样病变

学习目标

1. 掌握　牙龈瘤和口腔癌的组织病理学变化。
2. 熟悉　血管畸形和淋巴管瘤的组织病理学变化。
3. 了解　鳞状细胞乳头状瘤、纤维上皮息肉和口腔黏膜色素痣的组织病理学变化。

提要

　　口腔黏膜软组织肿瘤和瘤样病变,是发生于口腔黏膜上皮、固有层和黏膜下层软组织内的肿瘤和瘤样病变的总称,其组织形态多样,种类较多。本章主要介绍常见的、特征性的病变。

第一节　良性肿瘤和瘤样病变

一、牙龈瘤

牙龈瘤(epulis)是指牙龈局限性、慢性炎性增生,主要包括三种组织学类型:纤维性龈瘤、血管性龈瘤和巨细胞性龈瘤。好发于前牙区(约80%)和尖牙区(约50%)。女性较男性多见,其中血管性龈瘤常见于女性。以下将对纤维性龈瘤和血管性龈瘤进行具体介绍。

(一)纤维性龈瘤

【临床表现】　纤维性龈瘤(fibrous epulis)为质地较为坚韧的实性肿块,隆起于牙龈黏膜表面,有蒂或无蒂,粉红色外观类似于附近牙龈(图4-9-1)。在充血或炎症情况下色泽较深。有时,表面可见溃疡形成,并被覆黄色假膜。纤维性龈瘤的发病年龄广泛,好发于10～40岁人群。

创伤和慢性刺激,特别是龈下菌斑和结石是其主要病因。局部菌斑、结石去除不全以及手术切除不完全是纤维性龈瘤术后复发的主要原因。

【病理变化】　镜下观察,纤维性龈瘤由富含细胞的肉芽组织和成熟的胶原纤维束组成,含有多少不等的炎症细胞,以浆细胞为主。炎症细胞多在血管周围呈灶性分布于纤维束之间(图4-9-2)。约1/3的病例中,可见无定形的钙盐沉着和(或)纤维组织中的化生性骨小梁,溃疡区下方的骨化生多见。伴有钙化或骨化的纤维性龈瘤不必另作为一型,因为没有特殊的临床意义。

Note

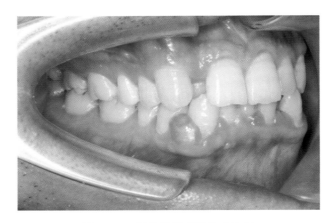

图 4-9-1　纤维性龈瘤的临床表现

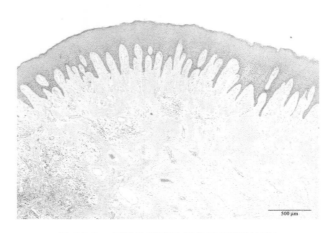

图 4-9-2　纤维性龈瘤的组织学表现(×20)
成熟的胶原纤维束交织排列,炎症细胞以浆细胞为主

（二）血管性龈瘤

【临床表现】　血管性龈瘤(vascular epulis)为牙龈上的紫红色包块,质地柔软,常伴自发性或轻伤后出血,局部可见溃疡(图 4-9-3)。临床名称可以是化脓性肉芽肿(pyogenic granuloma)或妊娠性龈瘤,这两种病变具有相同的组织学改变。

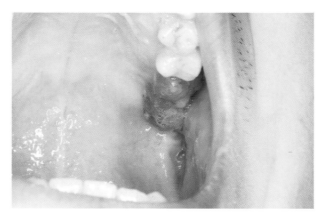

图 4-9-3　血管性龈瘤的临床表现

　　妊娠性龈瘤是妊娠期患者发生的化脓性肉芽肿，可发生于妊娠期的任何时间，但以妊娠前3个月多见。内分泌改变对血管性龈瘤有影响。妊娠性龈瘤可在分娩后自行缩小或消退，此时血管数量减少、胶原纤维增生，从而表现为纤维性龈瘤。妊娠性龈瘤手术治疗时易出血且难以控制，术后易复发。

　　【病理变化】　镜下观察，牙龈黏膜固有层血管内皮细胞呈实性片状或条索状增生，有时可构成分叶状结构。部分区域可见大量扩张的小血管和大的薄壁血管（图4-9-4）。间质较疏松，常伴水肿，可见慢性炎症细胞散在浸润。在溃疡下方结缔组织区域炎症明显。

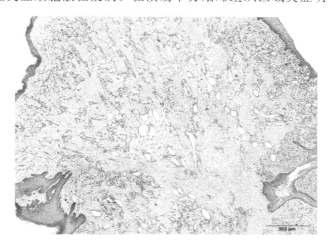

图4-9-4　血管性龈瘤的组织学表现（×20）

可见弥散的薄壁小血管，间质水肿与炎症细胞浸润

二、血管畸形与淋巴管瘤

（一）血管畸形

　　血管畸形（vascular malformation）是胚胎发育过程中血管的发育缺陷导致的血管结构异常，无内皮细胞增生。其主要分为三类：毛细血管畸形、静脉畸形和动静脉畸形。以下将对静脉畸形进行具体介绍。

　　静脉畸形（venous malformation）由不规则扩张的、血流动力学不活跃的薄壁大血管组成。病变边界多不清，进展缓慢，可出生时即有，多不会自行消退。多为局限性、孤立性的血管扩张，少数情况下可累及多个组织器官。

　　【临床表现】　好发于头颈部和躯体皮肤，约半数有内脏、肌肉和骨骼等深部组织受累。发生于皮肤者表现为单发或多发的皮下青紫色肿物，质地柔软，有压缩感，无明显搏动。通常随着患者的生长发育而生长，并随着静脉压增高而肿大。

　　【病理变化】　大体观察，肿物呈蓝色，柔软，与周围正常组织无明显界限。镜下观察，病变由形态不一的薄壁血管构成，管腔不规则扩张，相互吻合紊乱，腔内有红细胞充盈（图4-9-5）。管壁内衬一层扁平的血管内皮细胞，管壁周围平滑肌纤维稀少，外膜纤维样变性。血管内可见新鲜或机化的血栓，有时可见静脉石形成。

（二）淋巴管瘤

　　淋巴管瘤（lymphangioma）是指错构的淋巴管与正常淋巴系统相隔离形成的异常结构，是良性的淋巴管发育畸形，又称淋巴管畸形。淋巴管瘤主要分为海绵状淋巴管瘤、囊性淋巴管瘤（或囊性水瘤）和毛细淋巴管瘤三种类型。

　　【临床表现】　位于表浅黏膜的病变，肿块表面呈蛙卵样外观，表现为簇状排列的透明水疱

Note

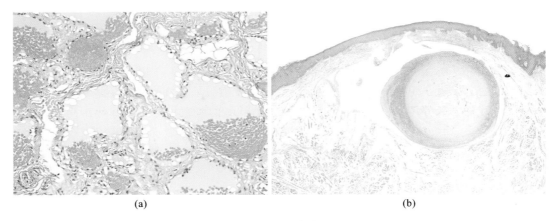

图 4-9-5　血管畸形

(a)静脉畸形(×100),管腔大小悬殊,管壁薄并被覆单层血管内皮细胞,管腔内充满红细胞;

(b)静脉石(×40),血管内可见静脉石形成

(图 4-9-6)。继发性出血可导致淋巴管腔内充盈血液,使病变呈紫色外观。当病变位于组织深部时,则表现为边界不清的柔软肿物。淋巴管瘤好发于头颈部的颈后三角和舌前 2/3,占所有病例的 50%~75%。男、女性发病率相同。大多数发生于 1 岁以内的婴儿,约 90% 进行性发展至 2 岁幼儿。

【病理变化】　镜下观察,薄壁淋巴管显著扩张,有时可形成较大的囊腔样结构(图 4-9-7)。不规则扩张的淋巴管紧接于黏膜上皮下方,通常替代了结缔组织乳头。病变可弥漫侵入邻近软组织,甚至扩展至深部结缔组织和骨骼肌。间质中可见数量不等的淋巴细胞,偶尔可见淋巴滤泡。淋巴管内衬扁平、单层的内皮细胞,管腔中含有粉染的蛋白样液体和少量淋巴细胞。在伴有继发性出血的病例中,一些管腔内也可含有红细胞。

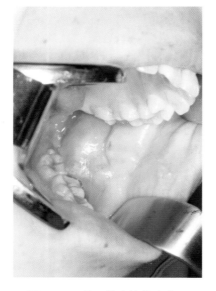

图 4-9-6　淋巴管瘤的临床表现

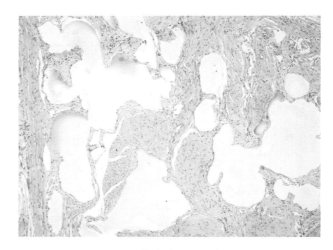

图 4-9-7　淋巴管瘤的组织学表现(×100)

黏膜上皮下可见显著扩张的淋巴管,管腔内含蛋白样液体

三、鳞状细胞乳头状瘤

鳞状细胞乳头状瘤(squamous cell papilloma)是指口腔黏膜上皮呈乳头状或疣状增生的

良性病变。据统计,约 5% 的病例与人乳头状瘤病毒(human papilloma virus,HPV)亚型 HPV6/11 感染有关。此外,携带人类免疫缺陷病毒的患者较健康人群更易发生鳞状细胞乳头状瘤。

【临床表现】 黏膜表面呈结节状、乳头状或疣状,质软、有蒂,可以是白色、淡红色或正常黏膜角化颜色。可发生于口腔黏膜的任何部位,常见于腭、唇、舌和牙龈黏膜。初期生长迅速,至一定的大小后生长停滞,通常表现为直径小于 0.6 cm 的单发病灶。发病年龄广泛,高发年龄为 20~50 岁。男、女性患者比例相当。

【病理变化】 病变黏膜的复层鳞状上皮增生,向外生长,呈指状突起。指状突起的中心可见纤维-血管结缔组织轴心,其内浸润数量不等的慢性炎症细胞(图 4-9-8)。上皮表层通常表现为过度不全/正角化,少数无角化。

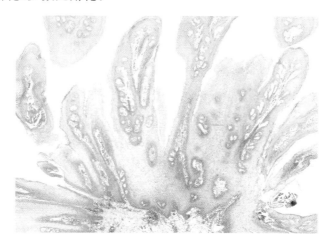

图 4-9-8 鳞状细胞乳头状瘤的组织学表现(×40)
鳞状上皮增生呈指状突起,其内伴纤维-血管结缔组织轴心

四、纤维上皮息肉

纤维上皮息肉(fibroepithelial polyp)是由局部刺激所导致的、口腔黏膜固有层纤维组织反应性增生形成的良性病变,又称刺激性纤维瘤,并非真性肿瘤。

【临床表现】 病变为表面光滑的结节,颜色与周围黏膜类似,或过度角化呈白色。口腔内局部轻微刺激可能是该病变的一个诱发因素。息肉直径为几毫米至几厘米,通常小于 1.5 cm,基底部可有蒂样缩窄。病损形成后,进入生长稳定期,维持一定大小数年不变。通常无明显症状,继发性的创伤性溃疡可有痛感。常见的发病部位依次为沿咬合线的颊黏膜、舌和牙龈。口腔其他部位黏膜亦可发生该病变。

【病理变化】 大体观,病变为被覆复层鳞状上皮的实性结缔组织肿块,切面苍白,无包膜。镜下观,病变通常由排列致密的成熟胶原纤维构成,少数情况下间质水肿,纤维排列疏松。病变区胶原纤维粗大,呈束状、旋涡状或不规则排列,与周围正常结缔组织相延续,无包膜结构(图 4-9-9)。被覆上皮萎缩,上皮表层呈过度不全/正角化,上皮钉突变短,上皮下固有层内慢性炎症细胞散在浸润。

手术切除后不易复发。为避免与其他良、恶性纤维源性肿瘤相混淆,切除组织应当送病理检查确诊。

五、口腔黏膜色素痣

色素痣(nevus pigmentosus)是黑色素细胞的良性增生性疾病,多见于皮肤,少数发生于

Note

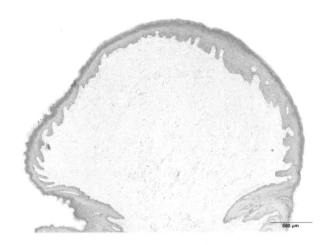

图 4-9-9　纤维上皮息肉(×20)

纤维组织排列致密,被覆上皮变薄

口腔黏膜。根据痣细胞的分布部位可分为交界痣、复合痣和黏膜内痣。其中,黏膜内痣最为常见,复合痣和交界痣相对较少。

【临床表现】　口腔黏膜色素痣的发生年龄广泛,以单发为主,累及两个及两个以上部位者少见。病变与黏膜表面平齐或稍隆起,直径多小于 0.5 cm,约 80% 呈黑褐色外观,约 20% 不见色素沉积。口腔黏膜色素痣的好发部位依次为牙龈黏膜、腭黏膜、颊黏膜、唇黏膜、牙槽嵴和唇红部黏膜。虽然口腔黏膜色素痣极少发生恶变,但其临床表现易与黑色素瘤相混淆。因此,取活体组织进行病理确诊是鉴别两者的主要手段。

【病理变化】　色素痣由圆形、多边形或梭形的痣细胞组成,细胞无异型性,主要呈巢状分布于上皮和结缔组织内。交界痣的痣细胞局限于上皮结缔组织交界区,多呈多边形,胞质透明或淡染,含均匀散在分布的细小黑色颗粒。复合痣位于上皮和结缔组织内,痣细胞呈圆形,随着位置变深细胞逐渐变小。黏膜内痣的痣细胞仅见于结缔组织内,由浅至深细胞逐渐变小(图4-9-10)。

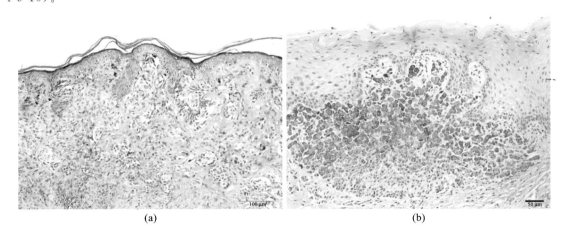

(a)　　　　　　　　　　　　　　　　　　(b)

图 4-9-10　口腔黏膜色素痣

(a)复合痣(×100),痣细胞位于上皮和结缔组织内;(b)黏膜内痣(×200),痣细胞位于上皮下结缔组织内

第二节 恶性病变

一、口腔癌

口腔癌又称口腔黏膜的鳞状细胞癌（squamous cell carcinoma），即口腔黏膜鳞状上皮细胞癌变，突破上皮基底膜并浸润破坏下方结缔组织和肌组织，具有早期局部颈淋巴结转移倾向。口腔癌约占口腔恶性肿瘤的 90％，较多见于男性。

口腔癌的发病因素复杂，病理机制仍有待研究。目前认为，吸烟是导致口腔癌发生的一个主要危险因素。而且，吸烟与酗酒的协同作用能显著增加口腔癌的发病风险。此外，咀嚼槟榔也是导致口腔癌发生的一个重要危险因素。

口腔黏膜的任何部位均可发生口腔癌，主要好发部位是舌、口底和牙龈，发生率超过口腔癌的 50％。在有咀嚼槟榔和烟草习惯的地域，发生于颊黏膜的口腔癌较为常见。

【临床表现】 口腔癌早期可表现为非均质型的白斑或红白斑样病损，临床症状不明显，需提高警惕，对病变组织进行活检以明确诊断。若病变进一步发展，可表现为弹坑状溃疡或菜花样增生等，并伴有疼痛、牵涉性耳部疼痛、口臭。口腔癌中晚期则表现为颌骨侵犯、颈部淋巴结肿大、疼痛明显、咀嚼吞咽困难、出血和消瘦。

【病理变化】 鳞状细胞癌的病损，肉眼观呈溃疡和（或）菜花样增生性改变。切面实性，呈灰白色或灰褐色，与深部软组织无明显界限。镜下观察，鳞状分化的癌细胞表现出不同程度的角化和非典型性，排列成大小不一、形状不规则的实性巢状、条索状结构。癌巢中央细胞呈正角化或不全角化，可出现层状角化物，称为角化珠（图 4-9-11）。癌巢内有时可见坏死形成。肿瘤间质通常伴有纤维结缔组织增生和数量不等的淋巴细胞浸润。癌旁的黏膜上皮可表现为不同程度的异常增生。

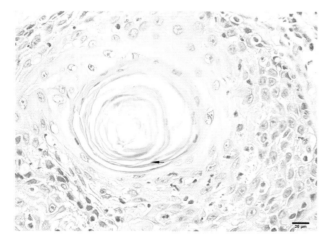

图 4-9-11 鳞状细胞癌（×400）
癌细胞间可见细胞间桥，中央见角化珠（箭头示）

根据肿瘤细胞的分化程度、细胞的非典型性等，口腔癌可分为高、中、低分化三个组织学等级：高分化鳞状细胞癌的癌巢类似于黏膜上皮——癌巢周边为基底细胞样细胞；内部呈棘细胞样，细胞间桥明显；癌巢中央角化珠易见。癌细胞核分裂象少见，非典型核分裂象不易见，癌细胞和胞核的异型性不明显（图 4-9-12（a））。中分化鳞状细胞癌的角化细胞和角化珠减少，非典型性

Note

细胞和胞核增多,可见非典型核分裂象,细胞间桥不明显(图 4-9-12(b))。低分化鳞状细胞癌细胞和胞核的异型性明显,非典型核分裂象易见,几乎见不到细胞角化和角化珠,细胞间桥消失(图 4-9-12(c))。鳞状细胞癌中,低分化型占比不到 10%,90% 以上为中、高度分化型。尽管角化出现在高或中分化鳞状细胞癌中,但并不能作为鳞状细胞癌组织学分级的独立评价标准。

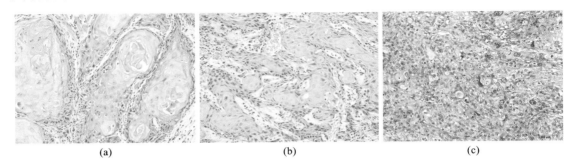

(a)   (b)   (c)

图 4-9-12 不同分化程度的鳞状细胞癌

(a)高分化鳞状细胞癌(×200);(b)中分化鳞状细胞癌(×100);(c)低分化鳞状细胞癌(×100)

  口腔癌局部侵袭性强,可浸润周围及深部的纤维、神经、血管、脂肪和腺体等,发生在牙龈和腭部的口腔癌可侵犯破坏颌骨组织。口腔癌可在早期发生颈淋巴结转移,根据肿瘤的发生部位,转移率由高到低依次为舌、磨牙后区、颊黏膜和牙龈。转移至颈淋巴结的鳞状细胞癌发生被膜外扩散通常提示预后不良。

二、恶性黑色素瘤

  恶性黑色素瘤(malignant melanoma)是皮肤或黏膜上皮内的非典型黑色素细胞增生形成的恶性肿瘤。常见于皮肤,头颈部黏膜黑色素瘤 50% 来源于口腔黏膜,占口腔恶性肿瘤的 0.5%。恶性黑色素瘤包括原位黑色素瘤和浸润性黑色素瘤。发生在任何部位的恶性黑色素瘤均可从原位进展到浸润阶段。

  【临床特点】 口腔黏膜黑色素瘤常呈雀斑样或结节状增生,表面呈黑色或灰褐色,边界不规则,直径为 1.5~4 cm。无色素者罕见。该肿瘤通常为无痛性,约 80% 原发于腭部、上颌牙槽或牙龈黏膜。其他部位有下颌牙龈、颊黏膜、口底和舌部。发病年龄在 20~80 岁,平均年龄为 55 岁,无明显性别差异。罕见发生于儿童。约 1/3 的病例可见黏膜表面溃疡,易发生颌骨侵犯。由于口腔内的恶性黑色素瘤病损较隐蔽,就诊时常为晚期,且多数伴有淋巴结转移,甚至超过半数远处转移至肺部或肝脏。该肿瘤预后较差,平均存活时间为 2 年,5 年生存率约 20%。目前,尚无证据表明口腔黏膜良性色素痣可演变为恶性黑色素瘤。

  【病理变化】 口腔黏膜黑色素瘤与皮肤的肢端雀斑样黑色素瘤相似,但佩吉特(Pagetoid)样侵犯不常见。早期,非典型黑色素细胞局限于黏膜上皮,有时仅见基底层少许增生的非典型黑色素细胞,称为原位口腔黑色素瘤,表现为非典型黑色素细胞散在或呈巢状分布于上皮-结缔组织界面。非典型黑色素细胞通常向表面侵犯,被覆上皮萎缩,常伴溃疡形成。

  若病变向下浸润至结缔组织,则进展成浸润性黑色素瘤(图 4-9-13)。当固有层内可见比上皮细胞更大的细胞岛时,则提示侵袭性生长,但通常细胞核分裂罕见。浸润性黑色素瘤常由片状或岛状的黑色素细胞构成,呈器官样或腺泡样排列。细胞多呈上皮样或浆细胞样,胞质浅染,含数量不等的黑色素颗粒,胞核大,核仁居中、明显。肿瘤局部区域可见片状和束状梭形细胞。少数情况下,梭形黑色素细胞呈编织状排列,构成肿瘤主体。

  恶性黑色素瘤细胞强表达 S-100、HMB-45 和(或)Melan-A,不表达角蛋白,可作为诊断和鉴别诊断的参考依据。Ki67 核增殖指数高提示预后不良。

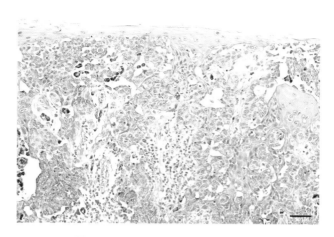

图 4-9-13　浸润性黑色素瘤(×200)
肿瘤侵及上皮和结缔组织

（武汉大学口腔医学院　张佳莉）

能力检测

Note

第五篇

唾液腺及唾液腺疾病病理

第十章　唾液腺组织

提　要

　　唾液腺(salivary gland)又称涎腺,属于外分泌腺,包括腮腺、下颌下腺、舌下腺和小唾液腺。小唾液腺分布于口腔黏膜的固有层和黏膜下层,按其所在部位分别命名为唇腺、颊腺、舌腺、腭腺、磨牙后腺等。唾液腺的功能主要是分泌唾液(saliva),唾液经导管排入口腔,具有湿润黏膜、溶解食物和促进消化等作用。

第一节　唾液腺的一般组织结构

　　唾液腺由实质和间质两个部分组成(图 5-10-1)。实质部分由分泌单位、肌上皮细胞和皮脂腺组成,分泌单位包括腺泡和导管系统;间质部分包括由纤维结缔组织形成的被膜与小叶间隔,其中有血管、淋巴管和神经穿行。

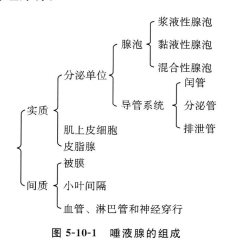

图 5-10-1　唾液腺的组成

一、分泌单位

分泌单位包括腺泡和导管系统（图 5-10-2），腺泡是腺体的分泌部，在腺泡内合成分泌物，并排出分泌物至导管。腺泡分为浆液性腺泡、黏液性腺泡和混合性腺泡三种类型（图 5-10-3）。导管系统是输送腺体分泌物的管道，可将分泌物排至口腔。导管系统分成闰管、分泌管和排泄管三个部分。

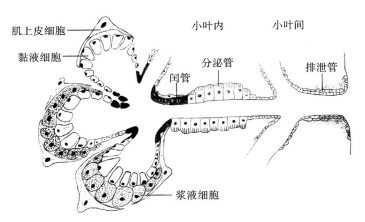

图 5-10-2　唾液腺分泌单位的结构模式图

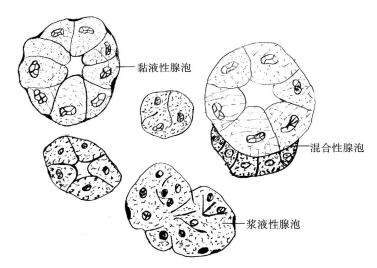

图 5-10-3　三种类型的腺泡模式图

1. 腺泡（acinus）　腺泡为连接于最细小导管末端的盲囊，由数个单层腺上皮细胞组成，呈球状或管状。腺泡中央是一狭窄的腺泡腔，腺泡位于基底膜上。腺上皮细胞顶端带有微绒毛，通向腺泡腔，分泌物被释放到腺泡腔。在腺上皮细胞与基底膜之间有肌上皮细胞，该细胞能协助腺泡将分泌物排出。各型腺泡在形态、结构和分泌物性质等方面各不相同。

（1）浆液性腺泡：由浆液细胞组成，呈球状，腺泡腔常不明显。分泌物稀薄，呈水样，含大量唾液淀粉酶和少量黏液，因此，浆液细胞更准确的名称应为浆黏液细胞（seromucous cell）。浆液细胞主要表达 α-淀粉酶。

光镜下，浆液细胞呈锥形，基底部较宽，附着于基底膜上，尖端朝向腺腔。细胞核圆形，染色深，位于细胞基底部 1/3 处。细胞质嗜碱性，顶端含大量圆形分泌颗粒，即酶原颗粒（zymogen granule）。其直径约为 1 μm，糖原染色（PAS 染色）阳性（图 5-10-4）。浆液细胞以

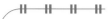

胞吐的方式将分泌颗粒内的物质排入腺泡腔内。分泌颗粒的数量与分泌周期相关。在分泌静止期,分泌颗粒较多;当浆液细胞处于分泌状态时,分泌颗粒逐渐减少,细胞体积变小,细胞核增大,核仁明显。

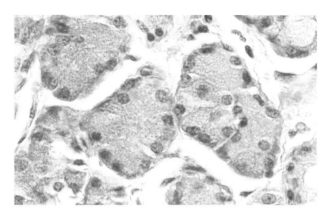

图 5-10-4　浆液细胞

电镜下,浆液细胞具有合成、储存和分泌蛋白质的细胞特征,细胞核染色质随细胞的分泌阶段而改变。在分泌早期,细胞核内主要是常染色质,分泌后期主要是异染色质。细胞质内细胞器丰富,高尔基复合体位于细胞核的上方和侧方,粗面内质网平行排列于细胞核的底部和侧面,其间夹杂有许多棒状线粒体。浆液细胞内充满分泌颗粒,有单位膜包绕。当浆液细胞处于分泌状态时,分泌颗粒的膜与细胞膜融合,通过胞吐的方式向外排出分泌物,属局浆分泌方式。浆液细胞内还散在分布游离核糖体、溶酶体、过氧化物酶体、微丝、微管以及张力原纤维等。浆液细胞顶端游离面有微绒毛,腺泡腔常延伸到浆液细胞之间,形成末端封闭的细胞间小管。在浆液细胞顶部和细胞间小管末端,可见由紧密连接、中间连接和桥粒三者联合形成的连接复合体。相邻细胞间的细胞膜折叠并互相嵌合,基底部细胞膜折叠更密,使基底部面积增大,这是浆液细胞将血液中的电解质和水转化为唾液的功能反映(图 5-10-5)。

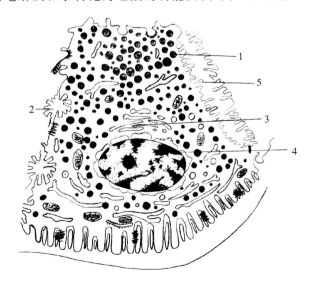

图 5-10-5　浆液细胞的超微结构示意图
1.酶原颗粒;2.细胞间小管横断面;3.高尔基复合体;4.细胞核;5.细胞间小管纵断面

(2)黏液性腺泡(mucous acinus):由黏液细胞组成,呈管状,分泌物较浆液细胞黏稠,主要成分是黏蛋白,酶成分较少。

光镜下,黏液细胞呈锥形,体积较大。细胞核位于细胞基底部,分泌物较多时,细胞核扁平,染色较深,而分泌物较少时,细胞核较大,染色变浅。细胞质呈弱嗜碱性,内含丰富的分泌颗粒,即黏原颗粒(mucinogen granule)。在切片制作过程中,黏原颗粒常被破坏,在细胞质中呈透明网状结构,染色较浅(图5-10-6)。网架由细胞质和沉淀的黏原所构成,微嗜碱性,PAS染色阳性。

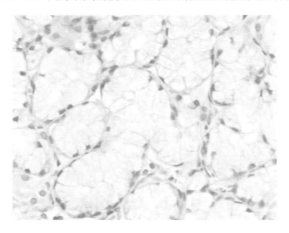

图 5-10-6 黏液细胞

电镜下,黏液细胞内含有较多的高尔基复合体,糖类合成活跃。粗面内质网、线粒体主要集中在黏液细胞的基底部和侧面,数量较少。在黏液细胞的顶端聚集有大量透明的分泌颗粒,分泌颗粒大小不等,形状不规则。分泌颗粒通过胞吐方式排入腺泡腔内,也属局浆分泌方式。相邻黏液细胞间可见细胞间小管、连接复合体。细胞膜折叠形成的指状突起较浆液细胞少,但在下颌下腺中,黏液细胞基底部的细胞膜伸出许多细长的皱褶,越过黏液细胞基底侧,甚至伸到相邻细胞间的隐窝内,此特征较腮腺更明显(图5-10-7)。

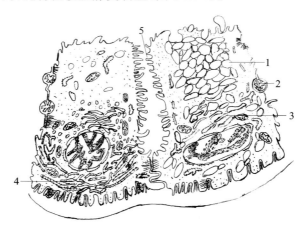

图 5-10-7 黏液细胞的超微结构示意图

1.黏原颗粒;2.细胞间小管横断面;3.高尔基复合体;4.粗面内质网;5.细胞间小管纵断面

(3)混合性腺泡:由黏液细胞和浆液细胞组成。黏液细胞构成腺泡的大部分,与闰管相连,分泌物直接排入腺泡腔;浆液细胞呈新月状覆盖于腺泡盲端的表面,称为半月板(图5-10-8),其分泌物经细胞间小管排入腺泡腔内。现采用液氮快速固定、冷丙酮中四氧化锇快速置换的方法制备腺体组织样品,电镜观察可发现浆液细胞和黏液细胞在腺泡腔周围呈整齐的单层排列,而未见到浆液细胞的半月板结构。原因可能是采用传统方法制备的组织学切片或电镜样品中,由于分泌颗粒膨胀,黏液细胞体积增大而占据原本属于浆液细胞的位置,浆液细胞被推移至腺泡基底部(图5-10-9)。

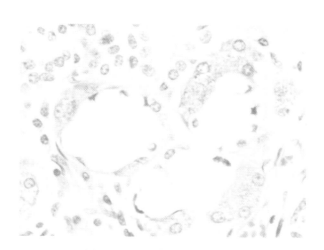

图 5-10-8　混合性腺泡半月板

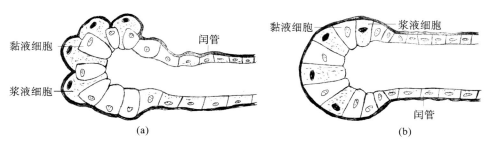

图 5-10-9　混合性腺泡

（a）传统方式固定结构模式图：浆液细胞位于腺泡周围，形成半月板结构；
（b）液氮快速固定结构模式图：浆液细胞和黏液细胞围绕腺泡腔呈整齐的单层排列

2.导管系统　唾液腺导管系统呈复杂的分支状结构，分为闰管、分泌管和排泄管三个部分。闰管一端与腺泡腔相连，另一端逐渐汇合形成分泌管，闰管、分泌管走行于腺小叶内，又称为小叶内导管；分泌管汇集形成排泄管，其穿行于小叶间结缔组织中，又称为小叶间导管。导管管径由细变粗，上皮细胞由立方状变为柱状，由单层逐渐变为复层，至口腔开口处变为复层鳞状上皮（图 5-10-10）。

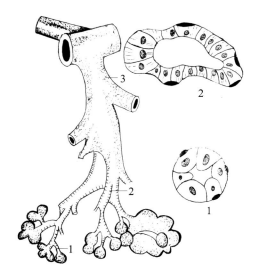

图 5-10-10　唾液腺导管系统结构模式图

1.闰管；2.分泌管；3.排泄管

Note

（1）闰管（intercalated duct）：连接腺泡与分泌管，是唾液腺导管系统最细小的终末分支部分。闰管位于腺小叶内，长短不一。通常在黏液性腺泡多的腺体中，闰管较短；黏液性腺泡少的腺体中，闰管较长。而在纯黏液腺中，无闰管，由腺泡与排泄管直接相连。腮腺中的闰管较长，且有分支，比较容易观察。

光镜下，闰管上皮细胞呈矮柱状或立方状，细胞核位于细胞中央，圆形且较大，几乎占据细胞质的大部。细胞质较少，染色淡（图 5-10-11）。电镜下，闰管上皮细胞内细胞器较少，仅见少量粗面内质网位于细胞质底部，高尔基复合体位于细胞质顶部，在靠近腺泡端的闰管上皮细胞内可见少量分泌颗粒，闰管上皮细胞顶部有微绒毛突入腺泡腔，侧面有指状突起互相交错，相邻细胞间近腔面有连接复合体，深部有桥粒连接。在闰管细胞与基底膜之间有肌上皮细胞。

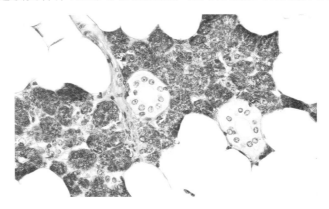

图 5-10-11　闰管

闰管细胞可能具有干细胞（stem cell）的作用，可分化为腺泡细胞、肌上皮细胞、分泌管细胞。Eversole 等提出的半多能双储备细胞理论，认为闰管细胞是唾液腺再生和肿瘤形成的细胞来源。

（2）分泌管（secretory duct）：与闰管相延续，由闰管汇集而成，位于腺小叶内，在常规切片中很容易观察。国内多数学者认为，在接近闰管端的分泌管外周附有肌上皮细胞。

光镜下，分泌管管壁由单层立方状细胞逐渐转变为单层柱状细胞，细胞核圆形，位于细胞中央或偏向基底部。细胞质丰富，呈强嗜酸性。细胞基底部有许多纵纹，且与基底膜垂直，故又称为纹管（striated duct），为分泌管的主要特征（图 5-10-12）。电镜下，细胞核周围有少量粗面内质网和高尔基复合体，细胞顶部胞质内有滑面内质网、游离核糖体、溶酶体，细胞腺泡腔面有短的微绒毛，相邻细胞间有指状突起、连接复合体和桥粒等结构。在细胞基底部，细胞膜向内折叠形成许多垂直于基底部且深的皱褶，其间夹有纵行排列的线粒体，即构成了光镜下所见的纵纹，此结构与肾小管上皮细胞相似，是转运水和电解质的组织学表现。

当分泌物流经分泌管时，导管细胞具有主动吸收钠、排出钾，并转运水的功能，从而调节唾液的量和渗透压，此功能受到肾上腺皮质分泌的醛固酮等激素的调节。细胞内还含多种酶，如ATP 酶、琥珀酸脱氢酶、碳酸酐酶等，参与唾液某些成分的代谢，并为其浓缩提供能量。

（3）排泄管（excretory duct）：与分泌管相延续，起始于腺小叶内，出小叶后穿行于小叶间结缔组织中。排泄管由分泌管汇集而成，管径较粗，管壁上皮细胞由单层柱状细胞渐变为假复层或复层柱状上皮细胞（图 5-10-13），有时可见大嗜酸性粒细胞，最后，各排泄管再汇合，形成总排泄管，开口于口腔黏膜，开口处管腔上皮移行为复层鳞状上皮，与口腔黏膜上皮相融合。

排泄管管壁上皮内可有许多小的基底样细胞，即储备细胞。该细胞可能发挥干细胞的作用。在慢性炎症、导管结石的情况下，排泄管上皮可化生为纤毛柱状上皮、复层鳞状上皮和黏液细胞。

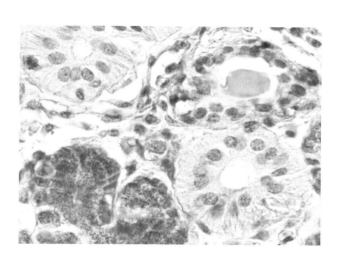

图 5-10-12　分泌管

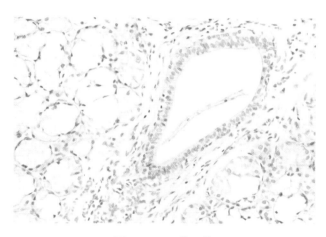

图 5-10-13　排泄管

二、肌上皮细胞

肌上皮细胞(myoepithelial cell)位于腺泡和小导管的上皮细胞周围,其外围是基底膜。每个腺泡一般有 1 个肌上皮细胞,也可以有 2 个或 3 个。肌上皮细胞存在于腺泡及闰管外表面。分泌管外周是否有肌上皮细胞,尚存在争议。国内多数学者认为,靠近闰管端的分泌管有肌上皮细胞存在。肌上皮细胞具有上皮细胞的一些特征,如细胞内含角蛋白,与腺上皮细胞间以桥粒连接。有学者认为,肌上皮细胞可能来源于原始多潜能唾液腺导管细胞。

光镜下,肌上皮细胞体积较小,扁平状,伸出 4～8 个树枝状突起,这些突起彼此连接成网,呈放射状包绕腺泡和小导管表面,形似篮子,故又称篮细胞。细胞核较大,呈扁圆形,几乎占据整个细胞。肌上皮细胞在一般光镜下不易辨认,有时仅能依稀辨认出细胞核,若新鲜腺组织经过铍酸处理,则清晰可见。电镜下,可见高尔基复合体位于细胞核周围,粗面内质网、线粒体散在分布,微吞噬小泡位于细胞膜内侧,有时可见脂滴。肌上皮细胞的突起内充满纵向排列的细丝,直径为 6～10 nm,肌微丝之间可见电子密度高的致密小体(图 5-10-14),此结构与平滑肌细胞中肌微丝(myofilament)相似。免疫组织化学和免疫荧光染色证实,该细胞内含肌动蛋白和肌球蛋白,因此,肌上皮细胞具有收缩功能,可以协助腺细胞和导管细胞排出分泌物。

Note

143

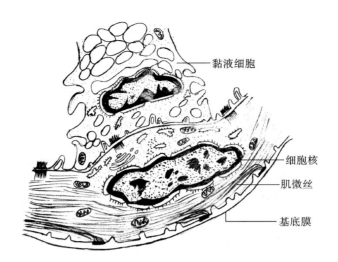

图 5-10-14　肌上皮细胞的超微结构模式图

三、皮脂腺

唾液腺组织内含有类似皮肤附属器的皮脂腺（sebaceous gland）结构，由 Hamperl 在 1931 年首次报道，其后陆续被其他学者所证实。大唾液腺中所含皮脂腺的数量不等，在腮腺中比较常见，下颌下腺中较少，而舌下腺中没有。据报道，42％的腮腺含有皮脂腺，而下颌下腺只有 5％含有皮脂腺。

皮脂腺细胞位于闰管或纹管壁内，有的孤立存在，有的聚集成大小不一的皮脂腺，外被基底膜明显，通过憩室样结构与小叶内导管相连（图 5-10-15）。皮脂腺的中心细胞细胞质丰富，呈空泡状，富含脂质，周围细胞扁平，胞核呈圆形或卵圆形。随着皮脂腺的发育成熟，皮脂腺细胞的胞核逐渐变得不规则或固缩，最终消失。在分泌过程中皮脂腺细胞发生崩解，混同其分泌物一起排到管腔，崩解的皮脂腺细胞则由基底样细胞增殖补充，此种分泌方式属全浆分泌。

目前唾液腺组织中出现皮脂腺的原因尚不清楚。有学者认为，唾液腺实质细胞具有皮脂腺分化潜能。唾液腺某些肿瘤或瘤样病变中可出现皮脂腺结构，如皮脂腺腺瘤、皮脂淋巴腺瘤、腮腺囊肿、多形性腺瘤等。

四、结缔组织

含有血管、淋巴管和神经的纤维结缔组织构成唾液腺的间质。纤维结缔组织包绕腺体形成被膜，由被膜分出纤维间隔伸入腺体内，将腺体分隔成许多腺叶和腺小叶，小唾液腺没有被膜。血管、神经、淋巴管和导管均伴随结缔组织出入腺体。结缔组织中有成纤维细胞、巨噬细胞、浆细胞和淋巴细胞等，免疫细胞能分泌多种免疫球蛋白，发挥抗菌作用。

腺体的分泌活动主要受神经的支配，但有些小腺体有自主分泌活动。支配唾液腺分泌的神经有交感神经（肾上腺素能）和副交感神经（乙酰胆碱能），这两种神经兴奋，均可引起唾液分泌增加，但以副交感神经的作用为主。交感神经纤维受刺激可导致蛋白质分泌，唾液分泌量少而黏稠，有机成分较多；副交感神经纤维受刺激可调节水和电解质的分泌，唾液分泌量多而稀薄，富含水分和盐类，有机成分较少。除神经递质的调节作用外，雌激素、糖皮质激素、肽类激素等对唾液成分也有一定的调节作用。

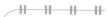

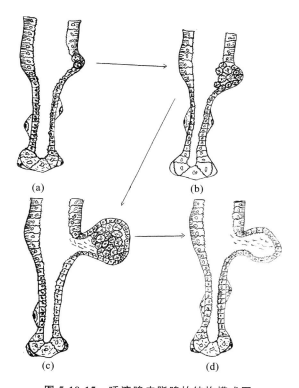

图 5-10-15 唾液腺皮脂腺的结构模式图
(a)孤立的皮脂腺细胞；(b)(c)细胞聚集成皮脂腺；(d)全浆分泌

第二节 唾液腺的分布及组织学特点

一、腮腺

腮腺(parotid gland)是唾液腺中最大的一对，位于外耳前下方、下颌后窝内及下颌支的深面。腮腺呈楔形，底呈三角形向外，尖向前内，分为深、浅两叶。浅叶较大，位于咬肌后部的表面，深叶位于下颌支后内侧，突入下颌后窝内，可将下颌支后缘或穿行于腺体内的面神经作为分界线。腮腺导管在腺体前缘穿出，在颧弓下约 1.5 cm 处与颧弓平行越过咀嚼肌表面，开口于上颌第二磨牙相对的颊黏膜上。半数人的腮腺有副腺体，多位于腮腺导管上方，通过分支导管与腮腺总导管相连，其组织结构与主腺体相同。腮腺分泌物为水样液体，含大量唾液淀粉酶。

腮腺属于纯浆液腺，全部由浆液性腺泡组成，仅在新生儿腮腺中可见少量黏液细胞。腮腺的闰管长且有分支；分泌管多，染色较浅，与深色的腺泡形成鲜明的对比(图 5-10-16)。腮腺表面有完整而坚韧的结缔组织被膜，由被膜分出纤维间隔伸入腺体内，将腺体分隔成许多腺叶。

腮腺内常存在淋巴组织，尤其近表面部分常可见到小的淋巴结，5%～10%淋巴结髓质内可见腺泡及导管结构。有时淋巴组织呈壳样围绕在腮腺腺叶外围，颈上区淋巴结髓质亦可有唾液腺组织，这些结构是唾液腺发生良性淋巴上皮病变、腺淋巴瘤和恶性淋巴瘤的组织学基础。腮腺内常见大量的脂肪组织，并随年龄增长而增多。部分腺体在闰管和分泌管交接处，可见典型的皮脂腺结构；在大导管上皮细胞间可有少量含黏液的杯状细胞，可因慢性炎症而增

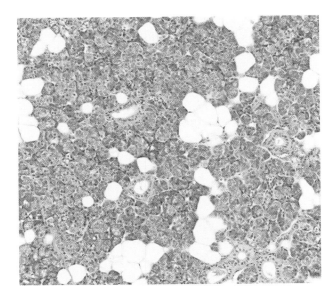

图 5-10-16　腮腺

多;在腮腺导管中,可见呈针状、指状或板状的晶样体,呈嗜酸性,一般认为它是导管上皮细胞的产物,可引起周围组织炎症,也可形成结石中心的核。

二、下颌下腺

下颌下腺(submandibular gland)略呈卵圆形,大部分位于下颌下三角内,小部分在下颌舌骨肌游离缘的后上方。颈深筋膜浅层包绕腺体形成被膜,下颌下腺导管自腺体内侧面发出,沿口底黏膜深面前行,开口于舌系带两侧的舌下肉阜。下颌下腺分泌物较腮腺黏稠,除含唾液淀粉酶外,还含有较多黏蛋白。

下颌下腺为混合腺,以浆液性腺泡为主,有少数黏液性腺泡和混合性腺泡。在混合性腺泡中,浆液细胞较小而少,形成明显的半月板。下颌下腺的闰管较短,不易辨认,分泌管较腮腺长,黏液性腺泡多呈聚集状(图5-10-17)。在腺体表面或其附近可见几个淋巴结。部分下颌下腺可见少量的皮脂腺,较腮腺少。

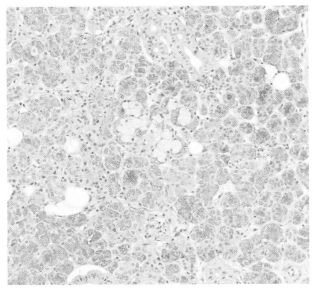

图 5-10-17　下颌下腺

三、舌下腺

舌下腺(sublingual gland)是三大唾液腺中最小的一对,呈扁长圆形,位于口底黏膜的深面、下颌舌骨肌上方的舌下间隙内。由一对较大的腺体和若干个较小的腺体组成,腺体被膜不明显。舌下腺的导管有大、小两种。大导管沿颌下腺导管外侧,与下颌下腺管汇合或单独开口于舌下肉阜;小导管汇合后开口于下颌下腺导管或直接开口于舌下肉阜,也有的小导管直接开口于舌下皱襞处。舌下腺分泌物较黏稠,含大量黏蛋白及少量唾液淀粉酶。

舌下腺是混合腺,以黏液性腺泡为主,有少量混合性腺泡,浆液性腺泡仅见于混合性腺泡半月板。舌下腺的闰管及分泌管发育不良,腺泡可直接与小的排泄管相连(图5-10-18)。三大唾液腺的组织结构特点见表5-10-1。

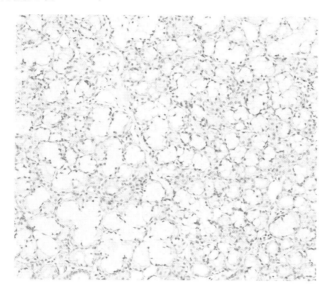

图 5-10-18 舌下腺

表 5-10-1 三大唾液腺的组织结构特点

	腮腺	下颌下腺	舌下腺
腺泡	浆液性腺泡	以浆液性腺泡为主,有混合性腺泡	以黏液性腺泡为主,有混合性腺泡
导管系统	闰管长且有分支;分泌管多	闰管较短,不易辨认;分泌管发达,较腮腺长	闰管及分泌管发育不良
其他	常伴有淋巴组织及大量脂肪组织,部分腺体可见皮脂腺	可见弥散淋巴组织,部分腺体可见少量皮脂腺	腺体内无淋巴组织及皮脂腺

四、小唾液腺

小唾液腺位于口腔黏膜的固有层和黏膜下层,按其所在部位进行命名。唇、颊、磨牙后区、舌、腭等处是小唾液腺的主要分布区域,这些部位也是黏液囊肿和唾液腺肿瘤的好发部位。

唇腺、颊腺及磨牙后腺属混合性腺,以黏液性腺泡为主(图5-10-19)。唇腺结缔组织中的浆细胞能形成并分泌大量具有免疫作用的IgA,是唾液中分泌型IgA的主要来源,其浓度比腮腺高4倍。此外,唇腺活检可作为舍格伦综合征的诊断方法之一。

舌腭腺、腭腺属纯黏液腺。舌腭腺位于舌腭皱襞的咽部黏膜下,也可从舌下腺后部延伸至

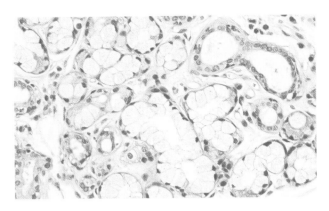

图 5-10-19　唇腺

软腭；腭腺位于硬腭的腺区、软腭和悬雍垂。

舌腺分为舌前腺、舌后腺、味腺三组。舌前腺位于舌尖腹面、舌系带两侧的口底黏膜下，属混合腺，以黏液性腺泡为主，导管开口于舌系带两侧；舌后腺位于舌的两侧和舌根部黏膜下，是纯黏液腺；味腺，又称冯·埃布纳腺（von Ebner 腺），是纯浆液腺，位于轮廓乳头环沟下方的舌肌纤维束之间，导管开口在轮廓乳头的沟内和叶状乳头之间的沟内。

第三节　唾液腺的功能及增龄性变化

一、唾液腺的功能

唾液腺最主要的功能是产生和分泌唾液。正常情况下，人每天唾液分泌量为 1000～1500 mL。据统计，25% 的唾液来自腮腺，60% 来自下颌下腺，5% 来自舌下腺，10% 来自小唾液腺。每天产生的唾液 80%～90% 是机体受到刺激的结果，主要是味觉和进食时的咀嚼刺激。唾液的分泌量受到大脑皮质的控制，也会受到饮食、环境、年龄及情绪或唾液腺病变等的影响。唾液是无色、无味、近中性的低渗液体，主要成分是水，约占唾液量的 99%，pH 为 6.7～7.4。唾液中含有许多有机物和无机物，无机离子主要是钾离子、钠离子、氯离子、钙离子、氟离子、磷酸根和碳酸氢根；有机物主要是糖蛋白、黏蛋白、多种免疫球蛋白、唾液淀粉酶、溶菌酶、氨基酸等。此外，唾液还含有凝血因子、血浆白蛋白、葡萄糖、枸橼酸、乳酸、皮质类固醇等。唾液具有溶解食物、帮助消化、湿润黏膜、防御保护、抗菌抑菌等功能。随着对唾液研究的深入，临床上可利用唾液的成分及其变化来监测个体的健康状况及诊断疾病。唾液取样简单，操作方便，将成为医学发展的趋势。

1. 消化功能　口腔进行咀嚼活动，唾液将食物湿润、乳化、溶解，为味觉的产生和酶的消化提供条件。唾液中的味觉素不仅对味蕾的发育和成熟至关重要，对味觉功能的维持也具有重要作用。浆液细胞分泌物中含有 α-淀粉酶，是唾液中的主要消化酶，可将食物中的碳水化合物分解为具有 1～4 个糖苷键的寡糖，以便于食物在胃中进一步消化。舌下腺分泌的脂肪溶解酶，与胃液中的酶产生协同作用，将甘油三酯分解为甘油二酯和脂肪酸。

2. 润滑、防御、保护功能　唾液可以湿润口腔黏膜，防止口腔干燥，其润滑性和高黏性，使口腔各部自由活动，便于咀嚼、吞咽和发音。唾液有一定的液体张力和流速，对口腔黏膜和牙齿有冲刷、机械清洗作用。唾液中的黏蛋白和富脯氨酸蛋白可吸附于口腔黏膜和釉质表面，形成保护屏障,抵御外来的毒性刺激。唾液中高浓度的钙离子和磷酸盐可使牙表面的离子交换向着牙内部进行,有利于病损区域的再矿化。唾液中的碳酸氢根和磷酸根具有缓冲作用,可改变菌斑内的 pH,抑制脱矿,从而减少龋病的发生。此外,人唾液中还存在低浓度的上皮生长因子,具有促进口腔黏膜和上消化道创伤的修复作用。

3. 抑菌、抗菌功能 唾液内的溶菌酶、过氧化物酶、乳铁蛋白和免疫球蛋白可抑制微生物生长,预防口腔内感染。溶菌酶可水解革兰阳性菌细胞壁上的黏多糖和黏多肽的某些成分,使细菌对溶解作用敏感,因而具有抗菌的特性。分泌型 IgA 在黏膜的局部免疫中起重要作用。α-淀粉酶除主要发挥消化作用外,还对淋病奈瑟球菌具有抑制作用。近年研究发现,人类唾液中存在一种因子,可以阻断艾滋病病毒从感染的细胞中溢出。

唾液在行使防御、保护功能的同时,又是细菌的良好培养基,细菌聚集在口腔内,在一定条件下,可以引起口腔疾病。循环血液中的病毒(如乙型肝炎病毒),也可以进入唾液,通过唾液传染人体。

4. 内分泌功能 腮腺的分泌管上皮细胞可能分泌一种称为腮腺素(parotin)的蛋白类激素,其功能是维持腮腺的正常分泌活动,并对骨、软骨、牙齿等的正常发育和钙化具有一定的促进作用。下颌下腺分泌管细胞还储存和分泌某些生物活性物质,如神经生长因子和表皮生长因子。神经生长因子可以刺激交感神经节细胞的生长;表皮生长因子可影响牙的萌出和上皮的角化。腮腺能分泌一种具有调节血糖作用的激素。现已确认,腮腺是胰腺之外能使血液中胰岛素水平上升的重要组织。由于唾液腺的这些作用,近年有学者认为唾液腺不仅是外分泌腺,也是内分泌腺。

二、唾液腺的增龄性变化

随着年龄的增长,唾液的流量及成分将产生明显的变化,使唾液量少而黏稠。这些变化的组织学基础为腺泡细胞变性和萎缩、数量减少,唾液腺导管细胞扩张和增生,腺实质被纤维结缔组织和脂肪组织取代,脂肪组织增加在腮腺中尤为明显,间质出现纤维性变以及炎症细胞浸润等,免疫组织化学检查显示主要是 T 淋巴细胞浸润。唾液腺的增龄性变化也可表现为导管上皮的鳞状上皮化生、黏液细胞化生和大嗜酸性粒细胞化生,尤其是在慢性炎症、结石等唾液腺疾病状态下。唾液腺实质细胞具有一定的再生能力,唾液腺部分切除数周后再生明显。

唾液腺萎缩患者大多数无症状,因为机体有相当多的正常腺泡细胞的储备。唾液腺萎缩还常伴随全身消耗性疾病的发生,如代谢障碍、感染性疾病和恶性肿瘤等。唾液腺受到邻近肿瘤的压迫,唾液腺结石和小叶内肿瘤阻塞末梢导管,电离辐射等放射治疗也可引起唾液腺萎缩。

(荆楚理工学院 何 红)

能力检测

第十一章　唾液腺非肿瘤性疾病

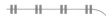

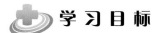

学习目标

1. 掌握　临床常见的唾液腺炎、慢性硬化性唾液腺炎和舍格伦综合征的临床病理特点。
2. 熟悉　坏死性唾液腺化生的临床病理特点和主要鉴别诊断。
3. 了解　慢性复发性腮腺炎临床病理改变的组织学基础和流行性腮腺炎的特点。

唾液腺非肿瘤性疾病主要包括因病毒感染、细菌感染、创伤、发育或自身免疫异常等引起的以各种唾液腺炎症为主或相关的病变,常表现为伴有大量淋巴细胞浸润或纤维明显增生的慢性炎症。本章主要介绍常见的几种唾液腺非肿瘤性疾病的临床病理特点。

第一节　唾　液　腺　炎

唾液腺炎(sialadenitis)主要发生在大唾液腺(如腮腺、下颌下腺、舌下腺),发生在小唾液腺者少见。炎症可局限于导管,称为导管炎;如果腺体本身同时出现炎症,则称为唾液腺炎。其主要由细菌或病毒感染引起,少数为变态反应所致。

一、急性唾液腺炎

急性唾液腺炎(acute sialadenitis)少见,通常是指急性化脓性腮腺炎(acute pyogenic parotitis),致病菌主要是金黄色葡萄球菌、草绿色链球菌及溶血性链球菌。多为全身性疾病的并发症,在外伤、全身感染性疾病、代谢性疾病和恶性肿瘤等导致机体抵抗力极度低下的情况下发生。腹部大手术等可引起反射性腮腺分泌功能降低,唾液分泌减少,机械冲洗作用减弱,口腔内致病菌经唾液腺导管进入腮腺,发生逆行性感染。此外,唾液腺结石、异物阻塞导管也可诱发急性唾液腺炎。血源性感染较少见,与败血症或脓毒血症有关,多见于新生儿。

【临床表现】　主要发生于腮腺,常累及一侧腺体,有近1/4发生于双侧,老年人多见。最早出现的症状为腮腺区疼痛、肿胀,局部皮肤发红,有明显触痛,腮腺导管口红肿,唾液分泌量减少。严重者可形成脓肿,有明显脓液自腮腺导管口溢出。炎症扩散到腮腺周围组织可伴发蜂窝织炎。患者全身中毒症状明显,多有体温升高,外周血白细胞增多,唾液涂片可见中性粒细胞及细菌。

【病理变化】　根据临床表现及化验检查即可诊断急性化脓性腮腺炎,一般不做病理检查。

光镜下腮腺导管上皮细胞肿胀,管腔内有大量中性粒细胞聚集,导管周围及腺实质内有密集的中性粒细胞浸润。后期唾液腺导管扩张,组织广泛破坏和坏死,形成多个化脓灶。急性炎症消退后,唾液腺组织纤维化。

二、慢性唾液腺炎

慢性唾液腺炎(chronic sialadenitis)多为慢性化脓性唾液腺炎,常发生于下颌下腺及腮腺,舌下腺少见。可因结石、异物、瘢痕挛缩或肿瘤压迫等造成导管狭窄、堵塞和放射线损伤后继发感染而发病;也可由急性唾液腺炎转为慢性唾液腺炎。口腔内长期压力过高如口吹乐器等,可引起逆行性感染而发生慢性唾液腺炎。

【临床表现】 常单侧发病,表现为唾液腺局部肿大,有酸胀感,进食时加剧。挤压患侧唾液腺,导管口有少量黏稠而带咸味的液体溢出。唾液腺造影可见主导管部分狭窄,部分扩张呈腊肠样,末梢导管呈点状或球状扩张。

【病理变化】 唾液腺导管扩张,导管内有炎症细胞,小叶内导管上皮增生并可出现鳞状上皮化生;腺泡萎缩、消失,被增生的纤维结缔组织所取代。导管周围及纤维间质中有淋巴细胞、浆细胞浸润,有时可形成淋巴滤泡(图5-11-1)。

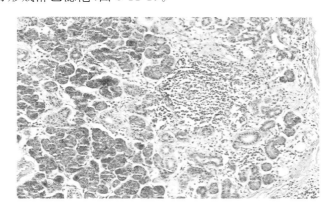

图 5-11-1 慢性唾液腺炎
腺体腺泡萎缩,叶间和小叶间间质中有淋巴细胞浸润,甚至淋巴滤泡形成

三、慢性复发性腮腺炎

慢性复发性腮腺炎(chronic recurrent parotitis)以前称为慢性化脓性腮腺炎,临床表现为腮腺反复肿胀,是腮腺的慢性炎症性疾病。病因不明,可能与自身免疫紊乱有关,先天性、广泛性导管扩张可为本病的诱因。

【临床表现】 儿童多发生在10岁以前,男性多见;成人以中年女性为多,有自幼发病史。腮腺反复肿胀,局部轻度水肿,挤压腺体可见导管口有脓液或胶冻状液体溢出。发病儿童随年龄增长,发作次数减少,青春期后可逐渐自愈,少数延至成年期痊愈。唾液腺造影可见末梢导管呈点状、球状扩张。

【病理变化】 光镜下,小叶内导管呈囊状扩张,导管上皮增生,囊壁为一层至数层扁平上皮,囊腔可融合;导管周围有淋巴细胞浸润并可形成淋巴滤泡,腺泡萎缩。

四、流行性腮腺炎

流行性腮腺炎(epidemic parotitis)是由病毒感染引起的以腮腺等的非化脓性感染为主的急性传染病,患者可获得终身免疫。本病病毒是一种副黏病毒,通过唾液飞沫经呼吸道传播至口腔及上呼吸道黏膜内繁殖,然后进入血液引起病毒血症,再经血液到达腮腺和其他器官而发病,也可直接从腮腺导管口进入腮腺,引起感染。

【临床表现】　多见于儿童,成人也可发病。多为双侧腮腺同时发病,单侧发病少见,少数患者下颌下腺、舌下腺也可同时被侵犯,或累及其他器官,导致睾丸炎、卵巢炎、脑膜炎等。患者全身症状明显,可出现发热、头痛、呕吐等。局部症状为腮腺肿大、疼痛,进食时疼痛加剧;腮腺导管口常红肿,但分泌物清亮;局部皮肤张紧发亮但不红,表面发热。由于腮腺主导管被炎症渗出物堵塞,唾液淀粉酶不能排出而进入血液,经尿液排出,故患者血液及尿液中淀粉酶水平升高。

【病理变化】　腮腺等唾液腺表现为非化脓性渗出性炎症。腺泡细胞内含空泡,可见细胞内包涵体,部分腺泡细胞坏死。导管上皮细胞水肿,血管扩张充血。局部有淋巴细胞、浆细胞和巨噬细胞浸润。

第二节　慢性硬化性唾液腺炎

慢性硬化性唾液腺炎是一种伴有纤维化和无痛性肿胀的慢性进行性唾液腺炎症性疾病。1986 年由 Küttner 最先报道,其临床表现类似于肿瘤,故又称 Küttner 瘤,实际上本病是炎症性疾病。本病的病因尚不完全清楚,目前多数学者认为慢性硬化性唾液腺炎是一种与 IgG4 相关的硬化病。

【临床表现】　本病可发生在任何年龄,常见于中年或老年人群,男性略多于女性。绝大部分发生在下颌下腺,腮腺和小唾液腺偶有累及。单、双侧均可发生,病程数月至十余年。患者无自觉症状或仅有轻度不适,也可有轻压痛。下颌下腺肿大变硬,质地坚实,硬性肿块与深层组织有粘连,但与皮肤不粘连,与肿瘤不易区别。

【病理变化】　小叶内导管周围明显纤维化及玻璃样变,小叶间结缔组织显著增生,淋巴细胞尤其 T 淋巴细胞浸润并可形成淋巴滤泡;导管扩张,导管上皮可增生及鳞状上皮化生;腺泡萎缩、消失,被淋巴细胞取代,腺实质萎缩,但小叶间隔仍可见。

第三节　坏死性唾液腺化生

坏死性唾液腺化生(necrotizing sialometaplasia)是一种罕见的疾病,可能被误认为恶性疾病,病因不明,患者有自愈倾向。其病变本质目前认为是由缺血导致的唾液腺小叶堵塞,有些患者可能有外伤或栓塞史。

【临床表现】　本病最常发生在软、硬腭交界处,男性的发病率约为女性的两倍。典型临床表现为深坑状溃疡,可深达骨面,但不破坏骨组织,溃疡中心坏死,周围黏膜充血。少数可不出现溃疡,仅表面黏膜发红肿胀。一般无痛或偶有刺激痛,6～8 周可自行愈合。

【病理变化】　病理检查显示唾液腺小叶坏死、导管和腺泡出现明显的鳞状上皮化生、黏液渗出和炎症细胞浸润。溃疡周围上皮呈假上皮瘤样增生,易被误认为分化较好的鳞状细胞癌或黏液表皮样癌,但化生的鳞状细胞形态一致,无核异型性或间变(图 5-11-2)。

Note

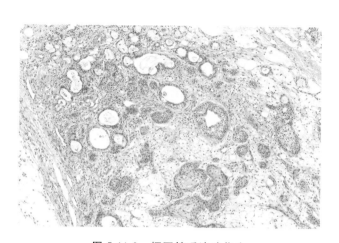

图 5-11-2 坏死性唾液腺化生

腺泡坏死消失,导管出现明显的鳞状上皮化生,形成上皮岛

第四节 舍格伦综合征

舍格伦综合征(Sjögren syndrome)是一种慢性自身免疫性疾病,以淋巴细胞浸润、泪腺和唾液腺腺泡破坏为特征,导致眼干和口干。在大约一半的案例中,该综合征与另一种自身免疫性疾病有关,较常见的是类风湿关节炎或系统性红斑狼疮。舍格伦综合征除有口干和眼干的症状外,还可表现出广泛的临床特征,包括其他外分泌腺异常和各种腺外表现。

原发性舍格伦综合征,只表现为干燥综合征(sicca syndrome,SS),即唾液腺、泪腺等外分泌腺功能障碍;合并其他自身免疫性疾病的称继发性舍格伦综合征。本病的病因和发病机制尚不明确。

【临床表现】 本病患者主要为中年女性,男、女性比例约为 1∶9。主要临床表现为患者唾液和泪液分泌减少。唾液分泌减少致严重口渴和龋病发生,且常为猖獗龋,并影响咀嚼、吞咽和言语功能。口腔黏膜干燥、光滑,舌背常呈红色,丝状乳头萎缩,舌面光滑潮红,呈"镜面舌"。泪液分泌减少可引起干燥性角膜、结膜炎,患者有异物感、烧灼感等。

唾液腺肿大以腮腺多见,亦可伴下颌下腺、舌下腺肿大,小唾液腺肿大罕见,多为双侧,亦可单侧发生。腺体肿大呈弥漫性,表面光滑,与周围组织无粘连,触诊质地坚实无压痛。挤压腺体导管口,唾液分泌量少或无唾液。

大约 60% 的患者类风湿因子阳性,伴有类风湿关节炎;75%~85% 的患者抗核抗体阳性。偶尔出现系统性红斑狼疮、结节性多动脉炎、多发性肌炎、硬皮病等自身免疫性疾病。

【病理变化】 肉眼观,腺体弥漫性肿大或呈结节状包块,剖面灰白色,弥漫性肿大者腺小叶边界清楚,结节状者腺小叶边界不清楚,但仔细观察仍可辨认。

光镜下,可见腺体内有淋巴细胞和组织细胞浸润,腺泡萎缩。病变最初局限于小叶内,最终整个小叶受累。密集的淋巴细胞可形成淋巴滤泡,致使唾液分泌量急剧减少,引起口干。病变严重时,小叶轮廓尚存,小叶内腺泡全部消失,被淋巴细胞、组织细胞所取代。小叶内导管上皮增生,最终使管腔闭塞并形成由淋巴细胞包围的实质性上皮团即上皮-肌上皮岛,取代整个唾液腺小叶。小叶内导管增生扩张,有的形成囊腔,衬里上皮呈扁平状或因变性液化而残缺不全(图 5-11-3)。

Note

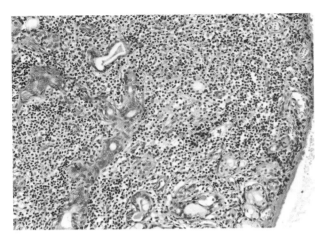

图 5-11-3　舍格伦综合征

腺泡破坏消失,被小叶中心的大量淋巴细胞所取代,甚至形成淋巴滤泡,上皮-肌上皮岛形成

　　唇腺也有类似的组织学改变,唇腺活检的结果对于诊断舍格伦综合征很重要。舍格伦综合征的主要诊断依据是小叶内导管周围局灶性淋巴细胞的浸润程度,要求每 4 mm² 的小唾液腺中有大于或等于 1 个淋巴细胞浸润灶(50 个以上淋巴细胞聚集)。老年人和某些病毒感染时,唾液腺组织内可出现淋巴细胞浸润灶,因此,舍格伦综合征的最终诊断需要根据组织病理学检查结果、临床症状和血清学检查结果综合判断。

　　舍格伦综合征一般呈良性过程,少数患者可发生恶变,其淋巴样成分和上皮成分均可发生恶变,前者多恶变为非霍奇金淋巴瘤,后者恶变为未分化癌,淋巴样成分恶变明显多于上皮成分恶变。

(荆楚理工学院　唐瑞平)

能力检测

Note

第十二章 唾液腺肿瘤

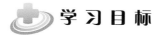

学 习 目 标

1. 掌握 多形性腺瘤、腺样囊性癌、黏液表皮样癌的临床表现、病理变化和生物学特性。
2. 熟悉 唾液腺上皮性肿瘤的组织学分类；腺淋巴瘤的临床病理特点。
3. 了解 基底细胞腺瘤、肌上皮瘤、腺泡细胞癌及其他唾液腺肿瘤的病理特点。

提 要

唾液腺肿瘤绝大多数为上皮性肿瘤，其中良性上皮性肿瘤以多形性腺瘤最常见，恶性上皮性肿瘤以黏液表皮样癌和腺样囊性癌多见。本章主要介绍常见的唾液腺上皮性肿瘤的病变。

第一节 唾液腺肿瘤新分类简介

唾液腺肿瘤是口腔颌面部常见的肿瘤之一，它发病率较高，在我国约占全身肿瘤的2.3%，是组织结构具有特异性的肿瘤。发病部位以大唾液腺居多，其中以腮腺最多见；肿瘤绝大多数来源于上皮，间叶性肿瘤少见。唾液腺肿瘤的细胞形态、组织结构和生物学行为复杂，因此唾液腺肿瘤具有多样性和复杂性。2017 年 WHO 发表的唾液腺肿瘤组织学分类是目前最新的分类，其中间叶性肿瘤与身体其他部位的肿瘤相似，本章不做介绍。现将唾液腺上皮性肿瘤的分类目录列表如下（表 5-12-1）。

表 5-12-1 唾液腺上皮性肿瘤的组织学分类（WHO，2017 年）

良性上皮性肿瘤	恶性上皮性肿瘤
①多形性腺瘤	①黏液表皮样癌
②肌上皮瘤	②腺样囊性癌
③基底细胞腺瘤	③腺泡细胞癌
④Warthin 瘤（沃辛瘤）	④多形性腺癌
⑤嗜酸性腺瘤	⑤透明细胞癌
⑥淋巴腺瘤	⑥基底细胞腺癌
⑦囊腺瘤	⑦导管内癌
⑧乳头状唾液腺瘤	⑧腺癌，非特指

续表

良性上皮性肿瘤	恶性上皮性肿瘤
⑨导管乳头状瘤	⑨唾液腺导管癌
⑩皮脂腺腺瘤	⑩肌上皮癌
⑪小管状腺瘤及其他导管状腺瘤	⑪上皮-肌上皮癌
	⑫癌在多形性腺瘤中
	⑬分泌性癌
	⑭皮脂腺癌
	⑮癌肉瘤
	⑯低分化癌
	⑰淋巴上皮癌
	⑱鳞状细胞癌
	⑲嗜酸性腺癌
	⑳成涎细胞瘤

第二节　常见唾液腺肿瘤的病理学变化

一、良性上皮性肿瘤

(一)多形性腺瘤

多形性腺瘤(pleomorphic adenoma)又称混合瘤(mixed tumor),是一种以结构多形性为特征的肿瘤,通常上皮和变异肌上皮成分与黏液、黏液样组织或软骨样组织混合存在。

【临床表现】　多形性腺瘤是唾液腺肿瘤中最常见的一种,占腮腺肿瘤的 60%~65%,占小唾液腺肿瘤的 45%,较常见的发病部位是腭部和上唇。肿瘤可发生于任何年龄,但大多数患者年龄在 50~60 岁,其中女性稍多,约占 60%。肿瘤通常是单发的,复发后可能呈多灶性,表现为缓慢生长的、无痛的、较坚韧的肿胀,病程可达数年至数十年。肿块多位于腮腺浅叶,大小不等,表面有结节,境界清楚,质地软硬不一,活动度良好,与周围组织无粘连,肿块表面的皮肤或黏膜通常是完整的。小唾液腺的多形性腺瘤常为黏膜下无痛性肿物,覆盖黏膜颜色正常,腭部肿物较大时黏膜表面可形成创伤性溃疡。当生长加快并伴有疼痛时应考虑恶变。

【病理变化】　肉眼观,肿瘤界限清楚,直径为 20~40 mm。剖面实性,灰白色,可见大小不等的囊腔,内含透明黏液。大多数肿瘤包膜完整,与周围正常腺体分界清楚,发生在小唾液腺者包膜常常不完整或无包膜。

镜下观,肿瘤组织结构具有多形性或"混合性"特点,基本结构为腺管样结构、肌上皮结构、黏液样组织和软骨样组织,各种组织成分的占比有很大不同,细胞形态变化多样,肿瘤的组织结构复杂(图 5-12-1)。

腺管样结构:腺上皮细胞呈矮柱状、立方状、扁平状,核圆形或卵圆形,胞质嗜酸性淡染,构成腺管样结构的内层,外周细胞为一层至多层肿瘤性肌上皮细胞。有的管腔可扩张形成囊腔,囊壁为扁平细胞。腺上皮细胞还可形成无导管的实性片状结构(图 5-12-2)。

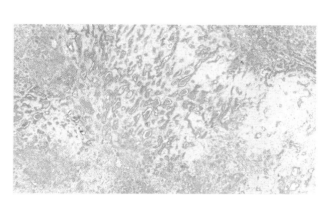

图 5-12-1 多形性腺瘤（一）
可见腺管样结构、肌上皮结构、黏液样组织、软骨样组织

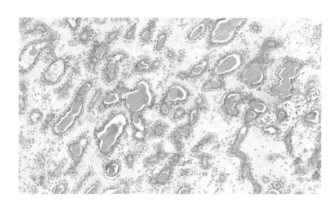

图 5-12-2 多形性腺瘤（二）
腺管样结构，管腔内含嗜酸性均质样物质

肌上皮结构：肿瘤性肌上皮细胞呈上皮样、梭形、浆细胞样、透明细胞样等，细胞可围绕腺上皮周围形成类似于正常腺管的结构，也可呈团块状、条索状、片状、弥散分布。不同形态的肌上皮细胞可混杂排列，在某些区域，以一种形态的肌上皮细胞为主。肌上皮结构中可见巢状鳞状上皮化生，鳞状细胞团中心可形成角化珠，角化珠脱落可形成囊腔。

黏液样、软骨样组织：黏液样组织结构较疏松，肿瘤细胞呈星形、多角形、短梭形，其周边组织倾向于与间叶组织混合、移行。软骨样组织与黏液样组织相移行，形态上酷似透明软骨。软骨样细胞大小不一，胞质呈空泡状，有的细胞位于软骨样陷窝中，周围基质嗜碱性（图 5-12-3）。

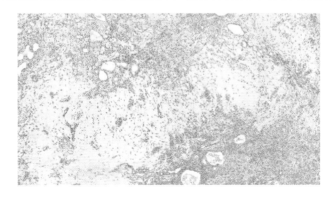

图 5-12-3 多形性腺瘤（三）
肿瘤细胞形成黏液样组织与软骨样组织

肿瘤中真正的间质样成分较少,有时可见玻璃样变区域,偶有钙化或骨化。肿瘤包膜大多完整,但厚薄不一,部分病例可见包膜内有肿瘤细胞侵入,少数病例包膜消失。小唾液腺多形性腺瘤如在腭部者常常无包膜,肿瘤组织直接与宿主组织接触或局部长入邻近组织。

【生物学特性】 多形性腺瘤虽为良性肿瘤,但其包膜可不完整,肿瘤细胞常侵入包膜甚至包膜外。此外,肿瘤含较多黏液成分时质地较脆,手术时若切破包膜易造成肿瘤细胞种植。因此,多形性腺瘤术后容易复发,复发者常常形成多个肿瘤结节。肿瘤也可发生恶变,一般来说,病程越长、复发次数越多、细胞越丰富,恶变的危险性就越高。病程在 5 年以上,直径超过 40 mm 的多形性腺瘤,需仔细观察是否存在局灶性恶变和包膜外浸润。

【组织发生】 目前认为此瘤来自闰管或闰管储备细胞,它既可向腺上皮分化,又可向肌上皮分化,肿瘤性肌上皮细胞又可进一步形成黏液样、软骨样组织,从而形成肿瘤的多形性结构。

(二)腺淋巴瘤

腺淋巴瘤(adenolymphoma)是一种由腺上皮构成的良性肿瘤。其同义名有 Warthin 瘤(Warthin tumor)、淋巴瘤性乳头状囊腺瘤。其发病与吸烟、辐射、病毒感染、应用激素或自身免疫因素等有关。

【临床表现】 在我国,腺淋巴瘤的发病率在唾液腺良性肿瘤中仅次于多形性腺瘤,大多数患者年龄超过 50 岁,多见于男性。肿瘤绝大多数发生在腮腺和腮腺的淋巴结,多数位于腮腺下极,偶见于下颌下腺及唾液腺。肿瘤多单发,也可多发或与其他类型唾液腺肿瘤同时发生。肿瘤多表现为缓慢生长的无痛性肿块,常有囊性感,有的患者肿瘤大小有波动。

【病理变化】 肉眼观,肿瘤呈圆形或卵圆形,直径通常为 1～3 cm,表面光滑,包膜完整。剖面呈灰红色或暗红色,囊性,或部分囊性部分实性。囊腔内可有乳头状突起,囊内容物为透明的黏液样、乳白色或褐色液体。

镜下观,肿瘤由腺上皮和淋巴样组织组成。腺上皮形成不规则腺管或囊腔样结构,囊壁有乳头状突起。囊腔衬里的上皮排列成特征性双层结构,腔面侧细胞呈柱状,胞质红染,排列整齐呈栅栏状,腺腔面偶有纤毛;基底侧细胞呈扁立方状或扁平状,细胞质较少,核空泡状,淡染,可见核仁,排列参差不齐。腺上皮细胞之间偶见鳞状上皮化生、杯状细胞和皮脂腺细胞。囊腔内含嗜酸性分泌物,偶有胆固醇结晶、变性的上皮细胞和少量炎症细胞。肿瘤间质充满淋巴细胞,淋巴细胞常形成淋巴滤泡,其中可见浆细胞和嗜酸性粒细胞(图 5-12-4)。

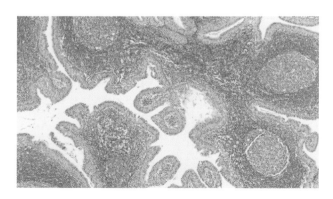

图 5-12-4 腺淋巴瘤
双层细胞形成囊状结构,可见杯状细胞和乳头形成,肿瘤间质充满淋巴细胞

【生物学特性】 腺淋巴瘤为良性肿瘤,一般体积较小,境界清楚,且多位于腮腺浅表部位,手术易于剥离,很少复发。可在一个腺体内多发,或多个腺体同时发生。罕见恶变,包括上皮和淋巴样成分的恶变。

【组织发生】 关于此瘤的组织发生尚无定论,多数人认为其可能来源于腮腺内或腮腺周围淋巴结内异位唾液腺导管上皮。也有人认为此瘤并非真性肿瘤,是类似于桥本甲状腺炎的迟发性过敏反应,也可能是淋巴样组织和上皮成分混合的错构瘤。

(三)基底细胞腺瘤

基底细胞腺瘤(basal cell adenoma)是一种少见的良性肿瘤,以肿瘤细胞呈基底细胞样排列和具有基底膜样物质为特征,缺乏多形性腺瘤中的黏液样、软骨样成分。

【临床表现】 该瘤多见于 60~70 岁老年人,男、女性之比为 1∶2。基底细胞腺瘤占所有唾液腺肿瘤的 1%~2%,其中约 70% 发生于腮腺,20% 发生在上唇。肿物生长缓慢,界限清楚,表面光滑或呈结节状,可活动,常有局部囊性感。一些膜性型基底细胞腺瘤可呈多灶性、多结节生长。

【病理变化】 肉眼观,肿瘤呈圆形或卵圆形,直径一般小于 3 cm,表面光滑,境界清楚,有完整包膜。膜性型基底细胞腺瘤可呈结节状或多灶性。肿瘤剖面多呈实性,灰白色或灰黄色,有时可有囊性变,形成大小不等的囊腔,囊腔内含褐色黏液样物质。

镜下观,肿瘤主要由基底细胞样肿瘤细胞构成,细胞呈柱状或立方状,边界不清,胞质少,嗜酸性,细胞核较大,呈圆形或卵圆形。肿瘤细胞排列成多种结构,在上皮结构基底部还存在肌上皮细胞。间质为纤维结缔组织,血管丰富(图 5-12-5)。

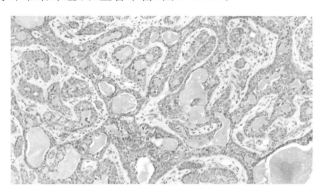

图 5-12-5 基底细胞腺瘤
基底细胞样肿瘤细胞排列成条索状或小梁状

根据肿瘤细胞的排列方式不同,其可分为四种组织学类型,同一肿瘤内常以某一型为主。

(1)实性型:肿瘤细胞排列成实性团块状或岛状结构,外围细胞呈柱状或立方状,排列成栅栏状,中央细胞较大,为多边形,排列较疏松,有的团块中可见囊性变。肿瘤细胞岛中可见不规则至圆形的透明的基底膜样物质。肿瘤间质少,常有玻璃样变。

(2)管状型:由立方或柱状细胞排列成管状结构,管腔大小不等,有时扩张呈囊状,管腔内含嗜酸性黏液,PAS 染色阳性。肿瘤间质疏松。

(3)小梁型:肿瘤细胞排列成实性小梁或条索状结构,粗细不等,孤立存在或彼此连接形成网状或假性腺腔,常混有管状结构,也可称为梁管状型。纤维结缔组织间质富含细胞和血管。

(4)膜性型:很罕见,肿瘤细胞团周边部为矮柱状细胞,排列成栅栏状,中央细胞较大,为多边形。肿瘤细胞团周围有明显增厚的基底膜样物质包绕,表现为玻璃样均质带,也可位于肿瘤细胞之间或间质中的毛细血管周围,PAS 染色阳性。

【生物学特性】 基底细胞腺瘤为良性肿瘤,切除后很少复发。膜性型者有多中心性生长,常伴发其他肿瘤,可复发,偶尔恶变。

【组织发生】 此瘤来源于闰管或闰管储备细胞。

(四)肌上皮瘤

肌上皮瘤(myoepithelioma)是一种良性唾液腺肿瘤,几乎全部由具有肌上皮分化特点的细胞构成,这些细胞可以呈梭形、浆细胞样或胞质透明,呈片状、岛状或条索状排列。肌上皮瘤又名肌上皮腺瘤、良性肌上皮瘤。

【临床表现】 肌上皮瘤临床上较少见,占唾液腺上皮性肿瘤的 4.1%。约 40% 发生于腮腺,小唾液腺以腭部多见。患者平均年龄为 40~45 岁,男、女性发病率均等。临床表现为无痛性肿物,缓慢生长,呈圆形或结节状,与周围组织无粘连。临床表现与多形性腺瘤相似。

【病理变化】 肉眼观,肿瘤为圆形或结节状,大小不一,包膜完整或不完整。剖面实性,呈灰白色或黄褐色,有时含半透明胶冻状物。

镜下观,肿瘤细胞形态多样,可呈梭形、浆细胞样、透明细胞样、上皮样、基底样,还可发生嗜酸性变。

多数肿瘤由一种形态的肌上皮细胞构成,也可以由几种形态的肌上皮细胞混合构成。肌上皮瘤可根据细胞类型分型,其中以梭形细胞型最常见。细胞呈长梭形,排列成束状或旋涡状,类似于平滑肌。浆细胞型肿瘤细胞排列成片,胞质丰富,充满嗜酸性均质样物,胞核偏中心位,染色较深,似浆细胞。上皮样细胞型细胞呈立方状或圆形,细胞核居中,含不等量嗜酸性胞质,细胞之间有些类似于腺腔的裂隙。透明细胞型少见,由透明的多边形细胞构成,细胞界限清楚,细胞质丰富透明,内含大量的糖原。

肿瘤的间质多少不一,常为黏液样或者纤维性伴玻璃样变。

【生物学特性】 肌上皮瘤为良性肿瘤,手术彻底切除者很少复发。但以透明细胞型为主的肌上皮瘤应属恶性肿瘤,常复发,偶尔转移。

【组织发生】 与多形性腺瘤来源相同,来源于闰管储备细胞或导管腺泡复合体的干细胞。

二、恶性上皮性肿瘤

(一)腺样囊性癌

腺样囊性癌(adenoid cystic carcinoma)又称为圆柱瘤(cylindroma),是常见的唾液腺恶性上皮性肿瘤之一。根据统计,腺样囊性癌约占唾液腺上皮性肿瘤的 10%,唾液腺癌的 25%。腺样囊性癌是一种基底细胞样肿瘤,肿瘤细胞排列成管状、筛状和实性巢等不同的形态结构。

【临床表现】 腺样囊性癌可发生于任何年龄,多见于 40~60 岁的中老年人。男、女性发病率无明显差异。发病部位以腮腺和腭部常见,其次是下颌下腺,舌、口底、唇部也可发生。舌下腺一旦发生肿瘤,应首先考虑腺样囊性癌。腺样囊性癌通常表现为一个缓慢增长的肿块,病程可较长,疼痛常见,有时在疾病早期、机体有明显的肿胀之前即可出现疼痛。腮腺处的肿瘤可引起面神经麻痹,下颌下腺处的肿瘤常侵犯舌神经和舌下神经,引起舌麻木及舌下神经麻痹等症状。在腭部,覆盖肿瘤的黏膜表面血管扩张,可发生溃疡或腭骨穿孔。

【病理变化】 肉眼观,肿瘤呈圆形或结节状,平均直径为 3 cm,无包膜,侵犯周围组织,质地较硬。剖面实性,呈灰白色或浅褐色,可见透明条索、出血及囊性变。

镜下观,肿瘤实质细胞主要为导管细胞和肌上皮细胞。前者呈立方状或卵圆形,大小较一致,胞质少,通常透明,核较大,圆形或卵圆形,深染;后者占肿瘤的大部分,呈扁平状或不规则,排列在导管细胞周围。肿瘤细胞排列成筛状、管状和实性结构,同一肿瘤中常可见两种以上的结构混合存在,但常以某一种结构为主。根据肿瘤细胞类型和排列方式可分为三种组织学类型。

(1)筛状(腺性)型:筛状结构为腺样囊性癌最典型和最常见的结构。肿瘤细胞排列成大小不等的侵袭性团块,其中有许多大小不一的筛孔状囊腔,与藕的横断面相似。筛孔充满嗜酸性或嗜碱性黏液样物质,不均匀,呈网状,PAS 染色、阿尔辛蓝染色阳性。有的囊腔内为粉染的玻璃样变间质,周围有基底膜样结构(图 5-12-6)。

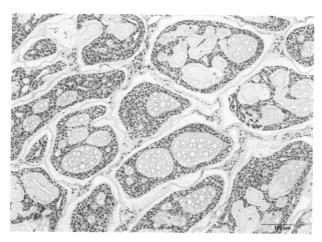

图 5-12-6 腺样囊性癌(一)
肿瘤细胞排列成大小不等的侵袭性团块,其中有许多大小不一的筛孔状囊腔

(2)管状型:肿瘤细胞排列成小管状或条索状结构,管状结构内层为小立方状细胞,外层围绕肌上皮细胞,中央为管腔,腔内含 PAS 染色阳性的黏液。条索状结构周围常为大量玻璃样变的间质(图 5-12-7)。

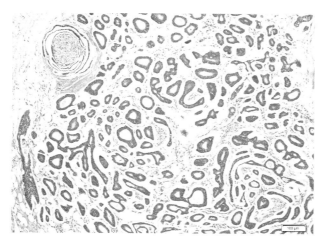

图 5-12-7 腺样囊性癌(二)
肿瘤细胞排列成小管状或条索状结构,左上角可见肿瘤条索围绕神经来生长

(3)实性型:肿瘤细胞较小,主要是肌上皮细胞,排列成大小不等的实性上皮巢,较大团块的中心组织可出现变性、坏死。管状和筛孔状结构较少。

肿瘤间质常有玻璃样变,呈均质红染。有些肿瘤的间质玻璃样变广泛,而上皮成分较少。常见肿瘤细胞侵犯神经,甚至沿神经扩展相当远的距离,而临床无法确定浸润范围。

【生物学特性】 腺样囊性癌侵袭力强,肿瘤易向神经、血管和骨呈浸润和破坏性生长,浸润范围常超过手术时肉眼所见肿瘤范围,因此术后常复发及发生远处转移。腺样囊性癌发生血行转移时,多转移至肺、骨、脑和肝等,有的患者发生多次、多脏器转移。

【组织发生】 多数人认为其来源于唾液腺闰管的储备细胞,或闰管、排泄管的基底细胞。

（二）黏液表皮样癌

黏液表皮样癌（mucoepidermoid carcinoma）是由不同比例的黏液细胞、中间细胞和表皮样细胞构成的唾液腺恶性上皮性肿瘤。

【临床表现】 黏液表皮样癌为常见的唾液腺恶性肿瘤。国内的统计资料表明，黏液表皮样癌占唾液腺上皮性肿瘤的 9.6％，占唾液腺恶性肿瘤的 26.1％。发病部位：大唾液腺中，90％发生于腮腺，下颌下腺及舌下腺少见；小唾液腺中，以腭部最多见，其次是磨牙后腺、舌腺、唇腺和颊腺，偶可见于颌骨内。女性多于男性，男、女性之比约为 2：3。任何年龄均可发生，以中年或中年以后为发病高峰期，也是儿童最常见的唾液腺恶性肿瘤。黏液表皮样癌的临床表现与其分化程度相关，高分化者与多形性腺瘤相似，为生长缓慢的无痛性肿块，病程可超过10 年，肿物直径为 2～4 cm，形态不规则，活动度差，质地中等硬，部分区域有囊性感。发生在口内小唾液腺者，因位置表浅，常呈淡蓝色，质软，表面黏膜光滑，类似黏液囊肿样外观。低分化黏液表皮样癌生长迅速，瘤体较大，直径常大于 4 cm，境界不清，不活动，常引起疼痛及面瘫，可发生局部淋巴结转移，也可远处转移至肺、肝、骨和脑，预后不好。

【病理变化】 肉眼观，高分化者与多形性腺瘤相似，但常无包膜，剖面呈灰白色或粉红色，有散在的小囊腔，内含淡黄色黏液；低分化者与癌相似，无包膜，与周围组织之间无清楚界限，质地较硬，剖面实性，呈灰白色，囊腔少，常见出血和坏死。

镜下观，肿瘤实质由黏液样细胞、表皮样细胞和中间细胞以不同比例构成。黏液样细胞体积大，呈立方状、柱状或杯状，胞质呈泡沫状或网状，核小深染，位于细胞基底部；表皮样细胞类似于鳞状上皮细胞，多边形，可见细胞间桥，但很少发生角化；中间细胞似基底细胞，多边形，体积小，胞质少，核圆形，染色深。根据三种主要细胞成分的比例及细胞分化程度，黏液表皮样癌可分为高分化、中分化及低分化三种类型。

（1）高分化（低度恶性）型：以黏液样细胞和表皮样细胞为主，占肿瘤细胞的 50％以上，中间细胞少，细胞分化较好，无明显异型性及核分裂象。肿瘤细胞常形成大小不等、内衬黏液样细胞的囊腔，可见乳头突入。黏液样细胞外周可见中间细胞，再外侧为表皮样细胞。腔内含有黏液，如果囊壁破裂，黏液外溢至间质中形成黏液湖，引起炎症反应（图 5-12-8）。肿瘤间质较多，常见结缔组织玻璃样变。5 年生存率超过 90％。

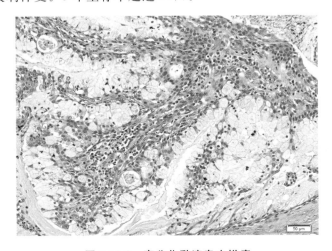

图 5-12-8　高分化黏液表皮样癌
以黏液样细胞和表皮样细胞为主，细胞分化较好

（2）低分化（高度恶性）型：以表皮样细胞和中间细胞为主，黏液样细胞占比低于 10％。肿瘤细胞常形成实性团块，缺乏囊腔或腺腔结构，细胞有明显异型性，核分裂、坏死常见，肿瘤细

胞可浸润周围组织(包括血管、神经等)。肿瘤间质中黏液湖较少,缺乏淋巴细胞(图 5-12-9)。

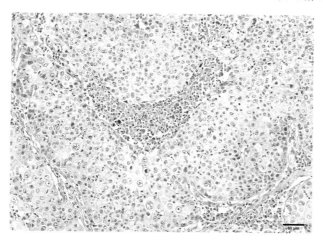

图 5-12-9 低分化黏液表皮样癌

肿瘤细胞常形成实性团块,以表皮样细胞和中间细胞为主,黏液样细胞少见,细胞有明显异型性,可见核分裂、坏死

(3)中分化(中度恶性)型:组织学表现介于以上两者之间,黏液样细胞多于 10%,中间细胞和表皮样细胞形成实性团块,囊性成分少,细胞异型性小,核分裂少。

【生物学特性】 高分化黏液表皮样癌属低度恶性肿瘤,手术切除后复发和转移率较低,预后较好;低分化黏液表皮样癌为高度恶性,手术切除后常复发和发生转移,预后差。

【组织发生】 一般认为黏液表皮样癌来源于排泄管储备细胞,口内发生者也可来源于口腔黏膜上皮细胞。发生于颌骨内者可能来自囊肿上皮。

(三)腺泡细胞癌

腺泡细胞癌(acinic cell carcinoma)是较少见的唾液腺低度恶性肿瘤,构成肿瘤的细胞中至少部分细胞向浆液细胞分化,胞质含有酶原颗粒。

【临床表现】 腺泡细胞癌占唾液腺上皮性肿瘤的 2.1%,而占唾液腺恶性肿瘤的 5.6%。任何年龄均可发病,但中年以后常见,平均发病年龄为 50 岁,女性略多于男性。绝大多数发生在腮腺,其他的病例见于小唾液腺、下颌下腺和舌下腺。肿瘤生长缓慢,大多数患者无自觉症状。少数肿瘤生长较快,与皮肤或肌组织粘连而不活动,可出现局部疼痛、面神经麻痹。可发生局部淋巴结转移或远处转移。

【病理变化】 肉眼观,肿瘤为圆形或卵圆形,界限清楚或外形不规则,质地较软,直径多在 1～3 cm,包膜大多数不完整。剖面多呈实性分叶状,褐色或红色,易碎,均质、坚实或柔软。

镜下观,腺泡细胞癌的细胞类型多,有腺泡样细胞、闰管样细胞、空泡细胞、透明细胞和非特异性腺细胞。腺泡样细胞呈圆形或多边形,胞质内含嗜碱性酶原颗粒,核小而圆,与正常浆液性腺泡细胞相似,PAS 染色阳性、抗淀粉酶消化;闰管样细胞似正常闰管细胞,呈立方状或矮柱状,核居中;空泡细胞呈圆形或卵圆形,大小不一,胞核固缩,胞质内含大小不一的空泡,PAS 染色阴性;透明细胞呈圆形,核小居中,胞质透明,细胞之间境界清楚;非特异性腺细胞呈圆形或多边形,胞质双嗜性,细胞界限不清,呈合胞体样。

根据肿瘤细胞类型和排列方式的不同,腺泡细胞癌可分为四种组织学类型。

(1)实体型:约占 50%,分化良好的腺泡样细胞排列成实性片状或腺泡状,细胞团中可出现微腔隙、坏死、出血和钙化小体。

(2)微囊型:约占 30%,由分化好的腺泡样细胞、空泡细胞和闰管样细胞组成,细胞间有大量的微小囊状间隙,特点是显著的细胞空泡变和细胞间囊性变,呈特征性的格子样或多孔样。

（3）滤泡型：约占 15％，肿瘤细胞呈矮柱状或立方状，排列成类似甲状腺滤泡的结构，滤泡腔内含有嗜酸性蛋白样物质，似甲状腺滤泡中的胶样物。

（4）乳头状囊性型：约占 5％，以闰管样细胞和空泡细胞为主，形成单个或多个较大的囊腔，腔内有上皮增生的乳头状突起，囊腔之间有大量纤维结缔组织间隔。

肿瘤间质多少不一，常有不等量的淋巴组织，甚至形成生发中心。包膜较薄，常不完整或无明显包膜。

【生物学特性】　腺泡细胞癌属低度恶性肿瘤，生长缓慢，患者可带瘤生存多年，手术彻底切除者预后良好，也可局部复发，发生颈淋巴结转移和远处转移。

【组织发生】　多数人认为腺泡细胞癌来自闰管储备细胞，也有人认为可能来自浆液性腺泡细胞。

（四）多形性腺癌

多形性腺癌（polymorphous adenocarcinoma），也称多形性低度恶性腺癌（polymorphous low-grade adenocarcinoma），又称终末导管癌、小叶癌（lobular carcinoma），是以细胞形态的一致性、组织结构的多样性、浸润性生长和低转移潜能为特征的唾液腺恶性上皮性肿瘤，很少发生远处转移，但也可向高级别恶性转化。

【临床表现】　发病年龄多在 50～70 岁，中老年女性较多见，男、女性之比约 1：2。肿瘤几乎都发生于小唾液腺，60％发生于腭部，也可见于颊黏膜、磨牙后区、上唇和舌根等部位。临床表现为病史较长、缓慢生长的无痛性肿块，偶见表面黏膜毛细血管扩张，出血或溃疡。

【病理变化】　肉眼观，肿物呈实性，直径平均为 2.2 cm，界限清楚，但无包膜，浸润性生长。剖面为黄褐色、分叶状。

镜下观，该肿瘤的组织学特征是细胞形态的一致性、组织结构的多样性及浸润性生长方式。肿瘤细胞主要由肿瘤性肌上皮细胞和肿瘤性导管上皮细胞构成，细胞较小，形态一致，圆形或多角形，胞质少而淡染，细胞核大小一致，很少有核分裂象。肿瘤细胞排列多样，包括小叶状或实性、条索状、筛孔状、梁状或小管状、乳头或囊性乳头状等多种形态结构，典型表现是肿瘤中心部分多为实性，肿瘤周边细胞呈单排溪流样、同心环状或旋涡状。肿瘤细胞向邻近组织浸润性生长，可侵犯颌骨、血管或神经，可见肿瘤细胞围绕血管或神经呈旋涡状或靶环状排列。肿瘤间质可见黏液样变和玻璃样变。

【生物学特性】　该肿瘤为低度恶性，尽管有浸润性生长和神经受累，但预后较好。淋巴结转移率低，远处转移很少见。

【组织发生】　该肿瘤可能来自肌上皮细胞和导管上皮细胞分化的多潜能细胞或储备细胞。

（荆楚理工学院　唐瑞平）

能力检测

Note

第六篇

口腔颌面部囊肿

第十三章 口腔颌面部囊肿概述

口腔颌面部是囊肿的好发部位,其中颌骨是人类骨骼中较易发生囊肿的部位。囊肿是一种非脓肿性病理性囊腔,内含囊液或半流体物质,外有囊壁包绕。口腔颌面部绝大多数囊肿的囊壁由外层的纤维结缔组织和内层的上皮衬里组成,少数内层无上皮衬里,又称为假性囊肿。2017 年 WHO 对头颈部肿瘤重新进行了分类,在分类中更加注重组织学起源。按照囊肿发生部位的不同,口腔颌面部囊肿分为颌骨内囊肿及软组织囊肿。颌骨内囊肿按照组织来源不同,可分为牙源性及非牙源性囊肿和骨囊肿。与 2005 年 WHO 分类对比,2017 年版分类在颌骨内囊肿中将假性囊肿归类为骨囊肿;将牙源性角化囊性瘤更名为牙源性角化囊肿,并重新归类为牙源性囊肿。口腔颌面部囊肿分类见表 6-13-1。本篇以下各章按现临床常用分类介绍常见的牙源性囊肿,口腔、面颈部软组织囊肿及非牙源性发育性囊肿。

表 6-13-1　口腔颌面部囊肿分类

一、颌骨上皮性囊肿(epithelial cyst of the jaw)

（一）发育性(developmental)

　1. 牙源性(odontogenic)

　　（1）含牙囊肿(dentigerous cyst)

　　（2）牙源性角化囊肿(odontogenic keratocyst)

　　（3）发育性根侧囊肿和葡萄样牙源性囊肿(lateral periodontal cyst and botryoid odontogenic cyst)

　　（4）龈囊肿(gingival cyst)

　　（5）腺牙源性囊肿(glandular odontogenic cyst)

　　（6）牙源性钙化囊肿(calcifying odontogenic cyst)

　　（7）正角化牙源性囊肿(orthokeratinized odontogenic cyst)

　2. 非牙源性(non-odontogenic)

　　（1）鼻腭管(切牙管)囊肿[nasopalatine duct(incisive canal) cyst]

　　（2）鼻唇(鼻牙槽)囊肿[nasolabial(nasoalveolar) cyst]

（二）炎症性(inflammatory)

　（1）根尖周囊肿(radicular cyst)

　（2）炎症性根侧囊肿(inflammatory collateral cyst)

二、口腔、面颈部软组织囊肿

（1）皮样或表皮样囊肿(dermoid or epidermoid cyst)

（2）鳃裂囊肿(branchial cleft cyst)

（3）甲状舌管囊肿(thyroglossal cyst)

（4）畸胎样囊肿(teratoid cyst)

（5）黏液囊肿(mucocele)

（6）舌下囊肿(ranula)

（赤峰市医院　高小波）

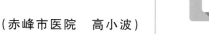

第十四章　牙源性及非牙源性囊肿

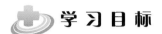

学习目标

1. 掌握　根尖周囊肿、含牙囊肿、牙源性角化囊肿的病理变化。
2. 熟悉　牙源性钙化囊肿的病理表现和其他常见囊肿的病理特征。
3. 了解　常见牙源性及非牙源性囊肿的主要病理特征。

　　牙源性囊肿（odontogenic cyst）是指牙形成器官的上皮或上皮剩余发生的一组囊肿。按来源其一般可分为发育性和炎症性两大类，前者多由牙发育和（或）萌出过程中的某些异常因素所致；后者常与颌骨内的炎症相关，如牙髓炎、根尖周炎等。颌骨发育性囊肿的发病机制尚不清楚，多数理论仍建立在推测基础之上。而颌骨炎症性囊肿作为牙齿或牙周组织炎症的后续病变，其病理过程是可预测的。一般认为，牙源性囊肿的衬里上皮来源于牙源性的上皮剩余，而不同囊肿的上皮剩余来源也不尽相同：①牙板上皮剩余或 Serres 上皮剩余可发生发育性根侧囊肿和牙龈囊肿；②缩余釉上皮可发生含牙囊肿、萌出囊肿以及炎症性牙旁囊肿；③马拉瑟（Malassez）上皮剩余可发生根尖周囊肿、残余囊肿和炎症性根侧囊肿。因此，在诊断疾病时需综合考虑临床表现、影像学表现和组织病理表现。

一、根尖周囊肿

　　根尖周囊肿（radicular cyst）属于炎症性囊肿，又称根端囊肿，是颌骨内最常见的牙源性囊肿，约占牙源性囊肿的 55％。临床过程一般经历了牙龋坏、牙髓炎症和坏死、根尖周组织的炎症和免疫反应、马拉瑟（Malassez）上皮剩余增殖以及增殖上皮团块中央液化、囊性变等一系列病理过程，因此根尖周囊肿常发生于死髓牙的根尖部。根尖周囊肿包括真性囊肿和假性囊肿两种类型，其中真性囊肿的囊腔与患牙的根尖孔不相通，根管治疗无效，需行根尖手术治疗；而假性囊肿的囊腔与根尖孔是连通的，在对患牙进行根管治疗后一般可减小或愈合。病灶牙拔除后，若其根尖肉芽肿未做适当处理，残留在颌骨内而继发囊肿，则称为残余囊肿（residual cyst）。

　　【临床表现】　根尖周囊肿的发病年龄范围广泛，多发生于 20～49 岁患者，男性患者多于女性。尽管 10 岁以下儿童龋病发生率不低，但根尖周囊肿并不常见。约 60％的囊肿发生于上颌，以上颌前牙为好发部位。根尖周囊肿通常发生在根尖孔，囊肿生长缓慢，多无自觉症状，大小不等，常与末期龋、残根或变色的死髓牙相伴随，叩诊可有不适感。无牙髓活力是确诊该疾病的重要临床特征。X 线片显示根尖区有一圆形或卵圆形透射区，边缘整齐，界限清楚，通常大小范围在 1～2 cm（图 6-14-1）。较大的囊肿可导致颌骨膨胀，常引起唇侧骨壁吸收变薄，扣诊时有乒乓感并可发出羊皮纸样脆裂声。若薄骨板也被吸收则会出现波动感。周围常呈现一明显白色骨质反应线,这与囊肿发展减缓、周围骨组织修复改建有关。

【病理变化】 肉眼所见通常为附着于患牙根尖部的囊性肿物,囊肿大小和囊壁厚薄不一。如囊肿较小,送检物为完整囊壁包裹的囊肿。多数情况下,囊壁已破裂,送检物为散碎囊壁样组织。镜下观,可见囊壁的囊腔面内衬无角化的复层鳞状上皮(图 6-14-2),厚薄不一,因受炎症刺激,上皮钉突发生不规则增生、伸长,相互融合呈网状,上皮表现为明显的细胞间水肿和以中性粒细胞为主的上皮内炎症细胞浸润,炎症细胞浸润致密区常导致上皮的连续性中断。纤维组织囊壁内炎症明显,炎症浸润细胞主要为淋巴细胞、浆细胞。囊壁内可见含铁血黄素和胆固醇晶体沉积。有时衬里上皮和纤维囊壁内可见透明小体,其仅见于牙源性囊肿中,为弓形线状或环状的均质小体,呈嗜酸性染色。

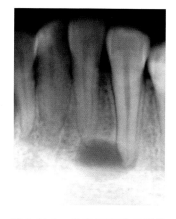

图 6-14-1 根尖周囊肿 X 线片

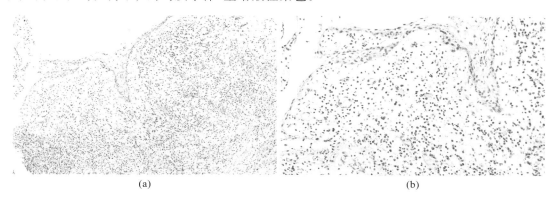

(a) (b)

图 6-14-2 根尖周囊肿

(a)根尖周囊肿的衬里为疏松鳞状上皮,内有中性粒细胞浸润,上皮下纤维囊壁内可见
大量慢性炎症细胞浸润,血管扩张充血(×10);(b)为(a)图的局部放大(×20)

【组织发生】 根尖周囊肿的上皮衬里来自牙周韧带上的赫特维希上皮根鞘的马拉瑟上皮剩余的增殖。

二、含牙囊肿

含牙囊肿(dentigerous cyst)又称滤泡囊肿,是指囊壁包含一个未萌牙的牙冠并附着于该牙牙颈部的囊肿。含牙囊肿约占牙源性囊肿的 20%,是颌骨内囊肿中第二好发的囊肿。

【临床表现】 含牙囊肿多发生于 10~39 岁患者,男性比女性多见,男、女性比例约为 3:2;发病部位以下颌第三磨牙区最常见,约占 75%,其次为上颌尖牙、上颌第三磨牙和下颌前磨牙区,可能与这些部位的牙齿易阻生有关。含牙囊肿内的牙齿大多数为恒牙,偶见含乳牙或额外牙;囊肿生长缓慢,早期无自觉症状,往往因牙齿未萌、缺失或错位而行 X 线检查时被发现。如果囊肿伴随感染,会有疼痛和肿胀的症状。囊肿发育较大时可引起颌骨膨隆或面部不对称、牙齿移位及邻近牙的牙根吸收。X 线表现为圆形透射区,边界清楚,囊腔内可含一个未萌牙的牙冠(图 6-14-3),少数较大的病变也可呈多房性改变。然而,这种 X 线表现并非含牙囊肿所独有,其他牙源性病损也可能表现出类似的含牙关系,如牙源性角化囊肿、牙源性腺样瘤和单囊性成釉细胞瘤等。因此对含牙囊肿的诊断不能仅仅依据 X 线表现。

【病理变化】 肉眼见囊壁较薄,囊腔内含有牙冠,囊壁附着于牙颈部,囊液多呈黄色。镜下见纤维结缔组织囊壁内衬较薄的复层鳞状上皮(图 6-14-4),仅由 2~4 列扁平状细胞或矮立

Note

方状细胞构成,无角化,没有上皮钉突,类似于缩余釉上皮。纤维囊壁内炎症不明显,含丰富的糖蛋白和黏多糖。囊肿继发感染时,上皮增生,上皮钉突明显,囊壁组织内见大量炎症细胞浸润。约40%囊肿的衬里上皮可发生黏液化生,含产黏液细胞或纤毛柱状细胞,少数情况下还可见皮脂腺细胞。某些病例的衬里上皮还可发生区域性角化,一般为正角化;纤维囊壁中有时可见牙源性上皮岛。

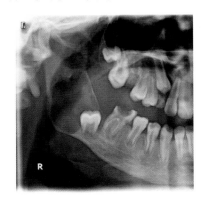

图 6-14-3 含牙囊肿 X 线片
X 线片示圆形透射区内含一未萌牙的牙冠

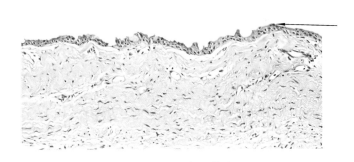

图 6-14-4 含牙囊肿
箭头示衬里上皮,较薄,类似于缩余釉上皮

【组织发生和生物学行为】 含牙囊肿是发育性囊肿,其发病机制并不十分清楚。一般发生于牙冠形成后,缩余釉上皮和牙面之间液体蓄积而形成囊肿。若囊肿发生于釉质完全形成之前,所含牙齿可表现为釉质发育不全。含牙囊肿手术治疗后很少复发,预后较好。

三、牙源性角化囊肿

牙源性角化囊肿(odontogenic keratocyst)由 Philipsen 于 1956 年最先报道。牙源性角化囊肿是一种发生于颌骨内的良性牙源性肿瘤,占牙源性囊肿的 10%～20%。由于其生长方式特殊,术后有较高的复发倾向,且有时可与痣样基底细胞癌综合征(naevoid basal cell carcinoma syndrome)并发,多年来,不断有学者提出其可能代表一种良性囊性肿瘤,而不属于囊肿。2005 年的 WHO 新分类已将其归为良性牙源性肿瘤,并提出牙源性角化囊性瘤的命名。2017 年最新版 WHO 分类中,又将其改回牙源性角化囊肿。本书对牙源性肿瘤的描述与 WHO 最新分类保持一致。

【临床表现】 牙源性角化囊肿患者的年龄分布范围较广,好发年龄在 10～29 岁,也有 40～50 岁为第二发病高峰的报道。男性较女性略多见。80% 的病变累及下颌骨,特别是下颌磨牙区及下颌升支。发生于上颌者以第一磨牙后区多见。该病可单发或多发,多发者约占 10%,且常伴发痣样基底细胞癌综合征。

牙源性角化囊肿主要沿颌骨前后方向生长,病变较大时仍可无明显的颌骨膨大症状,因此多数患者临床表现不明显,多在常规 X 线检查或检查其他疾病时偶然发现。有临床症状者主要表现为颌骨膨大,可导致邻近病变区牙齿的移位。肿瘤继发感染时可出现疼痛、肿胀,伴瘘管形成时有脓液等液体流出,有时可引起病理性骨折或神经麻木等症状。X 线表现为单房或多房性透射区,边缘呈扇形切迹(图 6-14-5)。综上所述,牙源性角化囊肿的 X 线表现缺乏特异性,可表现为类似于成釉细胞瘤或根尖周囊肿等的特点。因此,本病的诊断主要基于病变的组织病理学特点。

【病理变化】 肉眼见囊肿壁较薄,囊腔内常含有黄白色发亮的片状物或干酪样物质,有时囊液较稀薄,呈淡黄色或血性液体。与其 X 线表现的多样性不同,牙源性角化囊肿具有独特的组织学特点(图 6-14-6):①衬里上皮为较薄的、厚度均匀一致的复层鳞状上皮,常由 5～8 层

Note

细胞组成,一般无上皮钉突,上皮-纤维组织界面平坦,衬里上皮常与其下方的结缔组织囊壁分离,形成上皮下裂隙;②上皮表面呈波浪状或皱褶状,表层多呈不全角化;③棘细胞层较薄,与表面角化层的移行过渡较突然,棘细胞常呈细胞内水肿;④基底细胞层界限清楚,由柱状或立方状细胞组成,呈栅栏状排列,胞核着色深且远离基底膜,呈极性倒置;⑤纤维性囊壁较薄,一般无炎症,但合并感染的囊壁增厚,内有大量炎症细胞浸润,上皮可发生不规则增生,出现上皮钉突,角化消失;⑥纤维组织囊壁内有时可见微小的子囊和(或)上皮岛。

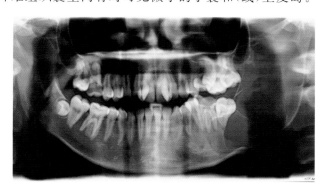

图 6-14-5 牙源性角化囊肿 X 线片

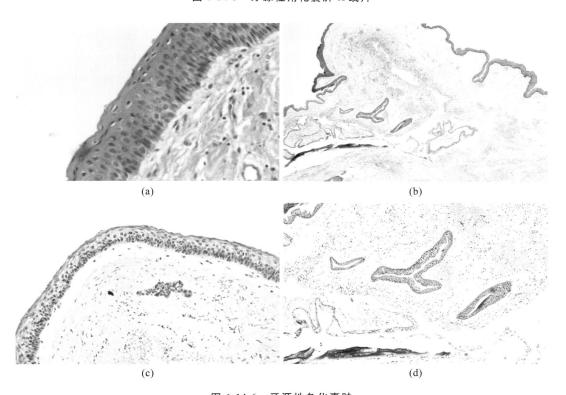

(a)

(b)

(c)

(d)

图 6-14-6 牙源性角化囊肿
(a)囊肿衬里上皮为较薄、厚度均匀一致的复层鳞状上皮;(b)囊壁中可见子囊(×4);
(c)囊壁中可见上皮岛(×20);(d)囊壁中可见子囊(×10)

【生物学特性】 该囊肿有明显的复发倾向,且临床治疗手术方式的选择对囊肿术后复发率有重要影响。易复发的主要原因如下:①囊肿囊壁薄,易破碎,临床手术中常难以完整摘除囊壁。残余的囊壁具有高度繁殖能力且囊壁内含有的微小子囊或卫星囊均可导致复发。②肿瘤呈局部侵袭性生长,倾向沿抗力较小的骨小梁间隙呈指状外突性生长,波及范围可能超出 X 线显示的边界。因此临床手术应彻底刮出囊壁,必要时切除囊肿外围部分骨质。③衬里上皮可能来源于口腔上皮的基底细胞,具有较高的增殖活性,若手术时未将与囊肿粘连的口腔黏膜上皮一起切除,残留后易引起复发。

【组织发生】 大多认为牙源性角化囊肿来自牙板上皮剩余或 Serres 上皮岛,也可来源于口腔黏膜上皮。

四、牙源性钙化囊肿

牙源性钙化囊肿(calcifying odontogenic cyst)是一种伴有钙化和影细胞出现的、局部可呈实性改变的囊肿,其囊肿的衬里上皮可伴成釉细胞瘤样分化的特征。该病曾被称为牙源性钙化囊性瘤(calcifying cystic odontogenic tumor)和牙源性钙化影细胞囊肿。该病最早由 Gorlin 等(1962 年)作为一种独立的颌骨囊肿进行描述。2017 年的 WHO 最新分类认为,牙源性钙化囊肿更能反映其生物学特性,故将原来的牙源性钙化囊性瘤重新命名为牙源性钙化囊肿。

【临床表现】 牙源性钙化囊肿很少见,在牙源性囊肿中占比小于 1%。该病发生的年龄范围较广,平均年龄为 30 岁。该病与牙瘤同时发生的患者,高峰年龄为 $10\sim19$ 岁。男、女性发病率差异不大。好发部位为上、下颌的前牙区,病变多较为局限,有时也发生于颌骨外的软组织内。病变多表现为颌骨无痛性肿胀。X 线表现为边界清楚的透光区,单房或多房。可伴有牙齿移位或牙根吸收。约有一半的病例伴有牙瘤发生。

【病理变化】 病变呈囊性,衬里上皮的基底细胞呈立方状或柱状,核远离基底膜,其浅层由排列疏松的星网状细胞构成,与成釉器的星网状层相似(图 6-14-7)。在衬里上皮和纤维囊壁内可见数量不等的影细胞灶,并有不同程度的钙化。影细胞呈圆形或椭圆形,边界清楚,胞质红染,胞核消失不着色,于是呈现出胞核部位的阴影,故称影细胞。牙源性钙化囊肿摘除后较少复发,有报道认为其复发率不足 5%。

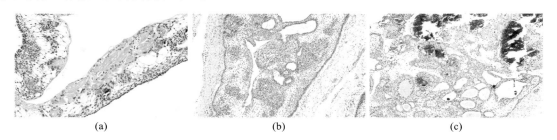

(a) (b) (c)

图 6-14-7 牙源性钙化囊肿

(a)可见伴成釉细胞瘤样分化的囊肿上皮,衬里有粉染的影细胞团;(b)衬里上皮局部增厚呈肿瘤样结构;
(c)增厚的成釉细胞样上皮团结构内可见不规则钙化

【组织发生】 目前,人们认为牙源性钙化囊肿是一种来源于牙板上皮的牙源性发育囊肿。

五、非牙源性发育性囊肿

颌面部还有一些发生在软组织或颌骨内的非牙源性发育性囊肿,根据其发病部位不同可分为鼻腭管囊肿、鼻唇囊肿、球状上颌囊肿和下颌正中囊肿。鼻腭管囊肿(nasopalatine duct cyst)常发生于腭中线前部。鼻唇囊肿(nasolabial cyst)常发生于牙槽突表面近鼻孔基底部软组织内。球状上颌囊肿(globulomaxillary cyst)发生于上颌侧切牙和尖牙牙根之间。下颌正中囊肿(median mandibular cyst)位于下颌中线联合处。其中后三种临床上较少见,本节主要介绍鼻腭管囊肿。

【临床表现】 鼻腭管囊肿又称切牙管囊肿(incisive canal cyst)。这组囊肿约占所有非牙源性发育性囊肿的 73%,为最常见的非牙源性发育性囊肿。可发生于任何年龄,好发年龄为 $30\sim60$ 岁。临床上常无明显症状,仅在 X 线检查或戴义齿时偶然被发现。最常见的表现为腭

Note

中线前部肿胀,有时可伴疼痛或瘘管形成。X 线片上,病变常呈现心形透射影像。有时难以区分鼻腭管囊肿和较大的切牙窝(incisive fossa)。X 线片上的切牙窝宽度在 6 mm 以下为正常范围,即使切牙窝前后径达 10 mm 但无其他症状,仍可能为正常情况,可定期复查而不必急于手术治疗。囊肿较大时,可见囊肿位于上颌骨中线,呈卵圆形放射透射区。

【病理变化】 鼻腭管囊肿可内衬复层鳞状上皮、立方状上皮或柱状上皮、含黏液细胞的假复层纤毛柱状上皮,不同类型可单独或联合存在。邻近口腔部的囊肿常内衬复层鳞状上皮,而近鼻腔部者常内衬呼吸性上皮。当病变合并感染时,可有浆细胞和淋巴细胞浸润。结缔组织囊壁内可有血管和神经束,为正常切牙管的神经血管结构。

(赤峰市医院 高小波)

能力检测

第十五章 口腔颌面部软组织囊肿

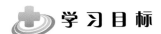

学习目标

1. 掌握 鳃裂囊肿、甲状舌管囊肿和鼻腭管囊肿的病理变化。
2. 熟悉 舌下囊肿的病理表现,皮样囊肿与表皮样囊肿的区别。
3. 了解 面颈部软组织囊肿的临床表现。

本章主要介绍口腔、面颈部的软组织囊肿及囊肿样病变,主要包括鳃裂囊肿、甲状舌管囊肿、皮样囊肿和舌下囊肿,以及颌面部常发生的口腔颌面部软组织囊肿。

第一节 鳃 裂 囊 肿

鳃裂囊肿(branchial cleft cyst)又称为颈部淋巴上皮囊肿,是颈侧囊肿的一种。约95%的鳃裂囊肿为第二鳃裂来源,发生于肩胛舌骨肌水平以上和下颌角以下。其余则来源于第一、第三和第四鳃裂,其中发生于下颌角以上和腮腺者常为第一鳃裂来源,发生于颈根区者为第三、第四鳃裂来源。

【临床表现】 该囊肿好发于两个年龄段,其中5岁以下患者约占20%,20~40岁的年轻患者约占75%。男、女性发病率无明显差别。一般发生于单侧,双侧颈部同时发生者较少见。囊性肿物柔软,界限清楚,可活动,呈无痛性肿胀,继发感染时可伴疼痛。

【病理变化】 肉眼所见多为单囊,囊肿内含物为黄绿色或棕色清亮液体,或含浓稠胶样、黏液样物。囊肿大小不一,大者直径可达10 cm。90%以上的囊壁内衬复层鳞状上皮,可伴或不伴角化,部分囊肿可内衬假复层柱状上皮,纤维囊壁内有生发中心的大量淋巴样组织,并形成淋巴滤泡(图6-15-1)。但第一鳃裂来源的囊肿壁内缺乏淋巴样组织,与表皮样囊肿相似。

【组织发生】 一般认为鳃裂囊肿来自鳃裂或咽囊的上皮剩余,也有理论认为鳃裂囊肿来源于颈部淋巴管囊性转移或颈窦的关闭不全。

【生物学行为】 无术前感染的鳃裂囊肿手术摘除后,其复发率小于3%;一旦合并感染或手术切除不彻底,其复发率会接近20%。文献中有鳃裂囊肿上皮癌变的零星报道,这些病例应与原发于鼻咽部恶性肿瘤的转移瘤相鉴别。

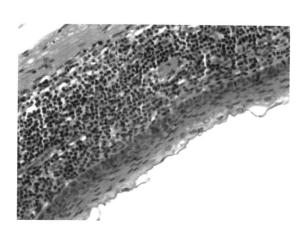

图 6-15-1　鳃裂囊肿

第二节　甲状舌管囊肿

甲状舌管囊肿(thyroglossal cyst)是颈部最常见的先天肿物。在胚胎第 4 周时,原始咽底部,第一和第二鳃弓之间,内胚层上皮增殖内陷形成一向下的袋状突出物,即甲状腺始基,这个部位就是以后的舌盲孔处。甲状腺始基下行过程中带有中空的管即甲状舌导管,胚胎第 6 周时此管开始退化,第 10 周时消失。甲状舌导管不消失或发育异常可导致各种病损,如甲状舌管囊肿、甲状舌管瘘等。

【临床表现】　甲状舌管囊肿可发生于任何年龄,较多见于青少年。男、女性发病率之比为2∶1。甲状舌管囊肿常位于颈部中线或近中线处,可发生在舌盲孔与甲状腺之间导管经过的任何部位,以甲状舌骨区发生者多见。直径一般为 2~3 cm,表面光滑,边界清楚,触之有波动感,能随吞咽上下活动。

【病理变化】　大体观,囊肿直径通常小于 2 cm。囊内容物为清亮黏液样物质,如继发感染则为脓性或黏液脓性内容物,囊肿破溃后易形成瘘管。镜下观,囊壁可内衬假复层纤毛柱状上皮或复层鳞状上皮,常见两者的过渡形态,邻近口腔处的囊肿衬里多为复层鳞状上皮,而位置靠下方者多为纤毛柱状上皮衬里(图 6-15-2)。纤维性囊壁内偶见甲状腺或黏液腺组织。

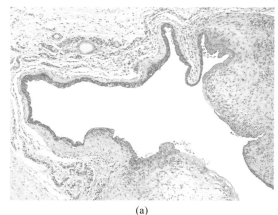
(a)

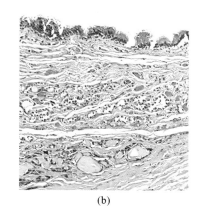
(b)

图 6-15-2　甲状舌管囊肿
(a)低倍镜观;(b)高倍镜观

Note

【组织发生】　甲状舌管囊肿来源于甲状舌导管的残余上皮。

【生物学行为】　偶有癌变的报道，仅占所有甲状舌管囊肿病例的 1% 以下，多数恶性者表现为乳头状甲状腺癌。手术切除后预后良好。

第三节　皮样和表皮样囊肿

皮样囊肿(dermoid cyst)囊壁内有皮肤附属器如毛发、皮脂腺、汗腺等结构。结缔组织囊壁内没有皮肤附属器者称为表皮样囊肿(epidermoid cyst)。好发于颈部正中。发生于口内时，口底为最常见的部位，其次是舌。发生于口底较表浅者位于颏舌骨肌与口底黏膜之间(舌下位)，较深在者位于颏舌骨肌与下颌舌骨肌之间(颏下位)。

【临床表现】　病变呈无痛性生长缓慢的肿块，囊肿表面光滑，为圆形或卵圆形，界限清楚，与周围组织无粘连，触之有生面团样柔韧感，波动感不明显，压迫之后可出现凹陷。

【病理变化】　肉眼可见囊壁较薄，囊腔内有灰白色豆腐渣样物质或黄白色角化物。镜下见囊壁衬里为角化的复层鳞状上皮，表皮样囊肿结缔组织囊壁内没有皮肤附属器；皮样囊肿(图 6-15-3)囊壁内含有皮肤附属器如毛发、毛囊、皮脂腺、汗腺等结构。囊腔内为排列成层的嗜酸性角化物质，偶见钙化。角化物质破入周围纤维组织内时，可见异物巨细胞反应、炎症细胞浸润及胆固醇结晶。

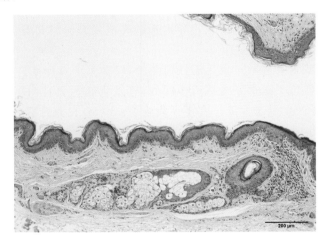

图 6-15-3　皮样囊肿

【组织发生】　多数人认为皮样囊肿和表皮样囊肿发生于胚胎发育性上皮剩余，或是由外伤植入上皮所致。发生于口底的囊肿可能来源于第一、第二鳃弓融合时残留的上皮。

第四节　舌下囊肿

舌下囊肿(ranula)又称潴留囊肿，特指一种发生在口内囊腔里的黏液渗出，腺体导管的损伤是舌下囊肿发病的重要原因。

【临床表现】　多见于青少年，男、女性发病率差异不明显，生长缓慢，患者无自觉症状。大多数舌下囊肿位置较为表浅，位于口底一侧下颌舌骨肌以上的舌下区，囊肿较大时表面黏膜变薄,呈蓝白色透明状,与青蛙肚子相似,故称"蛤蟆肿";少数深在的囊肿位于下颌下或颏下三角区,表现为柔软、无痛性肿物,黏膜色泽正常。

【病理变化】 舌下囊肿可分为外渗性黏液囊肿和潴留性黏液囊肿,以外渗性黏液囊肿多见。外渗性黏液囊肿囊壁无上皮衬里,由纤维组织或炎性肉芽组织构成(图 6-15-4);潴留性黏液囊肿可内衬立方状、柱状、假复层柱状或复层鳞状上皮,囊肿附近的舌下腺组织中有不同程度的慢性炎症细胞浸润(图 6-15-5)。

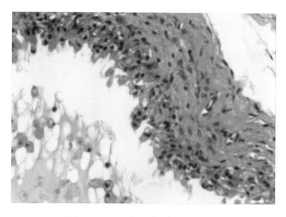

图 6-15-4 舌下囊肿(外渗性)

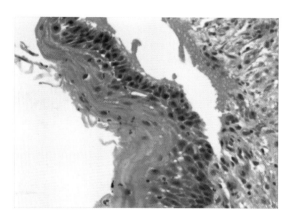

图 6-15-5 舌下囊肿(潴留性)

(赤峰市医院 高小波)

能力检测

Note

·第七篇·

牙源性肿瘤和颌骨非肿瘤性疾病

第十六章　牙源性肿瘤

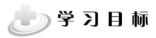

学习目标

1. 掌握　成釉细胞瘤、牙源性腺样瘤的病理改变。
2. 熟悉　成釉细胞瘤的组织发生及生物学特性。
3. 了解　牙源性肿瘤的组织学分类;成釉细胞瘤、牙源性腺样瘤的临床表现。

提要

　　牙源性肿瘤来源于成牙组织及其剩余,发病率较低,主要发生于颌骨内,少数亦可见于颌骨周围的软组织。牙源性肿瘤可分为良性和恶性,上皮性、间叶性和混合性。本章主要介绍常见的、特征性的颌骨内病变。

　　关于牙源性肿瘤(odontogenic tumor)的分类一直是争议的热点,WHO牙源性和颌面部骨肿瘤的组织学分类(2017年,第4版)(表7-16-1)与前一版分类相比有一些变动,如仅保留一型成釉细胞癌和一型原发性骨内癌在牙源性癌分类中,牙源性角化囊性瘤又归类到牙源性囊肿中,同时增加了一些病变,如牙源性硬化性癌、牙源性癌肉瘤及原始牙源性肿瘤等。

表 7-16-1　WHO牙源性和颌面部骨肿瘤的部分组织学分类

一、牙源性肿瘤

(一)牙源性恶性肿瘤

　　1.牙源性癌

　　　(1)成釉细胞癌

　　　(2)原发性骨内癌,NOS

　　　(3)牙源性硬化性癌

　　　(4)牙源性透明细胞癌

　　　(5)牙源性影细胞癌

　　2.牙源性癌肉瘤

　　3.牙源性肉瘤

(二)牙源性良性肿瘤

　　1.良性牙源性上皮性肿瘤

　　　(1)成釉细胞瘤

　　　　①成釉细胞瘤,单囊型

　　　　②成釉细胞瘤,骨外/外周型

　　　　③转移性成釉细胞瘤

续表

（2）牙源性鳞状细胞瘤

（3）牙源性钙化上皮瘤

（4）牙源性腺样瘤

2.良性上皮和间充质来源的混合性牙源性肿瘤

（1）成釉细胞纤维瘤

（2）原始牙源性肿瘤

（3）牙瘤

①牙瘤,混合性

②牙瘤,组合性

（4）牙本质生成性影细胞瘤

3.良性间叶性来源的牙源性肿瘤

（1）牙源性纤维瘤

（2）牙源性黏液瘤/黏液纤维瘤

（3）成牙骨质细胞瘤

（4）牙骨质-骨化纤维瘤

二、颌面部病变

（一）恶性颌面部骨和软骨肿瘤

1.软骨肉瘤

①软骨肉瘤,Ⅰ级

②软骨肉瘤,Ⅱ/Ⅲ级

2.间叶性软骨肉瘤

3.骨肉瘤,NOS

①低级别中心型骨肉瘤

②骨膜骨肉瘤

③骨旁骨肉瘤

（二）良性颌面部骨和软骨肿瘤

1.软骨瘤

2.骨瘤

3.婴儿黑色素神经外胚瘤

4.软骨母细胞瘤

5.软骨黏液样纤维瘤

6.骨样骨瘤

7.骨母细胞瘤

8.促结缔组织增生纤维瘤

（三）纤维-骨和骨软骨病变

1.骨化纤维瘤

2.家族性巨细胞牙骨质瘤

3.纤维性结构不良

4.牙骨质-骨结构不良

5.骨软骨瘤

续表

(四)巨细胞病变和骨囊肿
    1.中心性巨细胞肉芽肿
    2.外周性巨细胞肉芽肿
    3.巨颌症
    4.动脉瘤样骨囊肿
    5.单纯性骨囊肿
(五)淋巴造血系统肿瘤
    骨孤立性浆细胞瘤

注:NOS为非特指。

第一节　成釉细胞瘤

成釉细胞瘤(ameloblastoma)是一种较常见的牙源性上皮性肿瘤,约占牙源性肿瘤的60%。1879年Falkson首先描述本病。1929年Churchill将其正式命名为成釉细胞瘤。2005年WHO分类将成釉细胞瘤分为实性/多囊型、骨外/外周型、促结缔组织增生型和单囊型。2017年WHO新分类中成釉细胞瘤主要指实性/多囊型成釉细胞癌,新分类中另外还列出三种亚型,称为单囊型、骨外/外周型和转移性成釉细胞瘤。

【临床表现】　成釉细胞瘤好发年龄为30～49岁,男、女性发病率无明显差异,80%见于下颌骨,以下颌磨牙区和下颌升支部较为常见。肿瘤表现为无痛性、渐进性颌骨膨隆。X线表现为单房或多房性透射影,边界清楚(图7-16-1),有时可见埋伏牙。

【病理变化】　光镜下成釉细胞瘤以滤泡型和丛状型为主。

(1)滤泡型:肿瘤上皮细胞呈孤立滤泡或上皮岛,类似成釉器。上皮岛周边为一层立方状或柱状细胞,呈栅栏样排列,细胞核远离基底膜。上皮岛中央为多边形或多角形细胞,细胞排列疏松。肿瘤上皮内常见囊性变,肿瘤间质为纤维结缔组织(图7-16-2)。

(2)丛状型:肿瘤上皮细胞排列为条索状,互相连接呈网状,其周边是一层立方状或柱状细胞,中心部细胞呈多边形,排列疏松。但星网状细胞数量较滤泡型少。肿瘤间质为纤维结缔组织(图7-16-3)。

(3)棘皮瘤型:肿瘤成釉器样上皮团中心有广泛的鳞状上皮化生,多见于滤泡型成釉细胞瘤,肿瘤间质为纤维结缔组织(图7-16-4)。

(4)颗粒细胞型:肿瘤上皮细胞肿大,胞质内充满嗜酸性颗粒。肿瘤间质为纤维结缔组织(图7-16-5)。

(5)基底细胞型:肿瘤上皮细胞排列呈条索状,细胞体积小,嗜碱性,类似于基底细胞。上皮缺乏星网状细胞分化,肿瘤间质为纤维结缔组织(图7-16-6)。

(6)角化型:肿瘤上皮内出现大量角化,可见角化珠形成(图7-16-7)。

(7)促结缔组织增生型:肿瘤间质结缔组织增生,为粗大致密的胶原纤维,可发生玻璃样变。肿瘤上皮成分较少,排列呈上皮岛或条索,位于纤维束之间(图7-16-8)。

成釉细胞瘤亚型如下。

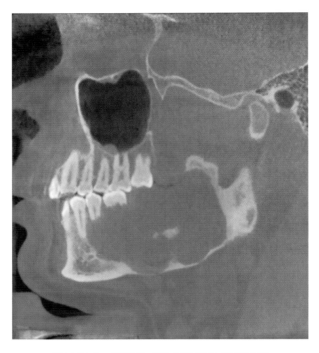

图 7-16-1 下颌骨成釉细胞瘤的 X 线表现

可见下颌体内边界清楚的巨大囊性透射影

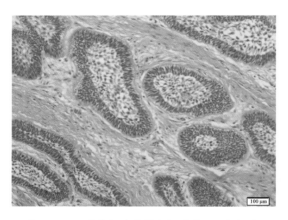

图 7-16-2 成釉细胞瘤的组织学表现（滤泡型）

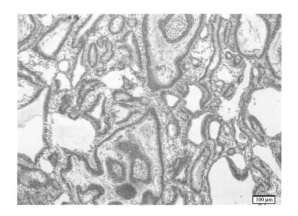

图 7-16-3 成釉细胞瘤的组织学表现（丛状型）

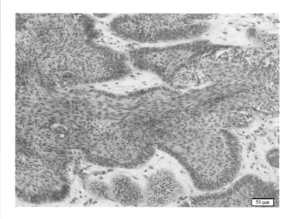

图 7-16-4 成釉细胞瘤的组织学表现（棘皮瘤型）

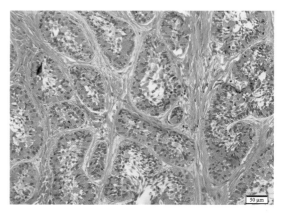

图 7-16-5 成釉细胞瘤的组织学表现（颗粒细胞型）

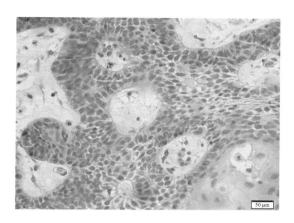

图 7-16-6 成釉细胞瘤的组织学表现(基底细胞型)

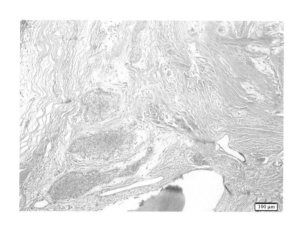

图 7-16-7 成釉细胞瘤的组织学表现(角化型)

图 7-16-8 成釉细胞瘤的组织学表现(促结缔组织增生型)

1. 单囊型成釉细胞瘤

【临床表现】 单囊型成釉细胞瘤多见于青年人,男性发病率略高于女性,好发于下颌第三磨牙区。X 线表现类似于囊肿,多为单囊性透光区,可见埋伏牙,牙根吸收较常见,肿物边界清楚。

【病理变化】 肿瘤多表现为单纯囊性型:上皮排列呈成釉器样,即栅栏状排列的柱状基底细胞和排列松散的类似星网状细胞(图 7-16-9(a)、(b))。另外,亦可表现为囊壁内浸润型:肿瘤上皮增生浸润至纤维囊壁内,呈成釉细胞瘤的特点(图 7-16-9(c))。

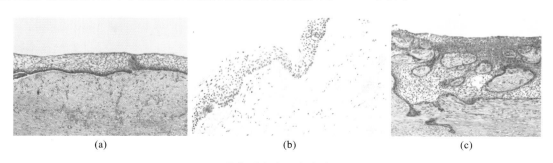

| (a) | (b) | (c) |

图 7-16-9 单囊型成釉细胞瘤的组织学表现

(a)(b)单纯囊性型;(c)囊壁内浸润型

2. 骨外或外周型成釉细胞瘤

【临床表现】 该瘤的发病年龄较其他类型成釉细胞瘤高,好发于 40～69 岁人群,男性发病率略高于女性,以下颌骨多见,多位于牙龈或牙槽黏膜软组织内。

【病理变化】 肿瘤局限于牙龈或牙槽黏膜软组织内,组织学表现与实性或多囊型成釉细胞瘤相似。

3. 转移性成釉细胞瘤

【临床表现】一种组织学上转移灶和原发性肿瘤都表现为良性成釉细胞瘤特征者,而且反复复发多次手术后者多见。原发瘤以下颌多见,多为实性或多囊型,转移瘤多见于肺、淋巴结等。

第二节 牙 瘤

牙瘤(odontoma)是成牙组织的错构瘤(hamartoma)或发育畸形。肿瘤内含有成熟的釉质、牙本质、牙骨质和牙髓组织。根据这些组织的排列结构不同,可分为混合性牙瘤和组合性牙瘤两种。

(一)混合性牙瘤

【临床表现】 多见于儿童和青年成人,男、女性发病率无明显差异。以下颌前磨牙区和磨牙区多见;病变无明显症状,X 线表现为无定形的阻射物,界限清楚。

【病理变化】 混合性牙瘤内可见釉质、牙本质、牙骨质和牙髓组织混杂排列,而不表现为正常牙体组织结构(图 7-16-10)。

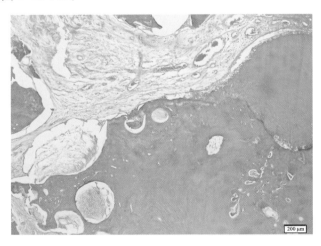

图 7-16-10 混合性牙瘤的组织学表现

(二)组合性牙瘤

【临床表现】 组合性牙瘤多见于儿童和青年成人,男、女性发病率无明显差异。好发于上颌切牙-尖牙区。X 线表现为病变内可见牙样物,数量多少不一。

【病理变化】 组合性牙瘤内可见许多牙样物,牙样物中各种组织的排列类似于正常牙齿(图 7-16-11)。

Note

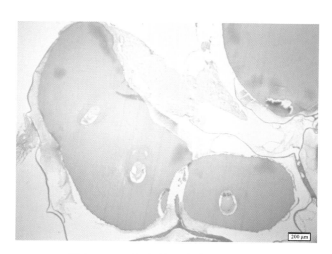

图 7-16-11　组合性牙瘤的组织学表现

【生物学行为】　牙瘤是成牙组织的错构瘤或发育畸形,非真性肿瘤。肿物生长有自限性,预后良好。

第三节　成牙骨质细胞瘤

成牙骨质细胞瘤(cementoblastoma)又称为良性成牙骨质细胞瘤或真性牙骨质瘤。

【临床表现】　成牙骨质细胞瘤多见于儿童或青年人,男性多见,多见于下颌骨前磨牙和磨牙区。肿瘤生长缓慢,患者具有疼痛感。X线表现为肿瘤界限清楚的阻射性致密钙化团块,附着于受累牙根组织,牙根有不同程度的吸收。

【病理变化】　成牙骨质细胞瘤的特征性表现为钙化的牙骨质样组织附着于牙根,可见较多不规则的嗜碱性反折线,类似于 Paget 病。牙骨质样组织周边可见较多成牙骨质细胞,纤维间质富含血管。

第四节　牙源性钙化上皮瘤

牙源性钙化上皮瘤(calcifying epithelial odontogenic tumor)又称为 Pindborg 瘤,病因不清。

【临床表现】　肿瘤多见于青壮年,男、女性发病率无明显差异。病变多位于下颌骨、磨牙区。表现为无痛性缓慢生长,患者可见颌骨膨隆,可于拍片中无意发现。X线表现为单囊透光区,病变内常见埋伏牙及大小不等的阻射性团块,界限较清楚。

【病理变化】　肿瘤上皮细胞排列呈片状、小梁状或岛状。细胞呈多角形,界限清楚,常见清晰的细胞间桥。胞质丰富,嗜酸性,含有大小、形状不一的细胞核,但核分裂象少见。肿瘤细胞可分泌特有的牙源性淀粉样蛋白,形成特征性圆形或不规则嗜酸性均质物,常发生钙化。刚果红染色阳性。间质为纤维结缔组织,常发生退行性变(图7-16-12)。

Note

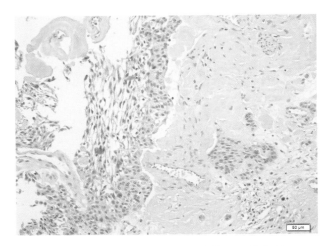

图 7-16-12 牙源性钙化上皮瘤的组织学表现

第五节　牙源性腺样瘤

牙源性腺样瘤因病变内含有腺样或导管样结构而得名。

【临床表现】　牙源性腺样瘤好发于儿童或青年人,女性比男性多见,好发于上颌骨前牙区。X线表现为单囊性透光区,边界清楚,其中可见小的阻射性团块(图 7-16-13(a))。

【病理变化】　光镜下,肿瘤上皮细胞主要形成玫瑰花样结构和腺管样结构。玫瑰花样结构是由梭形或立方状上皮细胞构成的实性上皮团;腺管样结构是由立方状或柱状细胞形成的腺管样结构,管状腔隙内可有 PAS 染色阳性的嗜酸性物质。间质为纤维结缔组织,可见发育不良的牙本质样或牙骨质样结构(图 7-16-13(b))。

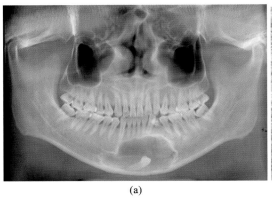
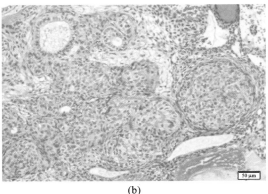

(a)　　　　　　　　　　　　　　　　　　(b)

图 7-16-13 牙源性腺样瘤

(a)牙源性腺样瘤的 X 线表现;(b)牙源性腺样瘤的组织学表现

（首都医科大学附属北京口腔医院　汤晓飞）

第十七章　颌骨非肿瘤性疾病

学习目标

1. 掌握　颌骨骨髓炎的病理改变。
2. 熟悉　纤维性结构不良的病理改变。

第一节　颌骨骨髓炎

颌骨骨髓炎(osteomyelitis of jaw)是指发生于颌骨骨质和骨髓的炎症,多数为化脓性炎症。常见的致病菌是金黄色葡萄球菌和溶血性链球菌。

一、急性化脓性颌骨骨髓炎

【临床表现】　急性化脓性颌骨骨髓炎起病急,可出现发热、寒战、区域淋巴结肿大等全身症状。局部有剧烈疼痛,出现牙龈肿胀溢脓、张口受限。严重者可并发败血症、颅内感染等。

【病理变化】　颌骨骨髓腔内组织明显充血及水肿,有大量中性粒细胞浸润,可见化脓性渗出物、坏死组织及脓肿形成。

二、慢性颌骨骨髓炎伴增生性骨膜炎

慢性颌骨骨髓炎伴增生性骨膜炎有明显的骨膜炎症反应,是骨髓炎的一种亚型。主要是下颌磨牙区根尖周脓肿、牙周炎等长期刺激的结果。

【临床表现】　病变好发于儿童或青少年,多见于下颌骨,以下颌磨牙区尤为多见。病变为无痛性颌骨肿胀,有多个牙齿松动和瘘管形成。X线表现为密质骨增厚,骨髓腔内可见破坏。

【病理变化】　主要表现为骨膜下反应性新骨形成,骨小梁周围可见成骨细胞。骨髓腔内纤维结缔组织中散在淋巴细胞和浆细胞。

三、颌骨放射性骨髓炎

颌骨放射性骨髓炎又称为颌骨放射性骨坏死,是头颈部恶性肿瘤放射治疗的严重并发症,与放射剂量有关。

【临床表现】　病变在放射治疗后数月乃至十余年出现。主要表现为局部间断性疼痛,病变区软组织出现蜂窝织炎,有瘘管及死骨形成。X线表现为病变区骨密度减低及不规则破坏,边界不规则,呈斑点状或虫蚀样。

【病理变化】　病变主要表现为骨组织变性和坏死。严重时有死骨形成。骨髓中可见炎症

Note

189

细胞浸润及纤维化。

四、颌骨的结核性骨髓炎

颌骨的结核性骨髓炎(tuberculous osteomyelitis)较为少见,常为身体其他部位结核病的继发感染。

【临床表现】 多见于儿童。临床表现类似于慢性化脓性颌骨骨髓炎。骨内病变若波及皮肤,可形成冷脓肿,或破溃形成瘘管。X线表现为颌骨膨隆,边界不齐。

【病理变化】 骨髓腔内可见结核性肉芽肿形成,由上皮样细胞、朗汉斯巨细胞以及散在炎症细胞构成,结节中心常见干酪样坏死。

第二节　颌骨非肿瘤性疾病

一、巨颌症

巨颌症(cherubism)又称家族性颌骨纤维结构不良,是常染色体显性遗传性疾病,其生长具有自限性。

【临床表现】 巨颌症常见于儿童,男性多见,多发生于下颌角区,常表现为颌骨对称性肿大。病变有自限性。X线表现为颌骨对称性膨隆,多囊性密度减低区,边界清楚(图7-17-1(a))。

【病理变化】 病变由增生的纤维组织替代骨组织,大量多核巨细胞呈弥漫性或灶性分布(图7-17-1(b)),血管较丰富。病变晚期纤维成分增多,多核巨细胞数量减少,可见一些新骨形成。

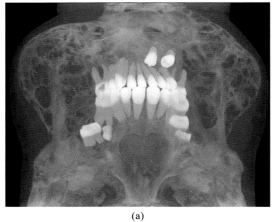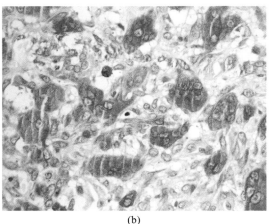

(a)　　　　　　　　　　　　　　　　　(b)

图 7-17-1　巨颌症
(a)CT 扫描所见;(b)组织学表现(TRAP 染色)

二、纤维性结构不良

纤维性结构不良(fibrous dysplasia,FD)表现为正常的骨组织被异常增生的纤维结缔组织所取代。本病的病因和发病机制尚不清楚,有研究表明 FD 是由 *GNAS* 基因无意义突变引起的,可分为单骨性和多骨性纤维结构不良。多骨性病变同时伴有皮肤色素沉着和女性性早熟等内分泌异常,称为 McCune-Albright 综合征。

【临床表现】 单骨性病例多见于年轻成人,其发病无明显性别差异。多骨性者好发于儿童,女性多见。上颌比下颌多见。一般表现为无痛性颌骨膨胀,面部不对称,牙移位。X 线表现为磨玻璃样密度减低区、囊性密度减低区或散在斑块状密度增高区,病变与周围正常骨的界限不清(图 7-17-2(a))。

【病理变化】 正常的骨组织被异常增生的纤维结缔组织所取代,其中有不成熟骨形成。在不同的发病时期,病变可由不同比例的纤维和骨组织构成。不成熟的骨小梁纤细,形态不一,类似于英文字母"O""C""V""W"等形态,骨小梁周围常缺乏成排的成骨细胞(图 7-17-2(b))。血管丰富。

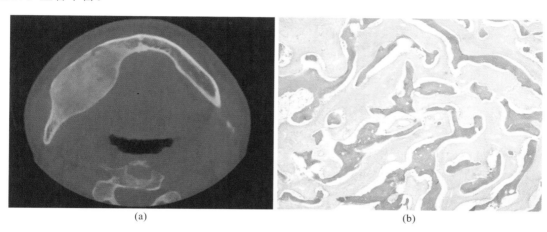

(a)   (b)

图 7-17-2 纤维性结构不良

(a)X 线片所见;(b)组织学表现

三、牙骨质-骨结构不良

根据病变累及的部位及范围,牙骨质-骨结构不良也称为根尖周或局灶性牙骨质-骨结构不良、繁茂性牙骨质-骨结构不良、根尖周牙骨质瘤等,是较常见的良性纤维骨病变,目前病因不清。

【临床表现】 病变具有多种临床表现,主要发生于颌骨的承牙区,导致颌骨膨胀。X 线表现为透射影、阻射影或透射/阻射混合影,边界较清。

【病理变化】 牙骨质-骨结构不良由富于细胞的纤维组织构成,其中含有骨样组织、骨和牙骨质样物质。大多数病变中的硬组织成分与受累牙牙根表面不融合。

四、中心性巨细胞肉芽肿

中心性巨细胞肉芽肿(central giant cell granuloma)发病率低,病变颌骨内有较多多核巨细胞,部分病变呈侵袭性生长。若发生于周围软组织,则称为外周性巨细胞肉芽肿(peripheral giant cell granuloma)。

【临床表现】 病变好发于儿童或青年人,女性多见。好发于下颌骨的前牙区。病变表现为无痛性进行性膨隆,颌骨出现吸收破坏、膨隆,X 线表现为密度减低区,边界较清楚。

【病理变化】 病变由成熟的纤维结缔组织构成,多核巨细胞多呈灶状分布。血管较丰富,还可见骨样组织和编织骨。

目前多数学者主张将颌骨巨细胞肉芽肿及骨巨细胞瘤统称为颌骨巨细胞病变,其临床行为变化较大,可表现出非侵袭性和侵袭性的特点。

(首都医科大学附属北京口腔医院 汤晓飞)

能力检测

Note

第八篇

颞下颌关节与颞下颌关节病

第十八章 颞下颌关节的组织结构

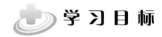 学习目标

掌握　颞下颌关节的组织结构。

提　要

　　颞下颌关节由髁突、关节窝和关节结节、关节盘、关节囊及其周围韧带组成。最常见的颞下颌关节病是颞下颌关节紊乱病。

一、髁突

成年人的髁突表面被覆纤维软骨,由表层至深层分为四带。

(1)关节表面带:由致密结缔组织构成,厚度随年龄增长而变化,一般儿童含有 10 列左右的成纤维细胞,成年后细胞逐渐减为 3~4 列。

(2)增殖带:髁突软骨的形成和生长中心,对修复、改建起重要作用。活跃期由密集的具有增殖能力的小细胞构成,成年后细胞数量逐渐减少、厚度变薄,老年人的髁突增殖带则变得不再明显。

(3)纤维软骨带:由软骨样细胞和基质构成,老年人此带细胞不明显,甚至消失。

(4)钙化软骨带:钙化软骨带为覆盖深部骨组织的薄层软骨,常有钙化。

二、关节窝和关节结节

位于颞骨前方的关节结节和后方的关节窝表面均覆盖一层较薄的密质骨,其下方是松质骨,骨小梁的排列方向垂直于骨表面。

关节窝表面由纤维组织构成,内层纤维富含血管,外层纤维无血管分布。关节结节斜坡表面被覆的纤维软骨,也可以分为关节表面带、增殖带、纤维软骨带和钙化软骨带四层,但深部的钙化软骨带常不太清楚。

三、关节盘

关节盘位于髁突和关节窝之间,将颞下颌关节分为关节上腔和关节下腔。

关节盘由致密的粗大纤维构成,主要是 I 型胶原,内含大量成纤维细胞。组织学上从前到后分为前带、中带、后带和双板区。中老年人出现关节盘退行性变,可出现软骨细胞。

(1)前带:位于髁突之前,胶原纤维与关节面平行,含血管和神经。

(2)中带:由薄层胶原纤维和弹力纤维组成,平行排列,含弹力纤维,无血管和神经。

(3)后带:纤维排列无定向,含弹力纤维,无血管和神经。

(4)双板区:由上、下两层板构成。上层含有胶原纤维和大量弹力纤维。下层由大量胶原

Note

纤维构成。两层板之间含有丰富的神经、血管。

四、关节囊和关节韧带

包绕关节和结节的致密结缔组织称为关节囊，其前上方附着于关节结节边缘，下方紧密附着于髁突颈部，后方附着于颞鳞缝处。关节囊疏松，由中间的蝶下颌韧带、侧方的颞下颌韧带和后方的茎突下颌韧带支持。

（北京大学口腔医学院　李斌斌）

第十九章　颞下颌关节紊乱病

学习目标

掌握　颞下颌关节紊乱病的组织病理学变化。

颞下颌关节紊乱病(TMD)是最常见的颞下颌关节病,也是口腔领域的常见病和多发病。病因较为复杂,目前大多数学者认为,TMD是由多因素导致的一组疾病的总称,属于肌骨骼类紊乱疾病,多数为功能紊乱性质,也可有关节结构紊乱甚至器质性破坏。心理社会因素及颌关节紊乱为主要致病因素,免疫因素可能参与了本病的病理过程。TMD可单独累及颞下颌关节或咀嚼肌群,也可二者皆累及,但不包括那些具有上述症状但病因清楚的疾病。

【临床表现】　颞下颌关节紊乱病好发于青壮年,女性多见。按照疾病发展的早、中、晚期可以相应地分为功能紊乱阶段、结构紊乱阶段以及关节器质性破坏三个阶段。常见的临床症状如下:①颞下颌关节区、咀嚼肌区疼痛;②开闭口时出现关节弹响或杂音;③下颌运动异常,包括开口度异常、开口型偏斜或歪曲,甚至开口受限,有时表现为开口度过大或受限。

【病理变化】　病变实质为关节盘和髁突的退行性变。

肉眼可见,关节盘穿孔多在双板区,而关节盘局部变薄多发生于后带。关节结节、关节窝表面粗糙或骨质增生,关节盘变薄,局部增厚或穿孔等,合并滑膜炎时可见关节腔积液。

镜下观,关节盘胶原纤维玻璃样变,嗜碱性变,断裂或溶解(图8-19-1)。前带、中带胶原纤维排列方向改变。中带及后带软骨细胞增多,后带有新生的毛细血管长入。双板区纤维化,也可发生病理性钙化。

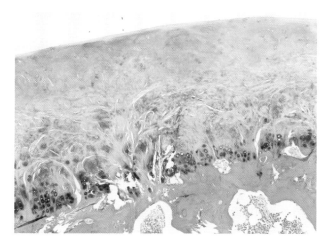

图8-19-1　颞下颌关节紊乱病
关节盘胶原纤维嗜碱性变明显

髁突软骨的病理变化为髁突关节表面带胶原水肿、松解,形成纵裂、横裂。髁突软骨钙化带增宽,软骨基质变性、溶解成颗粒状,软骨与髁突骨质之间形成裂隙,使软骨剥脱,骨质暴露。

髁突骨质的病理变化为骨细胞消失,骨陷窝空虚,骨纹理明显,骨小梁微裂。骨皮质吸收变薄或断裂,纤维和血管长入,与骨髓相连。骨基质呈颗粒状,嗜碱性或溶解,胶原纤维呈网状。甚至骨质断裂,死骨片脱落形成假性囊腔。X 线片上显示囊性改变。

(北京大学口腔医学院　李斌斌)

第二十章　骨关节炎

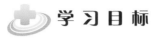

学习目标

熟悉　骨关节炎的组织病理学变化。

骨关节炎(osteoarthritis)，又称退行性关节病、过长性关节炎。

本病是一种退行性病变，病因不明，可分为原发性和继发性两种。原发性多见于老年人，一般属增龄性改变。过度或不合宜的关节运动是此病发生的重要因素。继发性者多源自颞下颌关节紊乱病。发病年龄多在 40 岁以上。本病女性多见。

【临床表现】　早期病变可无临床症状，因此易被漏诊。根据尸检材料，40 岁以上人群的颞下颌关节，约 40% 有骨关节炎改变。临床表现为颌骨运动时疼痛，关节捻发音，下颌运动受限，开口时颏部偏向患侧，关节区可有压痛，且有疲劳感。

骨关节炎的主要影像学特点为髁突关节面密质骨部分硬化、骨质破坏。X 线检查可见髁突密质骨板模糊不清，出现小的凹陷或较严重的骨质破坏。影像上也可以表现为髁突囊性变、骨质增生形成骨赘，髁突磨平变短小，关节窝/关节结节硬化，关节窝变浅平宽大，并伴有关节盘穿孔等(图 8-20-1)。

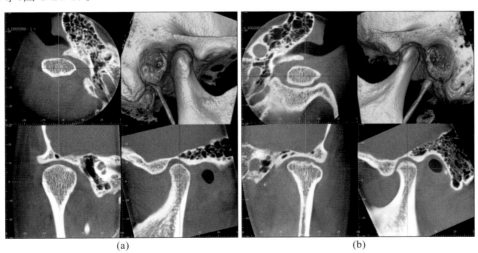

(a)　　　　　　　　　　　　　(b)

图 8-20-1　骨关节炎的影像学图片
(a)骨质正常；(b)同一患者的另一侧骨质磨损

【病理变化】　病变初期为髁突软骨的退行性改变，当纤维组织缺失后，软骨形成裂隙，以后剥脱消失。部分关节面软骨破坏后，暴露的骨面被吸收，密质骨消失，被肉芽组织覆盖，骨细胞消失、骨陷窝空虚，骨小梁有微裂形成，骨活力降低。有时髁突的部分骨密度增厚，呈刺状或呈唇样病变。关节盘可发生退行性变，也可因粗糙的髁突刺激而发生破裂及穿孔。

（北京大学口腔医学院　李斌斌）

第二十一章　颞下颌关节发生的肿瘤和瘤样病变

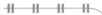

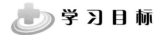　学习目标

　　了解　髁突肥大、髁突骨瘤和骨软骨瘤、滑膜软骨瘤病和弥漫型腱鞘巨细胞瘤的组织病理学变化。

一、髁突肥大

　　髁突肥大(图 8-21-1)又称髁突增生,通常是发生在单侧的髁突增大,具有自限性。

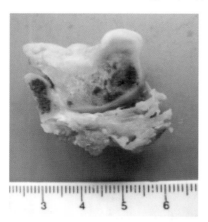

图 8-21-1　髁突肥大的肉眼图
表现为髁突和髁颈增大

　　【临床表现】　髁突肥大是指髁突和髁颈缓慢增大,多见于青春期后,患者出现面部不对称、错𬌗以及下颌运动偏向健侧,一般不伴疼痛。

　　【病理变化】　髁突肥大的主要组织学表现为髁突软骨增厚和髁突体积增大。髁突软骨表现为全层增厚,其中未分化间充质层和肥大层的增厚较为明显,软骨细胞增多,有时呈簇状增生,胞外基质嗜碱性明显。髁突松质骨内也可见大量软骨岛形成。

二、髁突骨瘤和骨软骨瘤

　　髁突骨瘤和骨软骨瘤(图 8-21-2)均为良性肿瘤,分别由分化成熟的骨组织/软骨组织构成。

　　【临床表现】　患者常无明显自觉症状,一般以关节区膨隆或下颌偏斜为主诉。X 线表现为髁突有明确的骨性新生物,与髁突相连。

　　【病理变化】　髁突骨瘤和骨软骨瘤均表现为部分结构过度增生。髁突骨瘤仅表现为骨性成分的过度增生;而髁突骨软骨瘤则表现为骨和软骨成分均增生。

三、滑膜软骨瘤病

　　滑膜软骨瘤病(图 8-21-3)是关节、滑膜囊或腱鞘的滑膜内发生的结节性良性软骨增生。病因不清,可能与创伤及感染有关。

　　【临床表现】　滑膜软骨瘤病的临床表现与颞下颌关节紊乱病类似,但患侧关节局部会经常反复发生轻度肿胀或不同程度的张口受限,常于疲劳后发生。影像学上表现为关节腔内数量和大小不等的类圆形致密影(一般可有数十个甚至数百个),称为关节内游离体。髁突常有不同程度的破坏,关节囊肥厚扩张。关节造影片可见明显的造影剂充盈缺损,以及上、下腔穿通。

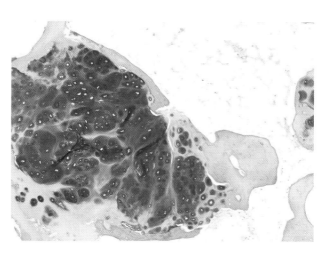

图 8-21-2　髁突骨软骨瘤

骨和软骨成分均增生

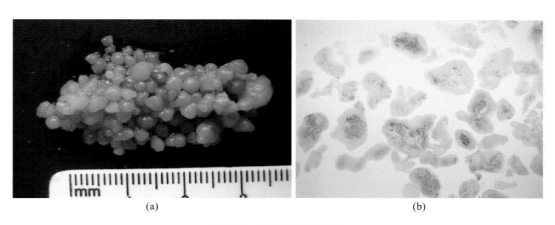

(a)　　　　　　　　　　　　　(b)

图 8-21-3　滑膜软骨瘤病

(a)肉眼可见大量白色小体；(b)镜下表现

【病理变化】　滑膜软骨瘤病的肉眼特点非常明显，可见多个发亮的白色或浅蓝色圆形小体。镜下表现为较薄的纤维组织或滑膜组织被覆的多个软骨结节。软骨细胞呈簇状分布，可见双核细胞。核分裂象不常见。软骨结节也可发生骨化。

四、弥漫型腱鞘巨细胞瘤

　　弥漫型腱鞘巨细胞瘤实质上是发生在关节外软组织内的纤维组织细胞性肿瘤。与其相对应的疾病是在关节内生长的色素性绒毛结节性滑膜炎，可能是其的关节外延伸。弥漫型腱鞘巨细胞瘤曾被认为是反应性疾病，由于其有克隆性异常，目前认为是肿瘤性疾病。

　　【临床表现】　弥漫型腱鞘巨细胞瘤主要发生于大关节，发生在颞下颌关节的较为少见。男、女性发病率没有明显差异，30～50 岁为高发年龄。一般表现为颞下颌关节区或腮腺区肿块，少部分症状与颞下颌关节紊乱病相似。影像学表现多为边界不清的关节旁肿物，后期可见不同程度的骨质破坏。

　　【病理变化】　弥漫型腱鞘巨细胞瘤（图 8-21-4）呈浸润性、弥漫性或膨胀性生长。肿瘤细胞主要由梭形或卵圆形的单核细胞构成，可见含铁血黄素或出血，核分裂象偶见。多数病例可见泡沫细胞、多核巨细胞，少数病例可见反应性成骨或软骨形成。

　　弥漫型腱鞘巨细胞瘤如果切除不干净，容易复发，但一般不发生转移。

Note

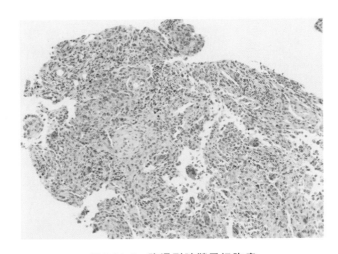

图 8-21-4 弥漫型腱鞘巨细胞瘤

可见梭形或卵圆形单核细胞增生,内见含铁血黄素或出血

五、颞下颌关节恶性肿瘤和转移瘤

颞下颌关节原发的恶性肿瘤有滑膜肉瘤(图 8-21-5)、软骨肉瘤、纤维肉瘤等,均较为罕见。早期影像学检查不易发现,而易被误诊为颞下颌关节紊乱病。晚期患者可见关节广泛性骨破坏,严重者可侵及颅内及颞下窝。

颞下颌关节转移性肿瘤相对较为常见,多发生于髁突,甲状腺癌、乳腺癌、肝癌、肾癌等均可以转移至髁突,也可以破坏关节窝及关节结节。此外,腮腺、外耳道、中耳及鼻咽部的恶性肿瘤也可能波及颞下颌关节。

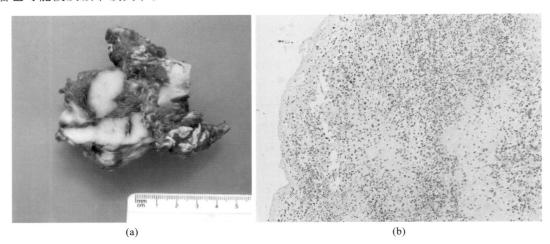

(a)   (b)

图 8-21-5 髁突软骨肉瘤

(a)髁突软骨肉瘤肉眼观;(b)髁突软骨肉瘤,软骨细胞增生,排列紊乱且异型性明显,可见核分裂象

(北京大学口腔医学院 李斌斌)

能力检测

Note

参考文献

CANKAOWENXIAN

[1] Bei M. Molecular genetics of tooth development[J]. Curr Opin Genet Dev,2009,19 (5):504-510.

[2] Holmstrup P,Plemons J,Meyle J. Non-plaque-induced gingival diseases[J]. J Clin Periodontol,2018,45(Suppl 20):S28-S43.

[3] Li T J. The odontogenic keratocyst:a cyst,or a cystic neoplasm? [J]. J Dent Res, 2011,90(2):133-142.

[4] Liu F,Chu E Y,Watt B,et al. Wnt/beta-catenin signaling directs multiple stages of tooth morphogenesis[J]. Dev Biol,2008,313(1):210-224.

[5] Murakami S,Mealey B L,Mariotti A,et al. Dental plaque-induced gingival conditions [J]. J Periodontol,2018,45(Suppl 20):S17-S27.

[6] Papapanou P N,Sanz M,Buduneli N,et al. Periodontitis:consensus report of workgroup 2 of the 2017 World Workshop on the Classification of Periodontal and Peri-implant Diseases and Conditions [J]. J Periodontol,2018,89(Suppl 1):S173-S182.

[7] Regezi J A,Sciubba J J,Jordan R C K. Oral pathology:clinical pathologic correlations [M]. 5th ed. St. Louis:Saunders,2008.

[8] 高岩,李铁军.口腔组织学与病理学[M].2 版.北京:北京大学医学出版社,2013.

[9] Neville B W,Damm D D,Allen C M,等.口腔颌面病理学[M].3 版.李江,译.北京:人民卫生出版社,2013.

[10] 李铁军.口腔病理诊断[M].北京:人民卫生出版社,2011.

[11] 宋晓陵,杨丽芳.口腔组织病理学[M].3 版.北京:人民卫生出版社,2014.

[12] 王嘉德,高学军.牙体牙髓病学[M].北京:北京大学医学出版社,2006.

[13] 于世凤.口腔组织病理学[M].6 版.北京:人民卫生出版社,2007.

[14] 于世凤.口腔组织病理学[M].7 版.北京:人民卫生出版社,2012.

[15] 钟鸣,王洁.口腔医学:口腔病理科分册[M].北京:人民卫生出版社,2016.